Props para Yoga

Una Guía para la práctica del Yoga Iyengar con Props

Volumen II: Posturas Sentadas y Extensiones hacia Adelante

Eyal Shifroni, Ph.D.

Coautor: *Michael Sela*

Basado en las enseñanzas de
Yogācharya B.K.S. Iyengar, Geeta S. Iyengar y Prashant S. Iyengar
Del Instituto de Yoga Iyengar Memorial Ramamani (RIMYI), Pune, India

Fotografía Aviv Nave y equipo de libro
Edición de texto Schloesser Paulino
Modelos Ravit Moar, Eleanor Jacobovitz, Anat Rachmel, Michael Sela & Eyal Shifron
Diseño gráfico Aviv Gros-Allon Diseño ViV
Props ilustraciones Kym Ben-Yaakov
Traducción al Español: Noga Chepelinski

ISBN 979-855-48766-5-3

Prefacio a la edición en español

¡Estoy muy feliz de ver la traducción de mi libro: Props para Yoga Vol II- Posturas Sentadas y Extensiones hacia adelante!

Con este libro se completa la versión en español de mis 4 libros junto a Una silla para yoga y Props para yoga Vol I y III que ya estaban traducidos.

Este proyecto se completa gracias a la fuerte motivación y dedicado trabajo de mi amiga y colega Noga Chepelinski, a la que le estoy muy agradecido.

Español es una gran lengua, enseñé varias veces en países de habla hispana (Argentina, Chile, México, España, para nombrar algunos). Estoy muy contento que ahora todos mis libros están disponibles a la gran comunidad de yoga hispano-hablante.

Yoga es un tema universal y como tal no debe restringirse a cierta nación o lengua. B.K.S Iyengar siempre enfatizó que el yoga es universal y para el beneficio de todos, sin distinción de edad, estado de salud, ni condición de vida. Todos podemos disfrutar del regalo del yoga.

Recientemente Abhijata Iyengar dijo: "Un prop es una maravillosa manifestación de un amigo"; en verdad, los props son muy buenos amigos de los practicantes de yoga. Son una parte importante del Yoga Iyengar dado que permiten que cada persona practique sin importar su edad o estado de salud. Los Props son a la vez "una guía para la práctica personal" como dijo B.K.S Iyengar - permiten explorar las asanas en profundidad y hacer que nuestra práctica sea interesante y agradable.

¡Estoy seguro que el libro que está sosteniendo en sus manos le ayudará a mejorar su práctica y a encontrar la alegría y la paz a través del yoga!

También espero que mis futuros libros se traduzcan pronto al español ni bien salgan.

Eyal Shifroni

Mayo, 2020

Reconocimento
y gratitud

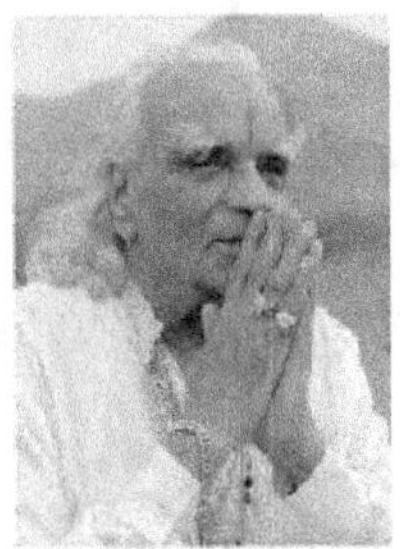

1918 - 2014

La fuente de todo el conocimiento presentado en esta guía es mi Gurú, Yogācharya B.K.S Iyengar, el fundador del método de Yoga Iyengar. El uso de accesorios en la práctica del yoga fue presentado por el Sr. Iyengar (Guruji). Los diferentes accesorios que inventó y adaptó a lo largo de los años se han creado para enriquecer la práctica y permitir que todas las personas puedan beneficiarse del don del Yoga. Hace ya más de un año que Guruji nos ha dejado, y, sin embargo, cada día cuando yo regreso a mi mat de práctica, lo recuerdo con gran aprecio, gratitud y amor, y le doy las gracias desde el fondo de mi corazón por el precioso regalo del Yoga que nos ha legado. Siento cuando practico que sigue viviendo dentro de mío, y su voz resuena en mi mente, instándome a mejorar mi práctica, a estar más atento, a bucear más profundo en el corazón de cada āsana sin ningún compromiso. Siento que mientras continuemos practicando seriamente, como nos enseñó, él seguirá vivo en nuestros corazones. Deseo expresar mi profundo agradecimiento y admiración a Guruji, no sólo como mi maestro espiritual personal, sino también por hacer que el yoga sea accesible a millones de personas en todo el mundo.

Quiero agradecer a Prashant y Geeta Iyengar por su orientación e inspiración en sus enseñanzas en el RIMYI.1

He sido muy afortunado por haber conocido muchos maestros inspiradores que han compartido su profundo conocimiento conmigo y que han arrojado luz sobre el Yoga en general y sobre el uso de los props en particular. Son demasiados para enumerar aquí sus nombres. Sin embargo, estoy agradecido y deseo expresar mi profunda gratitud a todos ellos. He hecho mi mejor esfuerzo para transmitirles a ustedes los lectores, el gran conocimiento transmitido por todos estos talentosos y expertos profesores. Sin embargo, si mi presentación contiene errores, es a mí al que se debe culpar y no a los profesores de los que he aprendido.

Esta guía debe su concepción y nacimiento a mi amigo y colega Michael Sela que me ayudó a concebirlo y a formular su estructura. Michael repasó el texto una y otra vez y ha contribuido de manera sustancial a su claridad y fluidez. Deseo expresar mi profundo agradecimiento por su colaboración en este proyecto.

Quiero agradecer a Pauline Schloesser, Ph.D., de Alcove Yoga en Houston, Texas (http://alcoveyoga.com/) por aportar muchas ideas importantes y aclaraciones; ella hizo un trabajo maravilloso mejorando el estilo de mi escritura para hacerla más fluida y clara.

1 Iyengar Yoga Ramāmaṇi Memorial Institute – el hogar y sitio pedagógico de los Iyengars en Pune, India.

Gracias a todos los profesores del centro de yoga Iyengar de Zichron Ya'acov que contribuyeron con muchas ideas y observaciones beneficiosas; un agradecimiento especial a Ravit Moar, Anat Rachmel y Eleanor Jacobovitz por pasar muchas horas modelando para las fotos de esta guía. Como profesores de yoga su contribución va mucho más allá del mero modelado – ellas aportaron muchas comprensiones e ideas que mejoraron el contenido de esta guía.

Extiendo mi agradecimiento a mis alumnos, que ayudaron a testear y desarrollar nuevas ideas para el uso de props durante las clases y talleres. Su disposición a probar estas ideas y sus entusiastas comentarios me animaron a escribir esta guía.

Y por último, pero no menos importante, gracias a mi esposa, Hagit, por su continuo apoyo y amor que hizo esta guía (y muchas otras cosas) posible.

Eyal, Setiembre, 2015

Tabla de contenido

Contenido Detallado de Capítulo 2: Centrando hacia abajo- Posturas Sentadas

(Upaviṣtha Sthiti)

"

Contenido detallado de Capítulo 3. Rindiéndose a la Madre Tierra: Extensiones hacia adelante (Paschima Pratana Sthiti)

Introducción

El Yoga fue revelado por los sabios antiguos como una forma de realización espiritual y transformación; nos fue transmitido por una sucesión de sabios (rishis) y gurús. Textos como los Yoga Sutras de Patañjali, el Bhagavad Gita y el Shiva Samhita definen y describen la esencia del yoga, el estado yóguico, y la conducta yóguica. Muchas interpretaciones de estos textos antiguos han evolucionado a lo largo de los años, incluyendo varios libros de mi propio maestro, Yogācharya B.K.S. Iyengar.

El Yoga no es solo una teoría; es una filosofía práctica, un camino a recorrer con intención, acción, sensibilidad y dedicación. Sólo poniendo en práctica los sutras en nuestras propias vidas, se podrá revelar su pleno sentido y significado. El mero estudio teórico de los textos no conducirá a la transformación y liberación. La brillante contribución del Sr. Iyengar ha consistido en la elaboración de formas en las que la práctica de *āsanas* y *Pranayama* pueden utilizarse para transformar nuestros cuerpos y mentes a través de la auto- reflexión, procurando lograr el estado yóguico de conocer el alma eterna en nuestro interior.

Āsanas no son meros ejercicios; nos permiten estudiar nuestros cuerpos y mentes y conocer nuestras limitaciones, tendencias y potencialidades. Iyengar ha desarrollado la práctica de āsanas a un nivel de arte y de ciencia. En su libro El árbol del yoga, escribe:

"Mahatma Gandhi no practicó todos los aspectos del yoga. Él sólo siguió dos de sus principios: la no-violencia y la verdad, y aún a través de estos dos aspectos del yoga, dominó su propia naturaleza y obtuvo la independencia de la India. Si parte de yama pudo hacer a Mahatma Gandhi tan grande, tan puro, tan honesto y tan divino, ¿no debería ser posible tomar otra rama del yoga - āsana - y a través de ella alcanzar el más alto nivel de desarrollo espiritual? Muchos de ustedes pueden decir que realizar un āsana es una disciplina física, pero si hablas de esta manera sin conocer la profundidad del āsana, ya has caído de la gracia del yoga." [2]

En este libro él muestra como las ocho ramas del Ashtānga Yoga pueden ser experimentadas a través de un profundo estudio y práctica de la tercera y cuarta rama (āsana y pranayama). Por supuesto, practicar el āsana como ejercicios físicos tiene su propio mérito; puede mantener su cuerpo flexible, sano y liviano, pero si no acompaña su práctica con la observación y el estudio de su mente

[2] *El Árbol del Yoga en el capítulo: La profundidad de asana*

perderá la oportunidad de desarrollar su inteligencia y elevar su conciencia (por 'inteligencia' no me refiero sólo a un nivel de CI, sino a la capacidad de percibirse a sí mismo y al entorno sin prejuicios; para actuar con destreza en la búsqueda del bien de acuerdo a sus propios valores y sentido de la verdad).

Mirando la práctica de āsana con la luz de las enseñanzas de B.K.S. Iyengar, podemos entender el papel de los props de yoga en su método. Estos props - una amplia gama de equipos y accesorios que él inventó para ayudar en la práctica - permiten que personas de todas las edades y condiciones de salud puedan disfrutar de los dones del yoga. En efecto, la introducción de los accesorios, junto a las instrucciones detalladas de B.K.S Iyengar y a través de la interpretación de antiguos textos de yoga permitieron a millones de personas realizar su visión de "El yoga es para todos".

Acerca del uso de props

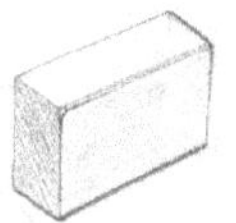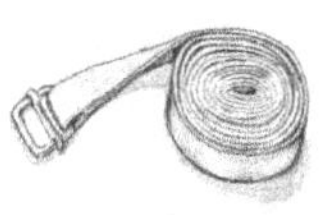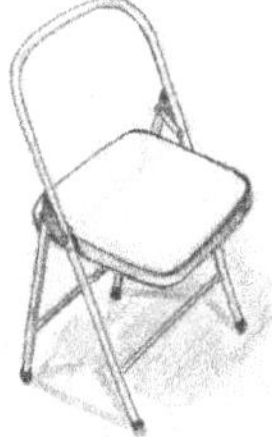

Esto es cómo Iyengar explica por qué introdujo los accesorios en su práctica y enseñanza:

" Yo estaba preocupado probando diversas maneras de mejorar y perfeccionar mi propia práctica. Solía recoger piedras y ladrillos tirados en las carreteras y los utilizaba como 'soportes' y 'pesas' para avanzar en el dominio del āsana…

*Los elementos de soporte ayudan a dominar las āsanas con facilidad… el alumno entiende y aprende más rápido el āsana con soporte porque el cerebro permanece pasivo. A través del cerebro pasivo uno aprende a estar alerta en cuerpo y mente. **Los Props son guías de auto-aprendizaje[3].** Ayudan con exactitud sin errores." (en 70 años gloriosos de Yogācharya B.K.S. Iyengar, página 391)*

Christian Pisano añade que:

"Los soportes nos permiten desplegar el espacio de un asana y familiarizarnos con ciertas āsanas que de otra forma podrían ser demasiado difíciles de practicar. Los props crean comprensión del gesto correcto (mudra) y actitud (bhava) del āsana. Los props nos permiten permanecer más tiempo en un āsana, permitiendo así penetrar más profundamente en inexploradas regiones corporales" [4]

[3] *Destacado por autor*

[4] *La contemplación del héroe*

Si bien los elementos de soporte son una característica importante del Yoga Iyengar, no debe confundirlos con su esencia. Los soportes son un medio para lograr un fin, tales como la alineación, la estabilidad, la precisión y la prolongada permanencia en las āsanas.

El uso de los elementos de soportes expuesto aquí tiene como propósito dirigir nuestra conciencia a diferentes aspectos de las āsanas y a diferentes partes del cuerpo, con el fin de profundizar y ampliar la comprensión de éstos. Al mismo tiempo, los practicantes deben tener cuidado de no desarrollar dependencia a los soportes; más bien deben emplearse de forma inteligente en la búsqueda de una práctica madura y consciente del āsana.

Iyengar continúa su descripción:

"Ahora, hablando de los pros y contras de la utilización de props, una de las críticas formuladas contra los accesorios es que uno se habitúa y carece de la voluntad para intentar hacerlo de forma independiente. ¿Es ésta la culpa de los accesorios? ¡Ciertamente no! Los accesorios existen para sentir el āsana. Pero nunca digo que deben usarse permanentemente. Los props dan el sentido de la dirección. Cuando el sentido de dirección se establece quiero que mis alumnos hagan las āsanas de forma independiente tarde o temprano… Los props están pensados para dar un sentido de dirección, alineación y para la comprensión de las āsanas "[1]

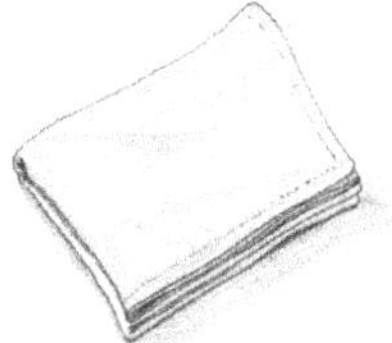
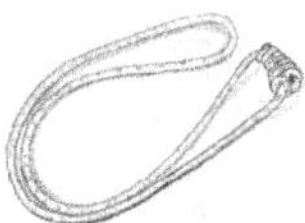
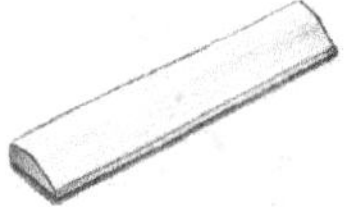
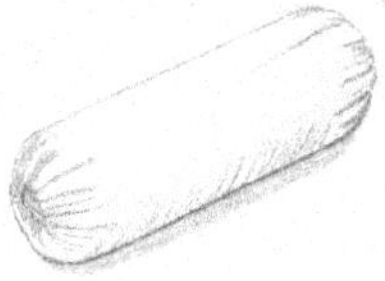

En definitiva, el cuerpo y la mente son también accesorios externos para ayudar al "vidente a morar en su verdadero esplendor" (Yoga Sutras de Patanjali, I.3), o como lo expresa Pisano:

"… Props pueden considerarse como un tejido exterior que apunta a la esencia misma del asana, en una forma puramente subjetiva. Habrá, por lo tanto siempre algo oscilando entre el uso de un accesorio exterior y el uso del propio cuerpo como prop. En última instancia, el cuerpo-mente es de por sí sólo un accesorio externo"[2]

Para resumir, los accesorios hacen posible que cada persona mejore su Sadhana (estudio y disciplina de yoga), más allá de sus limitaciones físicas. Mediante el uso de los elementos adecuados uno puede:

- Realizar āsanas que son difíciles de llevar a cabo de forma independiente
- Lograr y mantener la alineación correcta durante la práctica
- Permanecer más tiempo y relajarse en āsanas desafiantes, para así obtener su pleno beneficio
- Estudiar e investigar las āsanas en un nivel más profundo
- Si hay enfermedades, lesiones o condiciones crónicas, permite continuar la práctica y mejorar la condición en la que uno se encuentra.

[1] *Ibid.*

[2] *Ibid.*

Acerca
de esta guía

Este es el segundo volumen de una serie sobre el uso de los props en la práctica del yoga Iyengar. La serie es fruto de mis 35 años de Yoga Sādhanā. En el curso de estos gratificantes años de estudio y práctica diaria, cada día trae consigo una nueva sensación, una nueva observación, una nueva perspectiva. Este libro ha evolucionado a partir de este continuo camino de estudio y práctica ya sea en mi propio estudio como en el RIMYI, bajo la guía de B.K.S Iyengar, Geeta y Prashant,en innumerables talleres que tomé o di en Israel y en todo el mundo, y por último pero no menos importante, del trabajo diario con profesores y estudiantes en mi propio Centro de Yoga Iyengar en Israel.

A menudo, al preparar una clase o un taller, busco nuevas formas de destacar los principios de la práctica de āsanas usando props. Creo que muchos de mis colegas comparten una necesidad similar. Props para Yoga es mi modesto intento de abordar esta necesidad.

Desde la publicación original de Luz sobre el Yoga, el libro que sentó las bases del "Método Iyengar', muchos libros han sido escritos en un intento de elaborar y explicar la riqueza de conocimiento incorporado en ese texto fundamental y ahora clásico. El más prominente de ellos es el hermoso libro escrito por B.K.S. Iyengar mismo: " Yoga - el Camino a la Salud Holística". El libro de Geeta: Una Joya para la Mujer y sus folletos: Yoga en Acción, Cursos Preliminar e Intermedio I, son importantes adiciones a ese cuerpo de conocimiento. Otros libros como Yoga el Camino Iyengar por Silva, Mira y Shyam Mehta aclaran y especifican el método más aún. La mayoría de estos libros, sin embargo, están destinados al público en general, y cubren principalmente el uso básico de accesorios. También hay varios libros que muestran el uso de accesorios específicamente para Yogaterapia. La presente guía está destinada principalmente a profesores y practicantes experimentados del método Iyengar. Presenta y analiza una mayor variedad de formas de utilizar los props. Mientras que algunas de las variaciones pueden ser muy conocidas muchas otras son formas nuevas e innovadoras que aún no han sido documentadas.

Mi primer libro, Una Silla para el Yoga, se enfocó en el uso de un solo elemento en la práctica en un gran número de āsanas. En contraste, cada volumen de la serie de Props para Yoga se centra en una familia de āsanas (o dos), pero utiliza una variedad de tipos de props. Yo deliberadamente limito la exposición a accesorios simples, comúnmente disponibles como bloques, cinturones, mantas, paredes, almohadones, cuerdas, etc.

El presente libro es el segundo de la serie. El volumen I se centró en āsana de pie, mientras que este volumen contiene dos capítulos: Capítulo 2- cubre Posturas sentadas y Capítulo 3-Extensiones hacia adelante. Volúmenes futuros se centrarán en otras familias de āsanas e incluirán secuencias adicionales de prácticas de varias longitudes y niveles. Estas secuencias muestran cómo usar accesorios específicos para una sesión completa de práctica. Este volumen contiene cinco de estas secuencias (véase el Apéndice 2.1).

La estructura
de la guía

Cada capítulo comienza con una breve introducción, seguida de un número representativo de āsanas. Para cada āsana se ofrece una serie de variaciones con diferentes accesorios. Cada variación se presenta en el siguiente orden:

a. Props en uso
b. Breve introducción
c. Instrucciones paso a paso
d. Efectos al practicar esta variación
e. Consejos - puntos especiales para observar en esta variación
f. Aplicabilidad - En qué otras āsanas el prop pueden ser utilizado de esta manera

Las **Instrucciones Paso por Paso** (parte c), proporcionan la información técnica sobre cómo colocar el cuerpo y usar los props, ilustrado por numerosas fotos. La sección **Efectos** explica porque se presenta una variación específica. Nos explica que podemos aprender del uso de un prop en la forma especificada o como puede ayudarnos para evitar errores comunes en la alineación. La sección **Consejos** da algunas pistas sobre las acciones físicas así como mentales que debe hacer mientras practica el āsana para conseguir los efectos deseados.

Nota:

La práctica de las āsanas trabaja en muchos niveles. Nuestra presentación se refiere principalmente al nivel mayormente observable con los ojos y explícito, el anamayakośa (el cuerpo estructural, anatómico). Sin embargo las āsanas afectan también a los kośas más internos incluyendo la envoltura orgánico-fisiológica (pranamayakośa) y la envoltura psicológica (monomayakośa). Este texto, siendo una guía práctica, se centra en los aspectos técnicos de la práctica. Esto no significa que los efectos profundos de la práctica son menos importantes. Dejamos para usted - el lector - buscar y experimentar por sí mismo estos efectos internos.

Cómo utilizar esta guía

Tenga en cuenta lo siguiente cuando utilice esta guía:

- Esta guía no es un sustituto del aprendizaje con un maestro de Yoga Iyengar certificado. Las sutilezas de las instrucciones del método Iyengar no pueden ser captadas adecuadamente en un libro. Mientras éste libro puede ayudarle a estudiar y explorar las āsanas, recuerde por favor que ninguna guía puede observarlo y corregir los errores que usted puede realizar mientras hace una variación.

- Trabaje por comparación y análisis: Realice la postura varias veces con y sin los accesorios. Observe sus sensaciones al hacer la postura con el prop y luego intente recrear esas sensaciones sin el prop. No utilice los soportes habitualmente, sino úselos para el aprendizaje en una forma creativa e innovadora; estudie y compare los efectos para mejorar su comprensión. No desarrolle dependencia de los accesorios, sino empléelos de manera consciente. ¡Permanezca siempre fresco y alerta!

Las posibilidades son prácticamente infinitas; use su imaginación y creatividad para encontrar nuevas maneras de usar props.

Además, debe tener en cuenta lo siguiente:

1. En aras de la claridad, cada variación que presentamos se centra en el uso de un solo accesorio, o sobre una forma específica de trabajar en una de las āsanas. Sin embargo, algunas de las variaciones pueden ser practicadas combinadas o en secuencia. Para evitar confusiones, no mostramos esas combinaciones, sino que lo animamos a probar por usted mismo.

2. Para facilitar un acceso rápido al material de la guía utilice el ***Índice*** detallado y la ***Tabla de Contenido***. El ***Índice*** contiene referencias a las variaciones según el accesorio utilizado y el asana tomado, esto es útil si desea ver todas las variaciones que utilizan un determinado elemento.

3. Cuando trabaja en pareja, se recomienda trabajar con una pareja del mismo género y, en la medida de lo posible, del mismo tamaño y flexibilidad. Siempre esté atento y sea prudente a la hora de ayudar a otras personas.

4. Algunas variaciones se refieren a las láminas en Luz Sobre el Yoga. Éstas están marcadas con el símbolo LSY, seguido por el número de lámina. Por ejemplo "LSY Lám. 100" se refiere a la lámina número 100 en *Luz Sobre el Yoga*.

5. La guía muestra sólo un ejemplo de lo que puede hacerse con props. En particular, el número de variaciones mediante silla es limitado. Para un uso extenso de silla en la práctica del Yoga Iyengar, consulte *Una Silla para Yoga - Una guía completa para la práctica del Yoga Iyengar con una silla,* del mismo autor.

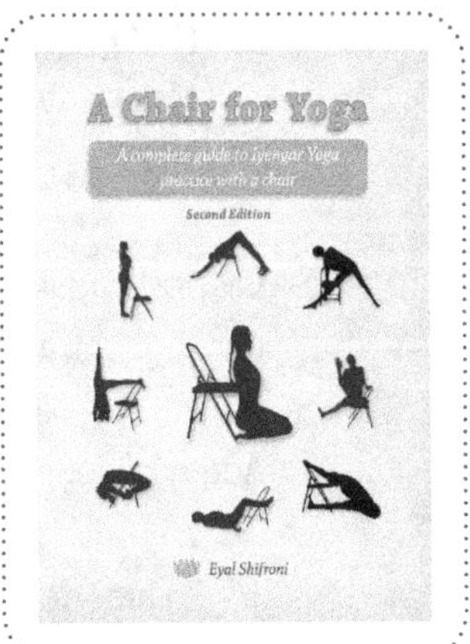

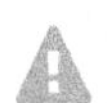

PRECAUCIÓN Los usuarios de esta guía deben tener una base sólida en la práctica del yoga, preferentemente obtenida a través de las clases regulares con un profesor de Yoga Iyengar certificado. Algunas de las variaciones que aparecen en esta guía son avanzadas y no deben intentarse sin orientación y supervisión. El autor no asume ninguna responsabilidad por cualquier lesión o daño que pueda ocurrir debido al uso inadecuado del material presentado.

Disfrute de su práctica!

Si tiene cualquier comentario o sugerencia…Me gustaría saberlo.
Por favor escríbame a:
eyal@theiyengaryoga.com

Capítulo 2
Centrándose- Posturas sentadas

Sobre posturas sentadas

. . . .

11) "Él debe sentarse en un lugar limpio, su firme asiento ni demasiado alto ni demasiado bajo, cubierto de hierba sagrada, una gamuza y un paño, uno encima del otro".

(13) "Sosteniendo el cuerpo, la cabeza y el cuello erecto e inmóvil, mirando fijamente a la punta de su nariz, sin mirar a su alrededor".

El Bhagavad Gita, Capítulo 6 (de Radhakrishnan)

Estos famosos *slokas* del *Bhagavad Gita* describen cómo un Yogi debe sentarse. En efecto, la postura sentada es fundamental para la práctica del yoga: nos sentamos para meditar, nos sentamos para la práctica de Pranayama y nos sentamos para cantar el OM al comienzo de cada clase para prepararnos mentalmente para la práctica y estudio. Las āsanas sentadas nos permiten largas permanencias con estabilidad, equilibrio y uniformidad. Ayudan a desarrollar la alineación correcta, extensión y apertura, así como la concentración y atención plena.

La raíz de la palabra *āsana* en Sánscrito, as, significa "sentado", por lo tanto, en cierto sentido, deberíamos hacer todos las otras *āsanas* – posturas de pie, extensiones hacia adelante, extensiones hacia atrás, torsiones y demás - con las cualidades de estabilidad, confortabilidad y equilibrio que son características del sentarse.

Sentarse es como llegar casa, el retorno a nosotros mismos. Cuando nos sentamos correctamente, no sólo el cuerpo se sienta, sino también la mente se une y se sienta con el cuerpo. Con nuestro centro de gravedad más cerca de la Madre Tierra nos tornamos estables y quietos. En este estado relajado, neutral podemos observar nuestras tendencias: enfrentar nuestra impaciencia, aburrimiento, ansiedad, agitación, etc. Podemos también seguir nuestra respiración y simplemente disfrutar estando en el 'Aquí y Ahora', saboreando el presente (regalo) de estar presentes en el momento presente.

En *La contemplación del Héroe*, Pisano escribe:

"Los órganos de acción (brazos y piernas) están condicionados para asegurar la supervivencia. En āsanas sentadas, las piernas están reposadas en diferentes maneras y aprenden a volverse quietas y libres del deseo de movimiento vinculado a la defensa, agresión o huída" [5]

Esta cita es igualmente cierta para los demás órganos de acción (el habla, los órganos de reproducción y eliminación) que también se aquietan al sentarse.

[5] *Consulte la página 258*

Los tres diafragmas

La alineación adecuada en la posición sentada significa que al dejar caer una plomada imaginaria desde la coronilla, su línea descenderá directamente a través del centro del pecho hasta el centro del perineo. En cualquier postura sentada tenemos que ser conscientes del posicionamiento de los tres diafragmas: el diafragma pélvico (o el piso pelviano), el torácico (o respiratorio) y el diafragma cervical (o vocal), lo que (se conoce anatómicamente como la entrada torácica). Estos diafragmas forman la base de los tres principales espacios o cavidades del cuerpo: el abdomen, el pecho y la garganta. El diafragma torácico (que usualmente es llamado simplemente "el diafragma") separa la cavidad torácica que contiene el corazón y los pulmones de la cavidad abdominal y desempeña una importante función en la respiración. El diafragma vocal separa la cavidad torácica de la región cervical y desempeña una función importante en la generación de voz a través de las cuerdas vocales. En todas las posturas sentadas estos tres diafragmas deben estar alineados verticalmente uno encima del otro y estar suaves, amplios y relajados. Debemos sentarnos de una manera que expanda estas tres cavidades. Los diferentes soportes utilizados en el método Iyengar están destinados a ayudarnos a lograr este objetivo.

Para garantizar la alineación de izquierda a derecha debemos sentarnos uniformemente sobre los dos huesos de las nalgas (la tuberosidad de los isquiones) y extender uniformemente ambos lados, desde los extremos de la pelvis hasta las axilas. Para garantizar la alineación de adelante hacia atrás debemos sentarnos sobre las cabezas de los huesos isquiones y elevar tanto el sacro como el plato púbico y mantenerlos verticales y paralelos entre sí.

Una base adecuada permite al abdomen y a los pulmones alargarse, ensancharse y suavizarse. De esa manera el diafragma respiratorio puede moverse libremente y la respiración se vuelve rítmica y suave. Sentarse correctamente traerá un sentido de simetría, estabilidad, armonía y equilibrio.

Sentarse correctamente exige flexibilidad en las articulaciones de las piernas (tobillos, rodillas y caderas) y una columna vertebral fuerte y estable. Cuando hay rigidez en estos lugares es difícil elevar la columna vertebral. Las personas con isquiotibiales cortos e ingles traseras rígidas hallarán imposible sentarse correctamente en el suelo. Estas personas deben sentarse sobre un apoyo más alto para poder sentarse erguidas. Necesitarán subir su asiento si se sientan en la parte posterior de los huesos isquiones y no pueden elevar la columna desde el sacro.

Para muchas personas, lograr comodidad en las āsanas sentadas es más difícil que realizar āsanas de pie. Cuando estamos de pie podemos utilizar nuestros pies y piernas para alinear el área pélvica y levantar el tronco del suelo pélvico. Pero cuando nos sentamos las piernas no pueden utilizarse de la misma manera. Las acciones que debemos hacer para extender y estabilizar la columna vertebral son más sutiles y más intrincadas. Tenemos que activar capas más profundas de nuestros músculos del torso. Esto se desarrolla cuando maduramos en nuestra práctica. Sin embargo, incluso los principiantes pueden sentarse durante unos minutos con el tiempo. Cuando la flexibilidad, la estabilidad y la resistencia se desarrollan la duración de la postura sentada puede extenderse de forma natural.

Dandāsana

Sobre Dandāsana

Dandāsana es la base para las extensiones sentadas y extensiones hacia delante, al igual que Tādāsana lo es para las posturas de pie. Esta postura simétrica y simple es buena para aprender cómo extender y activar las piernas, elevar el tronco y abrir el pecho mientras está sentado.

Siempre deberíamos sentarnos centrados sobre los extremos puntiagudos de los huesos de las nalgas - si estamos sentados sobre los bordes delanteros de estos huesos, la columna lumbar tiende a moverse demasiado hacia adelante (lordosis exagerada); si nos sentamos sobre los bordes posteriores de estos huesos (como muchos principiantes lo hacen), la columna lumbar va demasiado hacia atrás y no puede elevarse.

PRECAUCIONES

Si su columna vertebral tiene tendencia a doblarse o si está experimentando un ataque severo de asma, apoye la columna contra una pared (ver foto 4, Variación 7 en la página 11)

Dandāsana

Variación 1
Evitando redondear la espalda: Sentándose en un plano elevado

Props

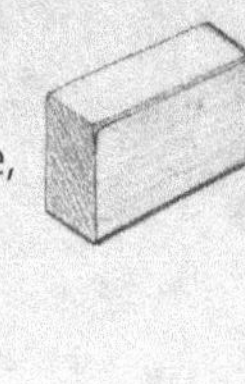

manta doblada, bloque, almohadón o silla

Opciónal: 2 bloques adicionales, gancho de pared y cuerda

Distintos tipos de soportes 'bajo las nalgas' inducen efectos diferentes. Por ejemplo, los almohadones son blandos por lo que las nalgas se hunden ligeramente en el asiento y, reciben algo de apoyo lateral. Los bloques son más duros, por lo que los huesos de las nalgas no se hunden y es más fácil extender la columna vertebral verticalmente hacia arriba. Además, puede sentir exactamente qué parte del hueso toca el asiento. Elija el soporte de acuerdo a la altura que necesita y el efecto que desea lograr. Siéntase libre de combinar los props; experimente y descubra que prop le permite una elevación mejor de la columna desde su base. Recuerde que tanto el sacro como el hueso púbico deben elevarse y mantenerse perpendiculares al suelo.

Aquí hay dos ejemplos de apoyo, utilizando un bloque ❶ y una silla ❷

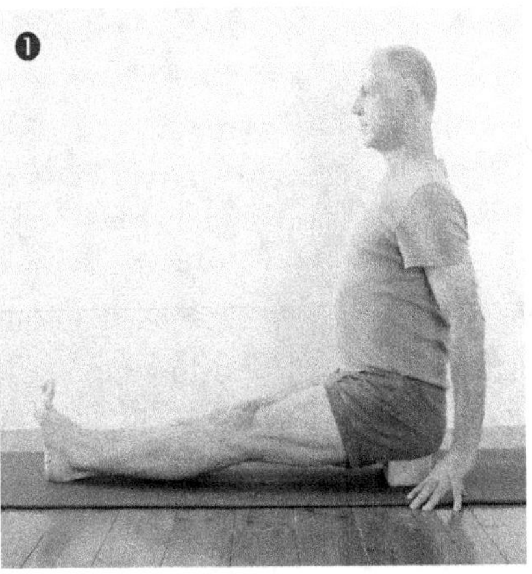

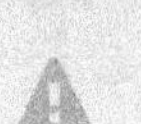

Consejos

✔ Aprenda a balancear el peso de su cuerpo sobre los dos huesos de las nalgas: identifique qué nalga se siente más ligera y relájela en el asiento hasta que ambos lados reciban un peso uniforme

✔ Aprenda a identificar la sensación en su abdomen inferior cuando el peso del cuerpo se distribuye uniformemente entre los dos lados.

✔ - Para extender la columna y abrir el pecho puede utilizar una cuerda atada a la pared ❹.

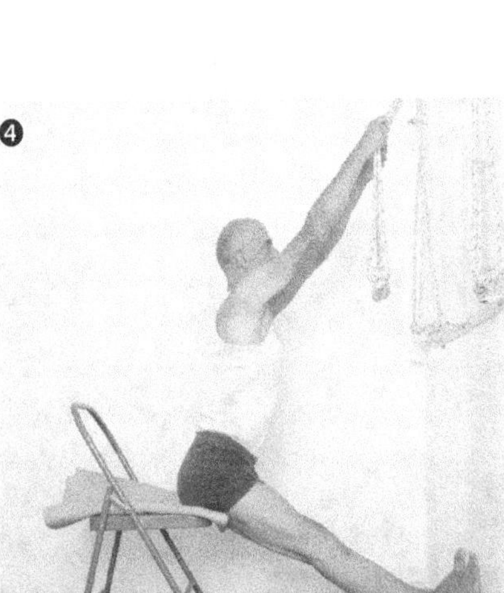

PRECAUSIÓN

Para evitar el deslizamiento cuando está sentado en una silla: 1. Use sticky mat bajo la silla y sobre el asiento, y 2. Apoye los pies contra una pared.

Consejo Si las palmas de los manos no llegan cómodamente al piso colóquelas sobre bloques como en ❸.

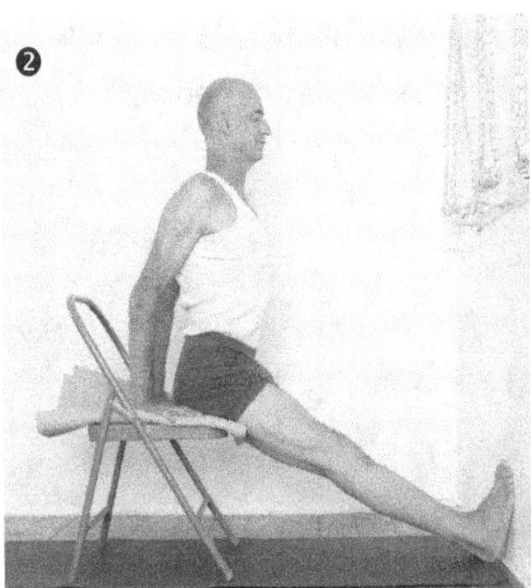

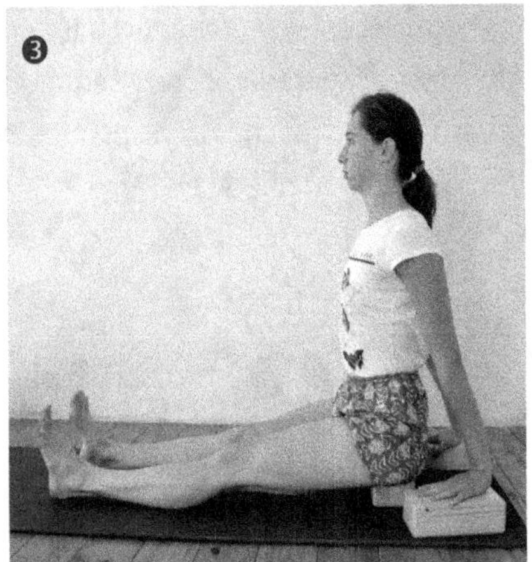

Efectos

La superficie dura crea una sensación fuerte en los huesos de las nalgas. Una silla proporciona una altura más sustancial y es útil cuando la parte posterior de las piernas está acortada o cuando hay dolor de espalda debido a una compresión en la parte baja de la misma.

Efectos

Tirar de la cuerda ayuda a extender la columna vertebral; se recomienda para personas rígidas y para aquellos que sufren de dolor de espalda.

Dandāsana

Variación 2
Haciendo la columna cóncava:
Sujetando un cinturón

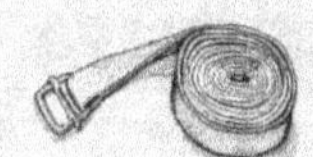

⟹ Enlace un cinturón alrededor de los talones y sosténgalo.

› Tire del cinturón para abrir el pecho y mueva el área entre los omóplatos dentro del cuerpo. Esto se llama: hacer cóncava la parte superior de la espalda (la espina dorsal torácica).

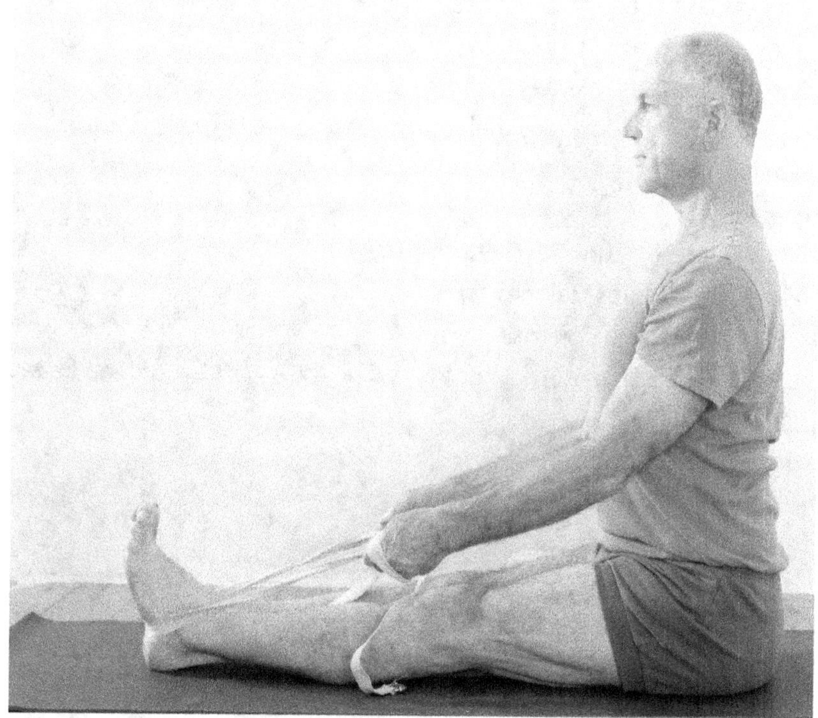

Dandāsana

Variación 3
Vigorizando las piernas:
Cinturón desde talones al sacro

El cinturón sujeta el sacro y sirve como un marco externo para la postura. Las piernas trabajan contra la resistencia del cinturón y se vuelven más activas. Esta estructura permite que la columna vertebral se extienda con menos esfuerzo y relaja el bajo abdomen. Esto hace la postura relajada y calma.

Props

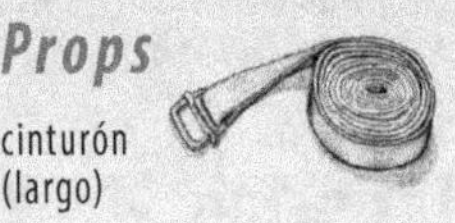

cinturón
(largo)

En Dandāsana el   sacro   debe moverse dentro la pelvis y hacia los talones, las piernas deben estar activas y los pies deben abrirse.

➤ Enlace   un   cinturón alrededor de los talones y el sacro (personas de piernas largas pueden necesitar un cinturón largo).

› Doble ligeramente las rodillas y ajuste el cinturón ❶.

› Estire las piernas contra la resistencia del cinturón ❷.

› Empuje los   pies contra   el cinturón. Ensanche los pies y abra la piel de las plantas de los pies de adentro hacia afuera.

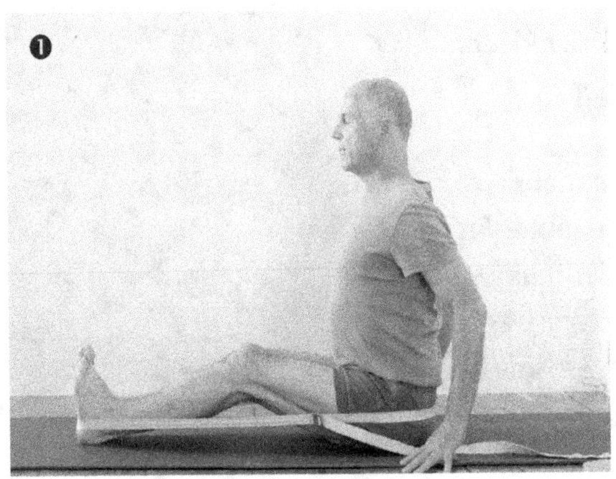

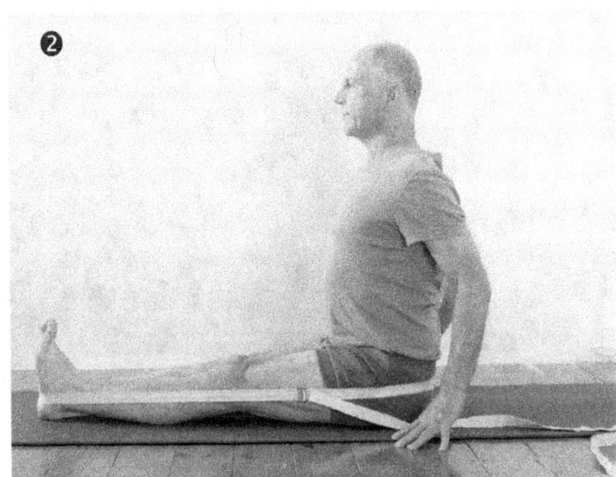

Consejos

✓ Imagine que las plantas de los pies forman un muro y mueva el sacro hacia esta pared.

✓ Si mover el sacro hacia adentro le resulta difícil separe sus piernas en la distancia del ancho de la pelvis; esta amplitud ayuda a mover el sacro hacia adentro.

Dandāsana

Variación 4
Abriendo las piernas posteriores: Talones sobre el bloque

Presionar los talones hacia abajo contra el bloque activa los músculos de los muslos frontales y extiende las piernas posteriores. La superficie dura del bloque agudiza la sensación de los huesos de los talones.

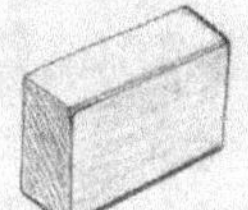

Siéntese en Dandāsana con los talones sobre un bloque.

› Extienda los tendones de Aquiles, abra los pies y presione los huesos posteriores de los talones contra el bloque ❶.

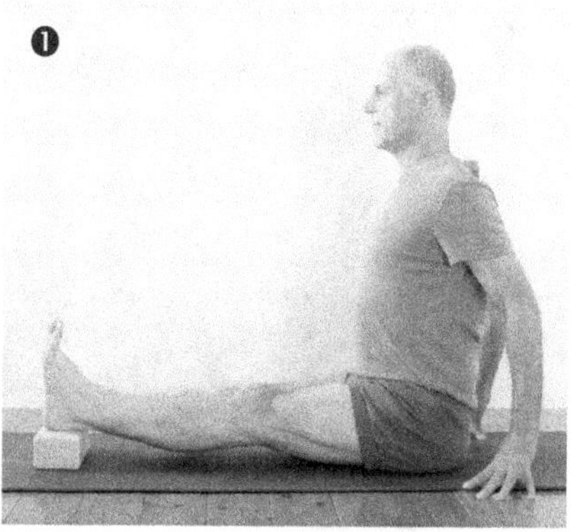

› LLeve las rótulas hacia el cuerpo y abra las piernas posteriores. La misma variación puede realizarse mientras se está sentado en un bloque ❷.

Consejos Imagine que tiene peso pesado sobre los muslos; aprenda a activar los cuádriceps sin acortarlos; apriete estos músculos hacia abajo hacia los huesos para moverlos hacia abajo.

Aprenda a mantener la simetría de la postura igualando la presión de la nalga y el talón izquierdo con la de la nalga y el talón derecho.

Efectos
La superficie dura del bloque agudiza la sensación de los huesos de las nalgas.

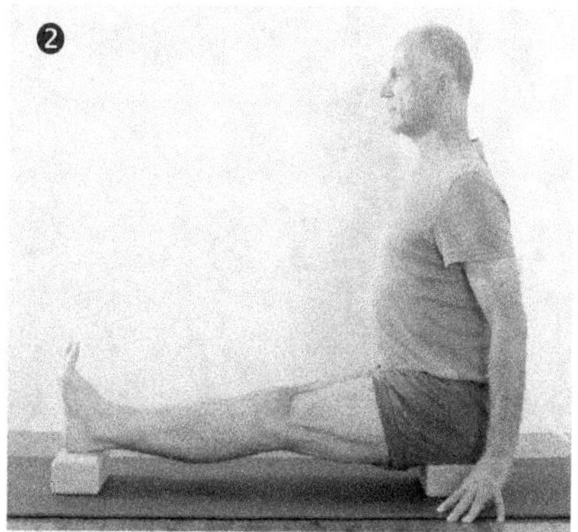

Si los músculos de la pantorrilla descienden demasiado al suelo significa que las rodillas están hiper-extendidas ❸. Esto es perjudicial para las rodillas.

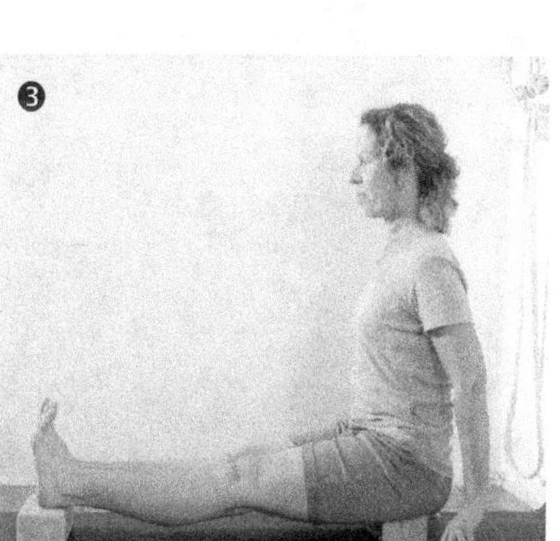

Si no puede evitar el descenso excesivo de los músculos de la pantorrilla hacia abajo sosténgalos con una manta enrollada para evitar un bloqueo malsano de las rodillas ❹. Una vez que las pantorrillas tienen soporte contraiga los cuádriceps y mueva los muslos frontales hacia abajo hacia el suelo.

Dandāsana

Variación 5
Activando los pies:
Pies contra la pared

Esta variación ayuda a activar el interior y el exterior de las piernas simultáneamente.

→ Siéntese en Dandāsana con los pies contra la pared y las rodillas ligeramente flexionadas ❶.

❭ Estire las piernas contra la resistencia de la pared. Abra los pies y presione los talones y los montes de los dedos de los pies contra la pared ❷.

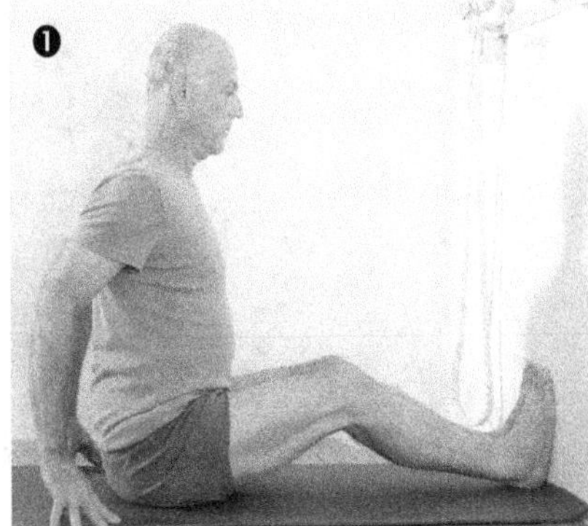

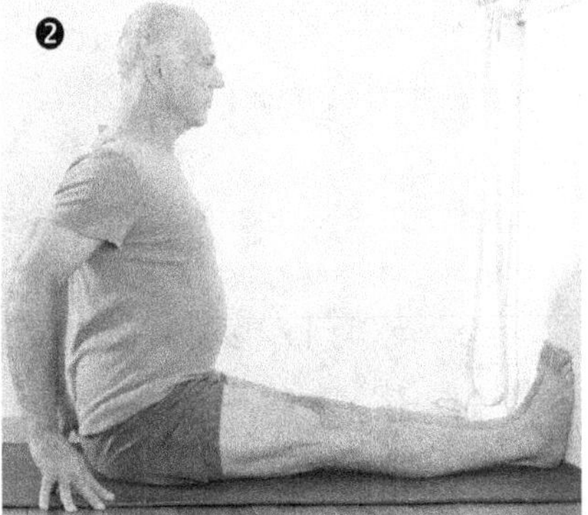

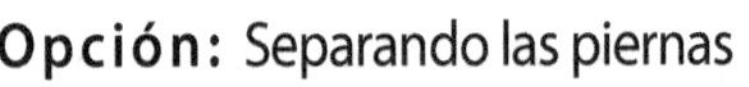

Opción: Separando las piernas

❭ Separar las piernas la anchura de la pelvis como en ❷ y ❹ ayuda a crear amplitud en la pelvis y en el bajo abdomen.

❭ Si hay un gancho disponible, úselo para extender el tronco como en ❺

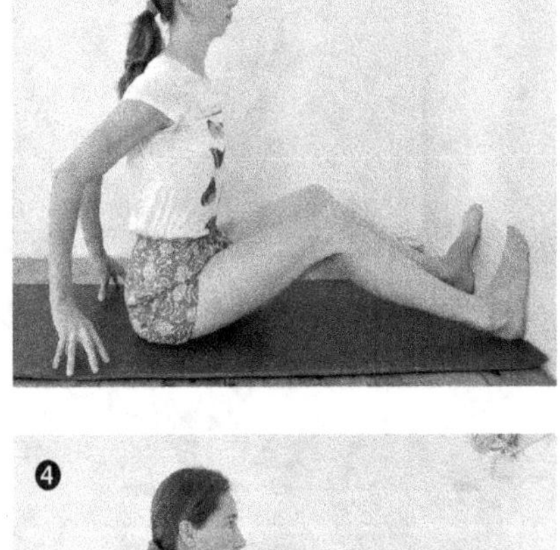

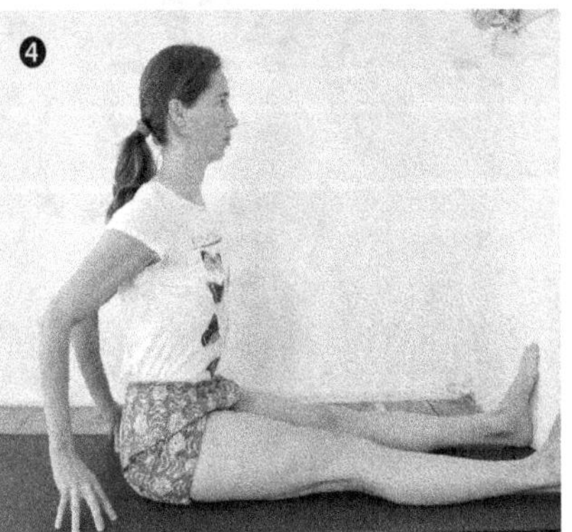

Consejos

✔ Al extender las piernas no "golpee" las rodillas sino amplíe el espacio entre los muslos y entre las tibias. Extienda los músculos de la pantorrilla hacia los talones y los músculos de los muslos hacia las caderas.

✔ Succione las rótulas profundamente hacia las rodillas.

✔ Ensanche el espacio entre el dedo gordo y el segundo dedo; extienda todos los dedos de los pies.

✔ Presione de forma pareja los bordes externos de los pies, los montes de los dedos gordos y los talones.

Dandāsana

Variación 6
Girando los muslos hacia adentro:
Bloque entre los muslos

La rotación interna de los muslos ensancha la pelvis y crea espacio en el bajo abdomen. El ensanchamiento de los huesos de las nalgas hace la postura más estable. El bloque crea conciencia en los muslos internos y clarifica la acción de girar los muslos hacia adentro. También ayuda a activar los muslos externos.

Bloque

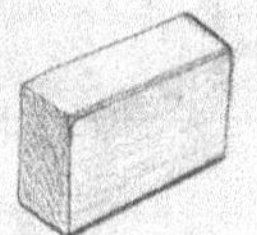

Siéntese en Dandāsana y use ambas manos para girar cada muslo desde afuera hacia adentro ❶.

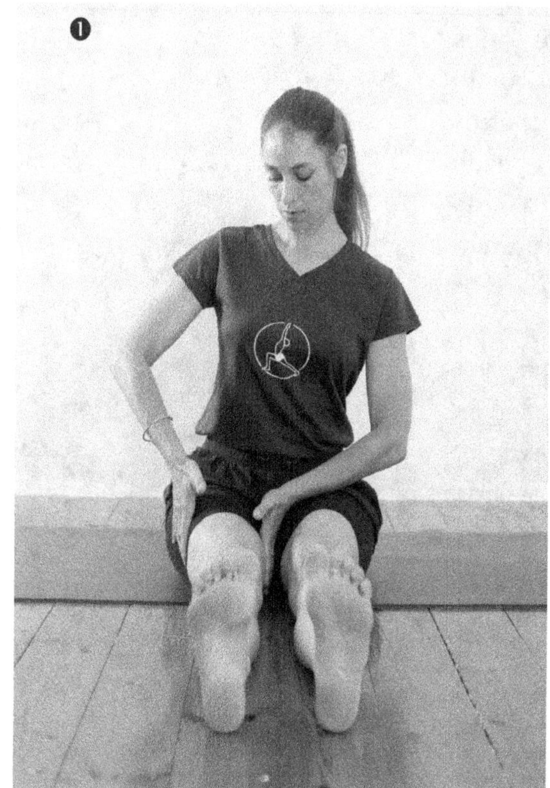

> Coloque un bloque entre los muslos internos.

> Siga girando los muslos hacia adentro; apriete los muslos externos para presionar contra el bloque ❷.

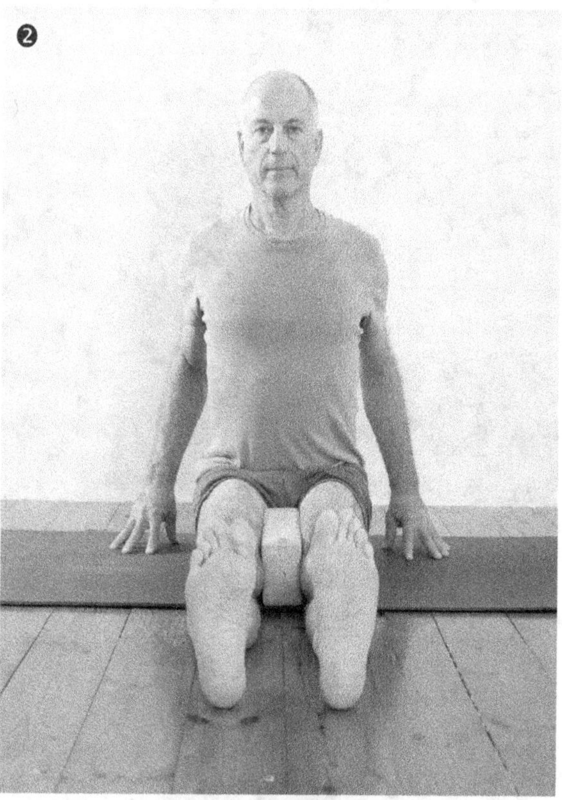

Consejos

✔ Gire los muslos hasta que los bordes frontales de los muslos internos estén en contacto con el bloque.

✔ Mire sus piernas y verifique que las líneas medias de las rótulas y los muslos frontales estén mirando hacia el techo. Las dos rótulas deben verse idénticas.

✔ Presione las piernas hacia abajo y compruebe que las líneas medias de las piernas posteriores (las líneas que conectan los huesos de las nalgas con los talones) estén descansando firmemente sobre el suelo.

"

Dandāsana

Variación 7
Estabilizando las piernas:
Atando las piernas con cinturones

Efectos

Esta es una variación restaurativa de la postura. Puede ser muy útil en caso de problemas de rodilla y rigidez de los tendones de la rodilla. Si sufre de dolor o rigidez en los tendones o las ingles posteriores, es recomendable empezar su práctica sentado en esta postura durante varios minutos. Esto suaviza los músculos, aumenta la circulación y prepara para un trabajo más activo.

Props

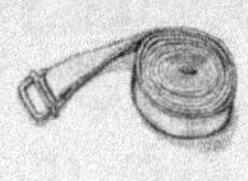

sticky mat enrollada (delgada),

6 cinturones,

pesas (opcional)

Esta variación requiere varios cinturones y opcionalmente pesas; si no dispone de estos elementos en casa, puede reducir el número de cinturones, o probar la postura en su centro de yoga.

Siéntese en Dandāsana. Enlace tres de los cinturones alrededor de los muslos, y los otros tres, alrededor de las tibias; coloque los cinturones entre espacios iguales con las hebillas en direcciones alternadas (para asegurar una presión uniforme) pero no los ajuste aún ❶.

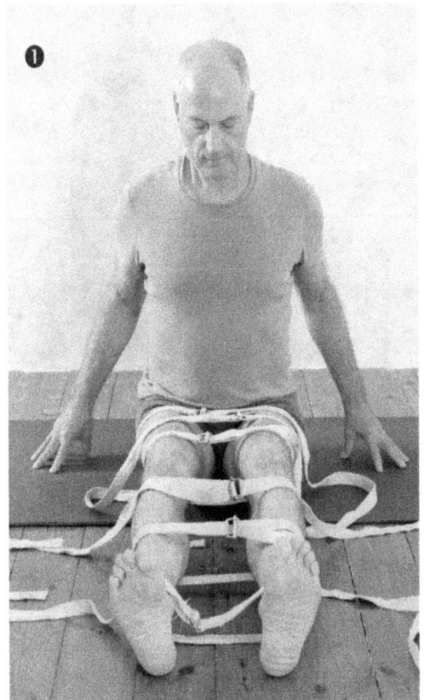

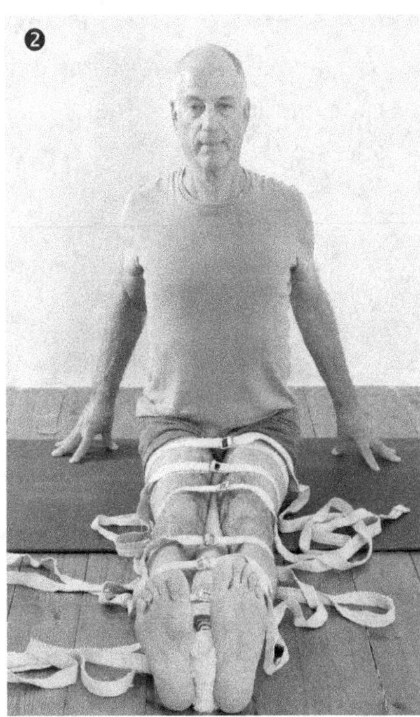

Enrolle una mat e insértela a través de los cinturones enlazados, entre las piernas. Sostenga la mat enrollada en el centro de la cara interna de los muslos y ajuste los cinturones ❷.

Etapa opcional:

Coloque pesas (hasta 50 Kg o 110 libras) sobre los muslos ❸.

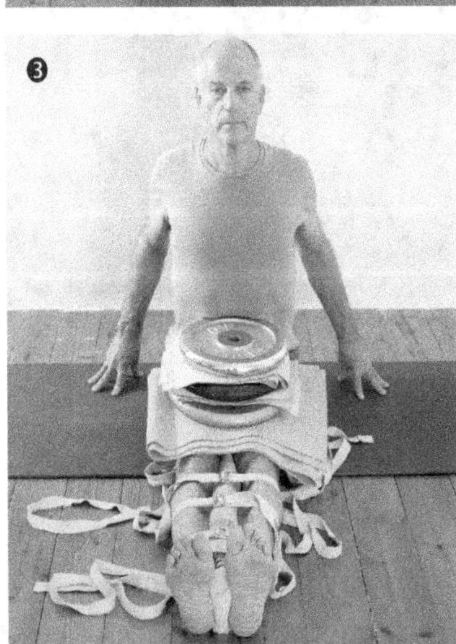

N o t a : Tenga cuidado de no colocar pesas metálicas sobre las rodillas.

Permanezca en la postura durante 5 minutos o más.

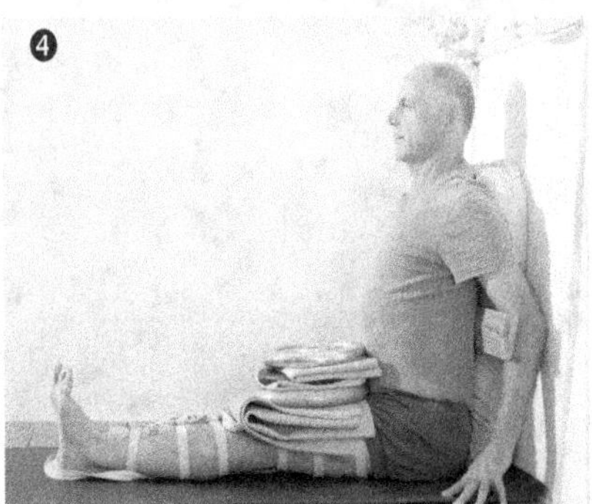

N o t a s

- Para su comodidad puede apoyarse en una pared (o sostener un cinturón alrededor de los pies - como en la Variación 2, arriba).

- Para abrir más el pecho, apoye la espalda en un almohadón y un tablón ❹.

- Después de salir de la postura, levántese lentamente y camine unos pocos pasos. Sienta el efecto en las piernas y rodillas.

Baddha Koṇāsana

Acerca de Baddha Koṇāsana y Upaviṣṭha Koṇāsana

Baddha Koṇāsana y Upaviṣṭha Koṇāsana son posturas importantes para los órganos internos del sistema reproductivo tanto para las mujeres como para los hombres. Crean espacio en la pelvis y en el bajo abdomen y aumentan la circulación sanguínea en esta región. Para las mujeres esta postura es altamente recomendable durante la menstruación y el embarazo. Los Props pueden ayudar a desarrollar la flexibilidad requerida en las caderas y en las ingles.

PRECAUCIÓN

No practique este asana si tiene el útero desplazado o prolapso de útero. Si tiene las rodillas lastimadas, no practique esta postura sin la guía de un profesor experimentado.

Manteniendo la Longitud del Tronco

Baddha Koṇāsana Variación 1
Elevando la pelvis para descender las rodillas:
Sentándose sobre altura

Efectos

La superficie dura del bloque da resistencia a los glúteos; esto ayuda a sentir si el peso está o no distribuido parejo sobre los glúteos. También ayuda a extender la columna. Sosteniendo los pies, los acerca a la pelvis, para activar la espalda y abrir el pecho.

Props

bloque o almohadón,
cinturón (opcional),
2 mantas (opcional)

Si al sentarse en Baddha Konasana las rodillas están más altas que la pelvis, éstas no pueden descender y la espalda no puede extenderse hacia arriba. En este caso se necesita elevar los glúteos con algún soporte. Mostramos un bloque de madera como soporte aquí, pero almohadones y mantas también pueden ser usadas.

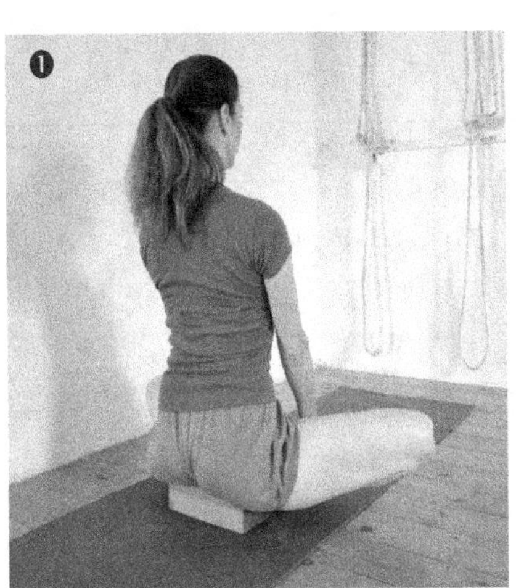

➤ Apoye un bloque en forma plana y siéntese sobre él en Baddha Konasana ❶.

❯ Sostenga los pies con ambas manos. Si no alcanza los pies confortablemente, use un cinturón ❷.

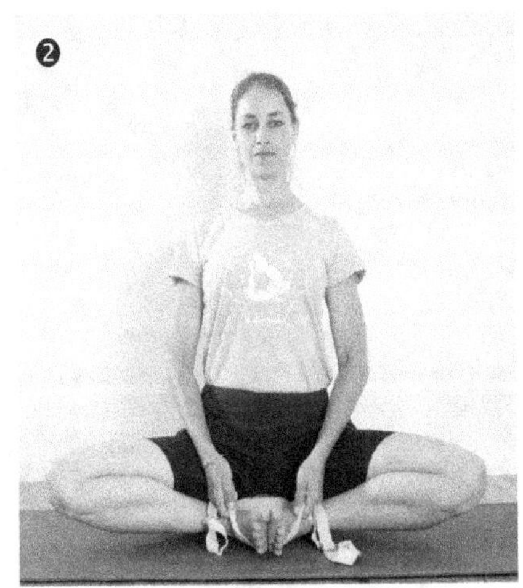

❯ Usando los pies como un ancla, flexione los brazos y mueva el pecho hacia adelante mientras rueda los hombros hacia atrás. Permanezca en la postura serenamente por algunos minutos.

> *N o t a :* Para mejorar la extensión de los muslos internos, enrolle dos mantas y colóquelas debajo de los tobillos externos ❸. Este soporte eleva los tobillos y las tibias de esta manera ayuda a abrir las ingles y descender más los muslos.

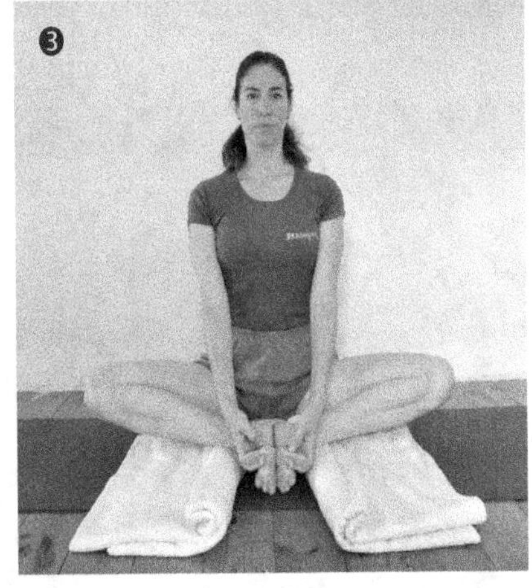

Consejos

✔ Aprenda la simetría de esta postura: observe la sensación en ambos isquiones y compruebe que estén parejos. Mire sus muslos y rodillas, compruebe su simetría.

Moviendo los Talones cerca de la Pelvis

En Baddaha Konasana los talones finalmente deberían tocar la pelvis y las rodillas deberían extenderse a los lados y hacia atrás.

Baddha Koṇāsana

Variación 2
Moviendo los talones hacia la pelvis: Vigorizando las tibias y muslos

Efectos

Los cinturones mejoran la apertura de las ingles y permiten a las piernas relajarse. Esta variación crea amplitud en el bajo abdomen por lo tanto es particularmente recomendable para mujeres con la menstruación y para embarazo (y es beneficiosa para hombres también).

Props

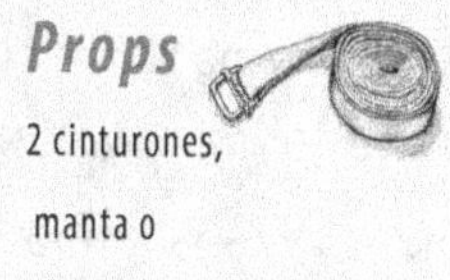

2 cinturones, manta o bloque (opcional)

> Siéntese en Baddha Konasana (apoye los glúteos de acuerdo a sus necesidades).

> Ate un cinturón en cada pierna, alrededor de la raíz del muslo y el tobillo. Para facilitar el ajuste de los cinturones, átelos de tal manera que el cabo suelto se oriente hacia arriba.

> Mueva los talones cerca de los glúteos y ajuste los cinturones para unir cada tibia con su respectivo muslo.

Nota: Los cinturones también pueden colocarse alrededor de los muslos inferiores arriba de las rodillas, como se muestra en Padmasana en la pag. 67. Esto ayuda a estabilizar las rodillas.

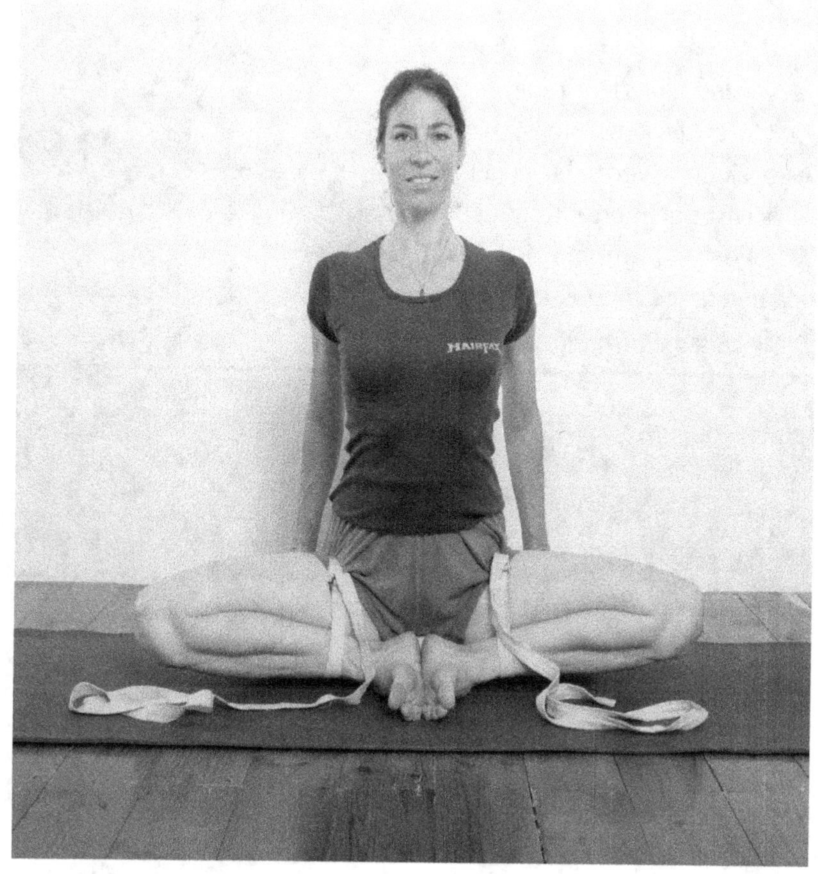

Baddha Koṇāsana

Variación 3
Moviendo la pelvis hacia los talones:
Apoyando las manos en bloques

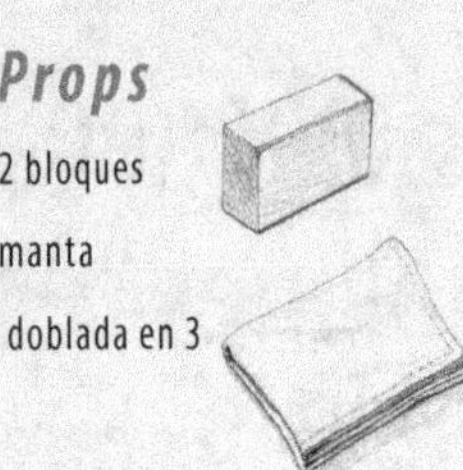

> Siéntese en Baddha Konasana sobre el lado angosto de la manta, de manera que los talones toquen la manta. Inicialmente la pelvis estará un poco alejada de los talones.

> Coloque un bloque a cada lado de la pelvis ❶.

> Empuje los bloques para elevar los glúteos y mueva la pelvis hacia adelante; repita esto algunas veces hasta que la pelvis toque (o se acerque a los talones). Al mismo tiempo, mantenga los muslos rodando hacia afuera y atrás ❷.

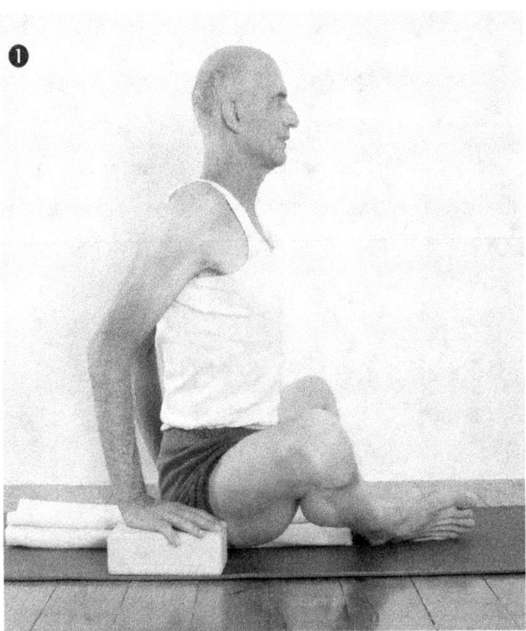

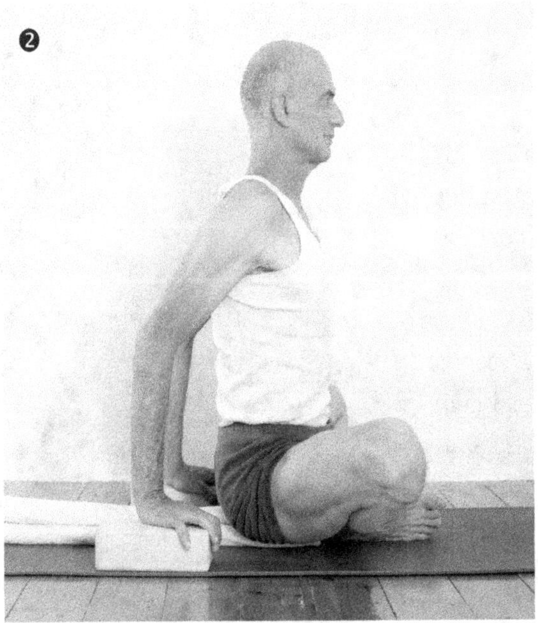

Incrementando la apertura de los muslos

Baddha Koṇāsana

Variación 4
Abriendo los muslos:
Usando cinturón debajo de las rodillas

Efectos
Tirar de los cinturones extiende las ingles y los muslos internos; y también crea espacio en las rodillas posteriores.

Props
2 cinturones (o sogas), manta o bloque (opcional)

Tome 2 cinturones y dóblelos a la mitad

Siéntese en Baddha Konasana con los cinturones doblados insertados detrás de las rodillas. Sostenga los cinturones con los brazos rectos y tire hacia los lados para ampliar las ingles internas y alargar los muslos internos.

Puede cambiar la dirección hacia donde tira con los cinturones para recibir diferentes efectos. Por ejemplo, tirando de los cinturones un poco hacia atrás rueda los muslos hacia afuera y crea más apertura en las rodillas internas.

Nota: Dos ayudantes (si hay disponibles) pueden tirar de los cinturones por Ud; esto es muy agradable en tanto que permite que los muslos se extiendan pasivamente.

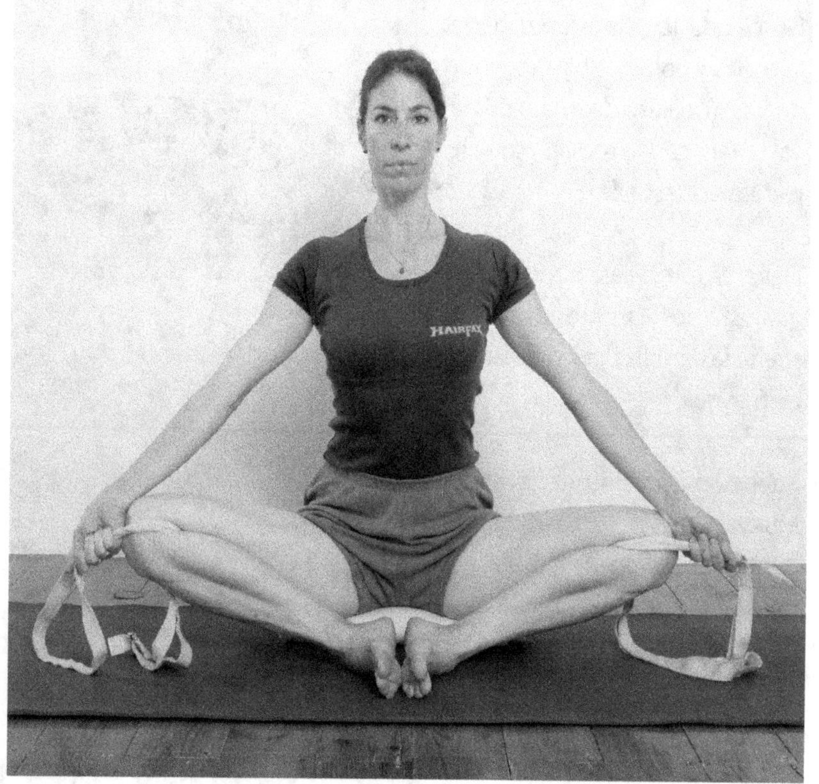

Consejos

Si tiene dolor en las rodillas, use una soga doble o algo grueso en vez de cinturones, esto creará más espacio en la rodilla. Para aliviar el dolor en la rodilla interna, tire (o pida al ayudante que tire) el extremo delantero hacia atrás.

Baddha Koṇāsana

Variación 5
Sosteniendo las rodillas:
Vigorizando la pelvis y las rodillas

Efectos

Los cinturones atraen los huesos fémures dentro de la cavidad de la cadera creando compacidad en la cintura pélvica. Esto permite la apertura de las ingles y la extensión de la columna. Trabajar contra la resistencia de los cinturones puede ayudar en la apertura de los muslos.

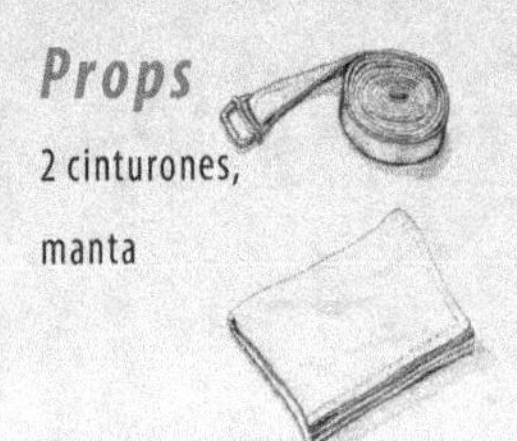

→ Siéntese en Baddha Konasana sobre la mat o sobre una manta doblada.

> Enlace dos cinturones y colóquelos flojos alrededor de la pelvis.

> Descienda los cinturones hacia la pelvis y colóquelos alrededor de las rodillas, de manera de sostener cada rodilla con la cadera opuesta ❶.

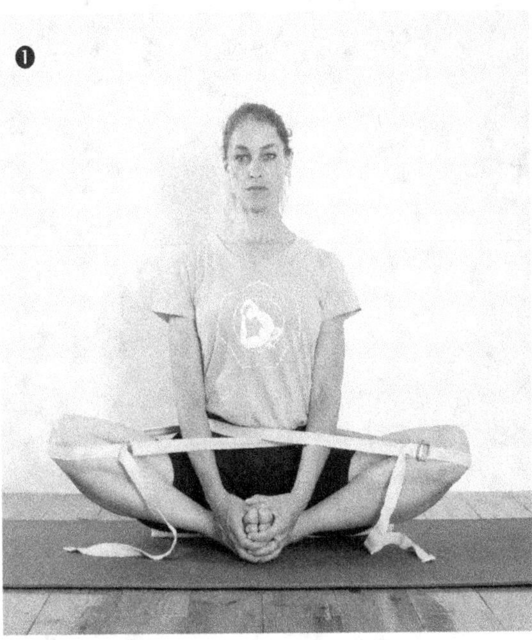

> Eleve las rodillas ligeramente y ajuste los cinturones luego suelte las rodillas para estirar los cinturones.

> Ruede los muslos hacia atrás. Mueva los muslos externos dentro de la pelvis y abra los muslos internos desde las ingles hacia las rodillas internas.

> Un compañero puede ayudar sentado frente al practicante, tirando de los cinturones, mientras presiona sus pies para estabilizar ❷.

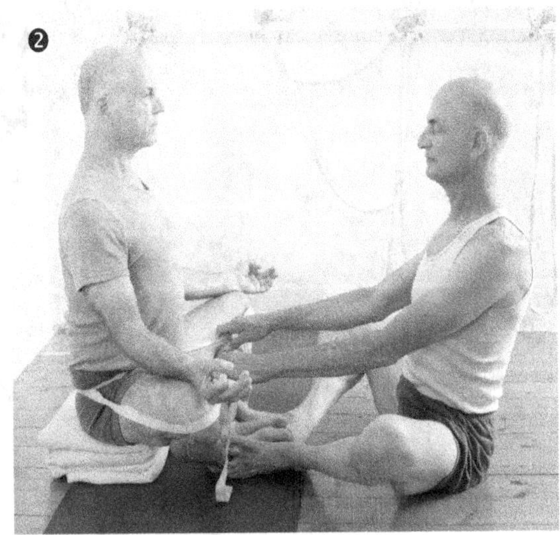

Efectos: Los cinturones sostienen el sacro y los huesos ilíacos; esto estabiliza la cintura pélvica. Esto se intensifica con la acción del compañero

Baddha Koṇāsana

Variación 6
Apertura adicional de las ingles: Bloque entre la planta de los pies

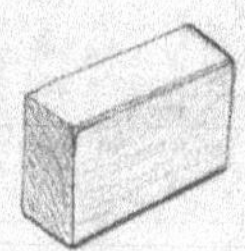

> Siéntese en Baddha Konasana sobre una manta doblada.

> Separe los pies y coloque un bloque entre la planta de los pies.

> Presione los talones contra el bloque; mueva los muslos internos lejos de la pelvis y ruédelos hacia afuera.

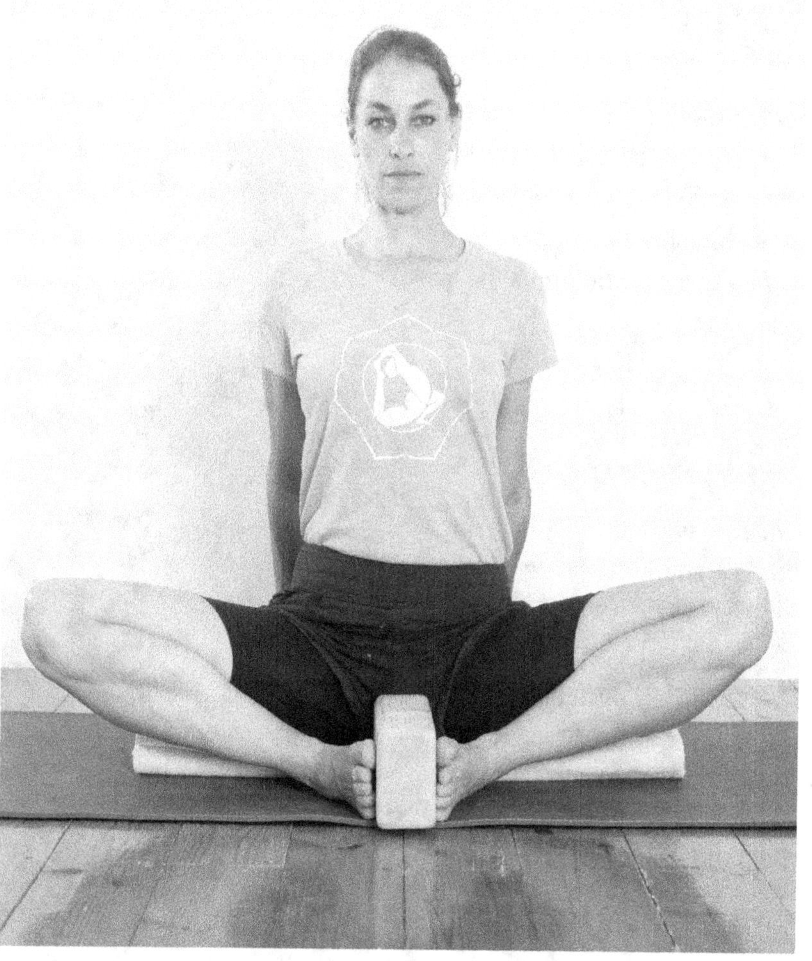

Baddha Koṇāsana Restaurativa

Baddha Koṇāsana

Variación 7
Sosteniendo la espalda:
Usando una silla

Efectos

Entrando en la postura de esta manera ayuda a mantener la columna larga y a relajar las ingles. Una vez que está sentado, la silla sostiene la espalda y la ayuda a mantenerse erguido y estable sin esfuerzo.

Props

silla,
manta,
pared

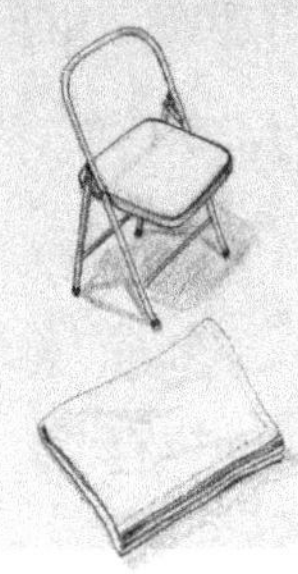

➤ Coloque una silla contra la pared. Si necesita, coloque una manta doblada sobre el piso de manera que sobresalga un poco más allá del borde frontal de la silla.

➤ Siéntese sobre la silla y junte los pies ❶.

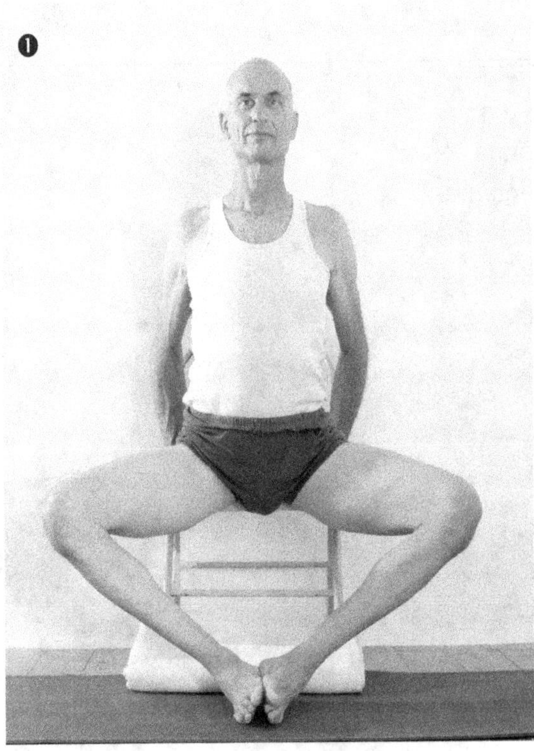

➤ Mueva las caderas ligeramente hacia adelante y entonces desciéndalas hacia abajo en dirección al piso. Muévase lentamente, sosteniendo la espalda a través de las manos que empujan contra el asiento de manera de mantener la longitud del tronco.

➤ Finalmente, mueva los glúteos ligeramente hacia atrás y siéntese sobre la manta con la espalda apoyada contra el borde frontal del asiento ❷.

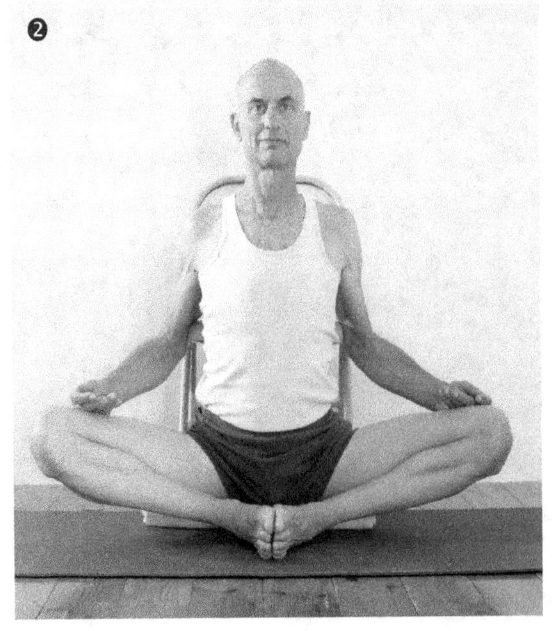

Baddha Koṇāsana

Variación 8
Abriendo el pecho:
Usando una soga de pared

Siéntese en Baddha Konasana frente a la pared con soga; colóquese centrado en relación al gancho.

> Inserte su cabeza y pecho dentro del lazo de la soga y coloque la soga en la parte inferior de los omóplatos.

> Muévase hacia atrás hasta que la soga quede extendida y sostenga la espalda ❶.

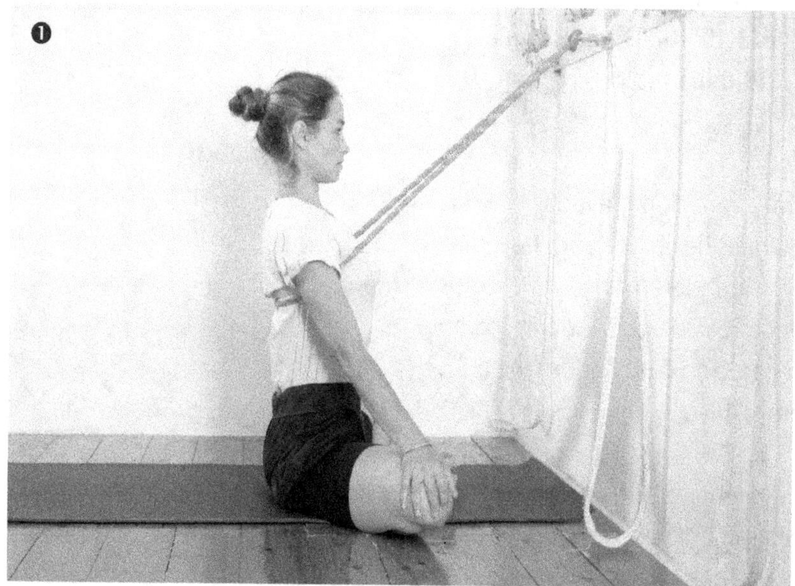

> Si el gancho es muy alto para su necesidad, eleve su asiento (se muestra en ❷ con almohadón y manta doblada) y acorde a esa altura coloque apoyo para los pies.

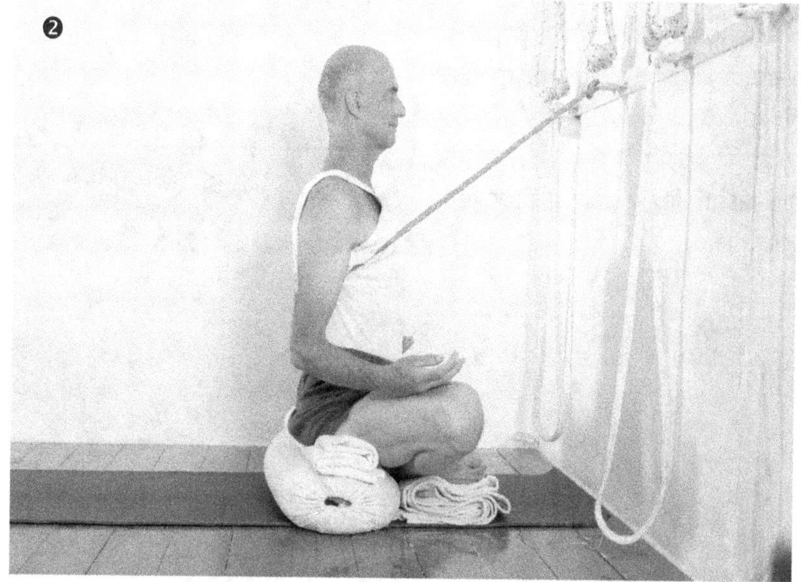

Avanzando en la Postura

Baddha Koṇāsana

Variación 9
Preparación para Kandasana:
Elevando los pies

Efectos
Elevar los pies abre los muslos internos

Props
almohadón
o manta doblada,
pared (opcional)

Esta variación ayuda a las personas flexibles a abrir las ingles y a extender más los músculos aductores. Puede servir como preparación para Kandasana (LSY, Lam. 470)

→ Siéntese en Baddha Konasana sobre la mat. Puede apoyarse contra la pared.

> Levante los pies y apóyelos sobre un almohadón o sobre una manta doblada.

> Abra las ingles y baje las rodillas hacia abajo.

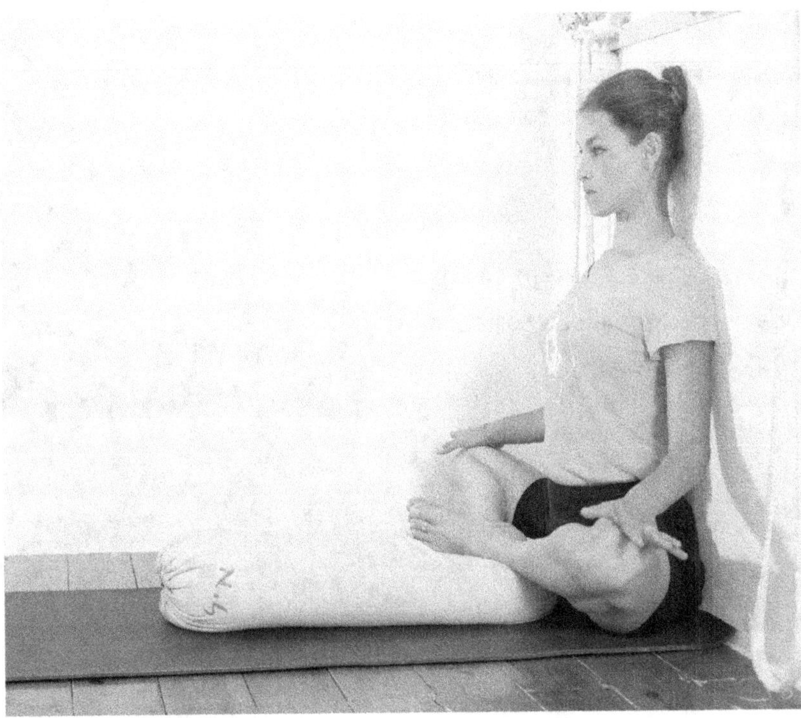

Upaviṣṭha Koṇāsana

Upaviṣṭha Koṇāsana

Variación 1
Estabilizando la espalda:
Sosteniendo cinturones

Efectos

Tirar de los cinturones activa los pies y las piernas. También ayuda a mantener la espalda vertical y a abrir el pecho.

Para proteger los músculos isquiotibiales, siempre separe las rodillas completamente, extendiendolas uniformemente en todos los lados. No permita que los muslos se levanten del suelo.

Props
2 cinturones,
manta (opcional)

Siéntese en Upvistha Konasana sobre la mat o sobre una manta doblada.

Enlace un cinturón alrededor de cada pie. Tire de los cinturones para elevar el pecho y moverlo hacia adelante, mientras rueda los hombros hacia atrás y abajo.

extienda las piernas contra los cinturones; abra los pies y presione los muslos frontales hacia abajo.

Puede también usar los cinturones para Utthita Pārśva Upaviṣṭha Koṇāsana; para girar a la derecha:

Mueva la mano izquierda hacia adelante y tome el cinturón del pie derecho.

Gire a la derecha y tome el cinturón del pie izquierdo detrás de la espalda❷.

Ahora tire de los cinturones; con la exhalación mueva la mano derecha más hacia atrás y gire más a la derecha ❸.

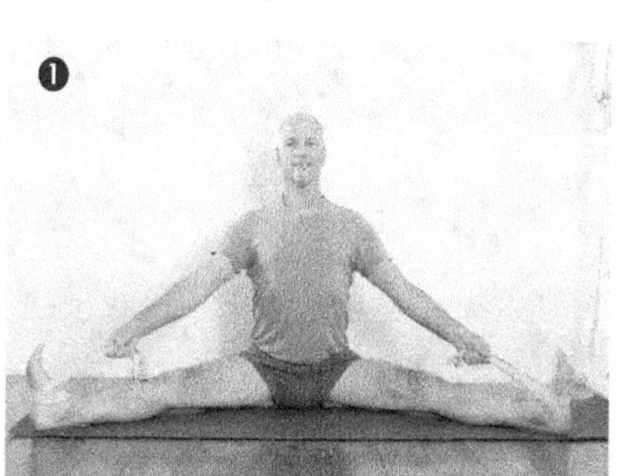

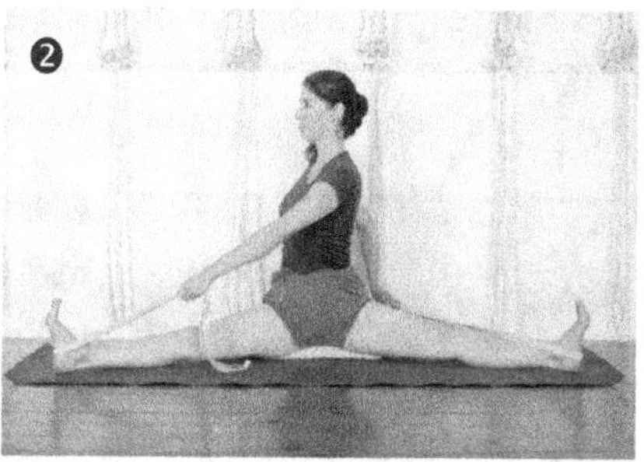

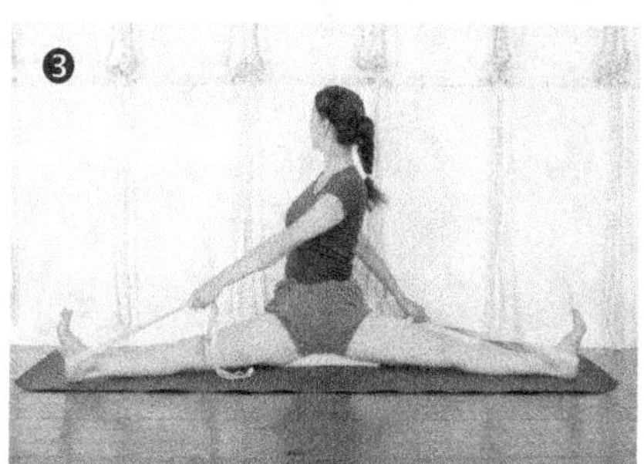

Upaviṣṭha Koṇāsana

Variación 2
Estabilizando las piernas:
Vigorizando la pelvis y piernas

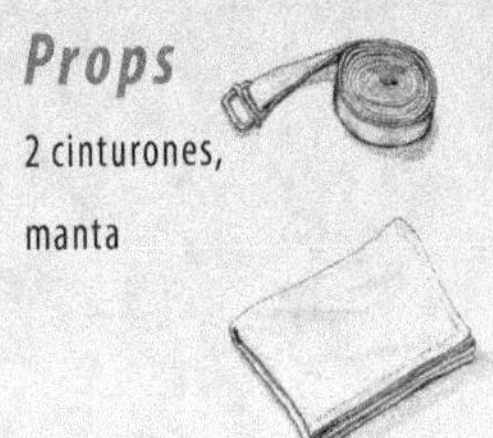

⟶ Siéntese en Upavista Konasana sobre la mat o sobre una manta doblada

❭ Inserte la cabeza y el tronco dentro del bucle de 2 cinturones; descienda los cinturones a la pelvis. Coloque un cinturón en el talón derecho, de manera de enlazar este talón con el lado izquierdo de la cadera. De forma similar enlace el talón izquierdo con el lado derecho de la cadera.

> ***Nota:*** : Si sus piernas son largas, necesitará cinturones largos.

❭ Extienda las piernas, expanda los pies y presione los muslos frontales hacia abajo. La línea media de las piernas posteriores debe presionar el suelo mientras que las rótulas y los dedos de los pies se enfrentan directamente hacia arriba ❶.

❭ Ajuste los muslos externos y tire de ellos hacia la pelvis; relaje las ingles internas hacia abajo hacia el piso y extienda los muslos internos desde las ingles hacia los talones.

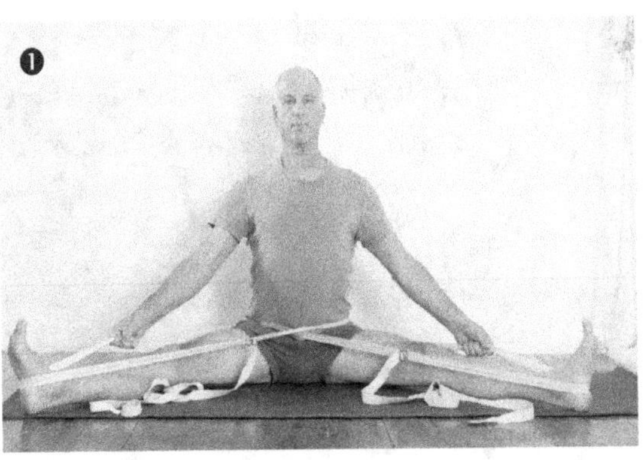

❭ Un compañero sentado de frente al practicante puede tirar de los cinturones simétricamente para incrementar el efecto mientras da soporte a los tobillos con sus pies ❷.

> ***Efectos:*** El tirón intensifica el efecto de esta variación y ayuda a estabilizar el sacro contra la pelvis.

> ***Nota:*** Dos practicantes enfrentados con sus pies en contacto pueden ayudar uno al otro en esta variación.

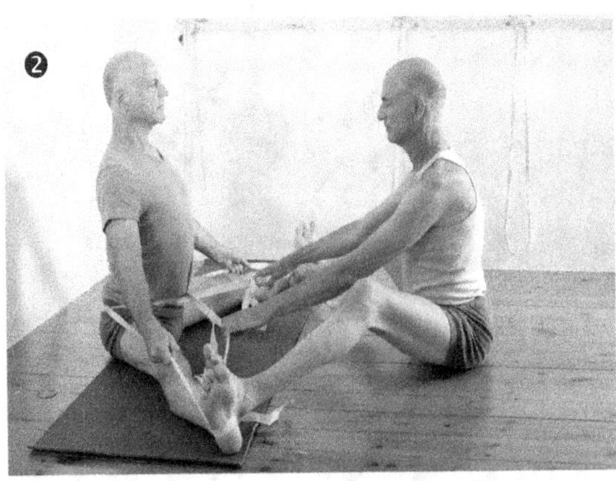

Upaviṣṭha Koṇāsana

Variación 3
Apertura adicional de las piernas internas: Pies contra la pared

⟶ Siéntese en Upaviṣṭha Koṇāsana enfrentado a la pared con sus pies internos contra la misma.

> Sosténgase con sus manos sobre el piso detrás de sus glúteos, levante la pelvis y muévala hacia adelante hacia la pared, hasta que haya una buena extensión de las ingles internas y de los muslos internos.

> Si hay ganchos de pared disponibles, entonces puede sostener dos sogas altas y elevarse ❶.

> Un compañero sentado por detrás puede empujar el sacro dentro de la pelvis ❷.

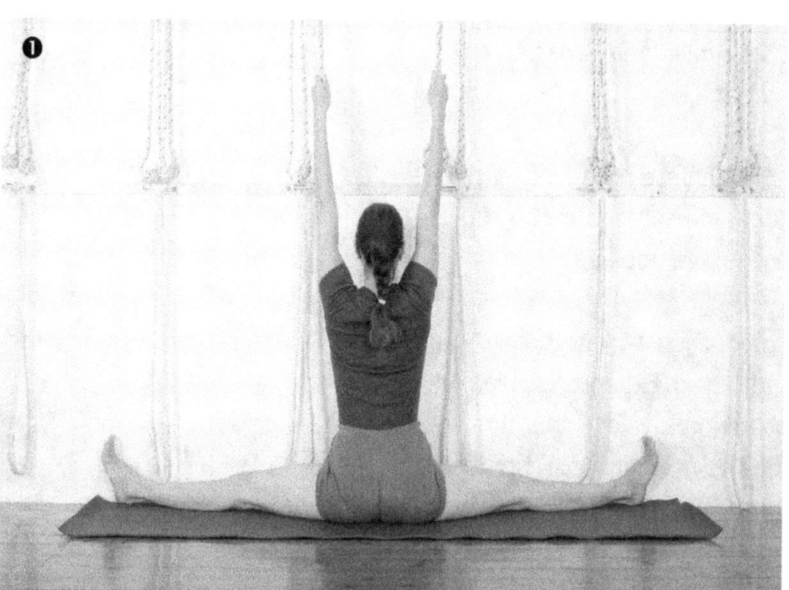

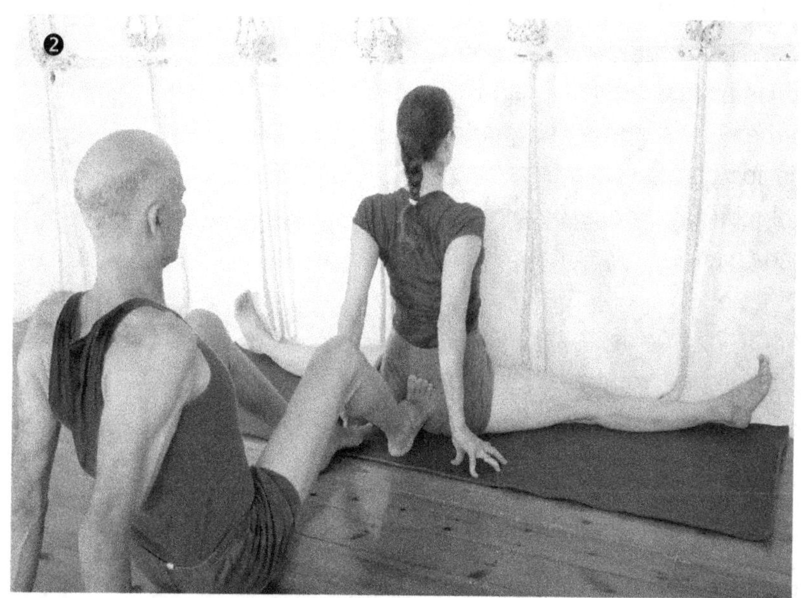

Upaviṣṭha Koṇāsana

Variación 4
Abriendo la zona posterior de las piernas: Talones sobre bloques

Efectos

Elevar los talones permite a las piernas posteriores y a las rodillas posteriores extenderse. Los músculos del muslo se ejercitan y se desarrollan.

Props

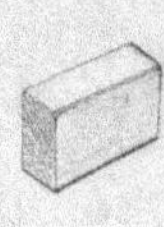

2 bloques,
Opcional:
manta

Esto es similar a la Variación 4 de Dandāsana.

➤ Siéntese en Upaviṣṭha Koṇāsana sobre la mat o sobre una manta doblada.

❯ Coloque un bloque debajo de cada talón. Extienda las piernas posteriores y los tendones de Aquiles, mientras presiona firmemente los talones posteriores sobre los bloques.

❯ Sostenga el torso con las manos que presionan el piso. Si las palmas no llegan al piso firmemente, apoye la punta de los dedos sobre el piso, o coloque un bloque debajo de cada mano.

❯ Abra las rodillas posteriores, tire de las rótulas hacia las articulaciones de la cadera, y presione los muslos frontales hacia abajo.

❯ Use los brazos para elevar y abrir el pecho; ruede los hombros hacia atrás y abajo, y mueva la columna dorsal dentro del cuerpo.

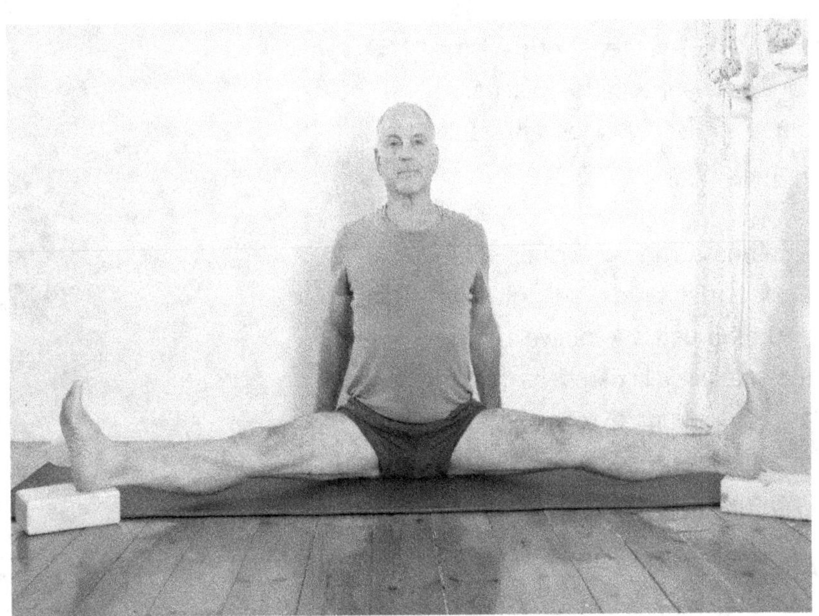

Swastikāsana (or Sukhāsana) para la mayoría de las personas es la principal postura de sentada. Es un buen sustituto de Padmasana cuando ésta no puede ser alcanzada. En Swastikasana, si la alineación vertical del torso no puede alcanzarse, es necesario elevar el asiento del suelo.

Nota sobre los nombres: Por Swastikasana nos referimos a la postura en que las piernas estás plegadas fuertemente y los bordes externos de los pies están filosos. Sukhasana (la postura fácil) es cuando las piernas y los pies están relajados en una posición fácil.

Hay muchas maneras en que los props pueden ser usados para proporcionar estabilidad y compacidad, así como para abrir el pecho y extender el tronco. Comenzamos con variaciones que ayudan a ajustar el área pélvica y continuamos con variaciones para el área del pecho. La mayoría de los métodos que se muestran acá son aplicables para otras posturas sentadas, y algunas de ella pueden combinarse. Como siempre, los alentamos a investigar y experimentar con estas opciones, y a crear las propias. Estudien estas variaciones, sientan los efectos que los props producen en la postura, y entonces traten de reconstruir el mismo efecto sin los props.

PRECAUCIÓN

Si sus rodillas están sensibles apóyelas sobre una manta enrollada (ver Variación 5)

Apoyando los glúteos

Aquí mostramos varias maneras para organizar el apoyo para los glúteos.

Swastikāsana

Variación 1
Swastikasana "Estándar": Soporte regular con manta

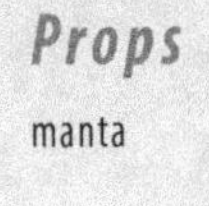
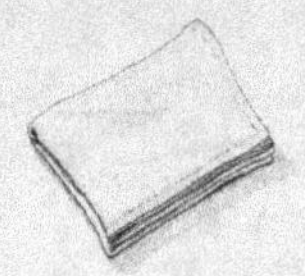

Hacer la postura cuando la pierna derecha está flexionada primero:

➡ Siéntese en Dandasana sobre una manta doblada; coloque la manta debajo de los glúteos de manera que sostenga los muslos posteriores altos.

> Use sus manos para rotar la parte alta de los muslos de afuera hacia adentro. Esto ensancha los glúteos para crear una base amplia para la postura.

> Doble la pierna derecha, y luego la izquierda de manera que las tibias estén cruzadas en el medio y los pies estén debajo de las rodillas.

> Presione la punta de los dedos de las manos contra el piso para levantar ligeramente los glúteos; relaje las ingles y permita que la pelvis cuelgue hasta que encuentre su alineación vertical. Lentamente descienda los glúteos hasta que la cabeza de los isquiones toque la manta.

> Entonces apoye las palmas de las manos sobre las rodillas y tírelas hacia usted, al mismo tiempo que mueve el sacro hacia adentro. Comience con enderezar los brazos, luego flexione los codos ligeramente y ruede los brazos posteriores (tríceps) de afuera hacia adentro. Oriente la punta inferior de los omóplatos hacia adentro del pecho posterior y los omóplatos internos hacia la columna.

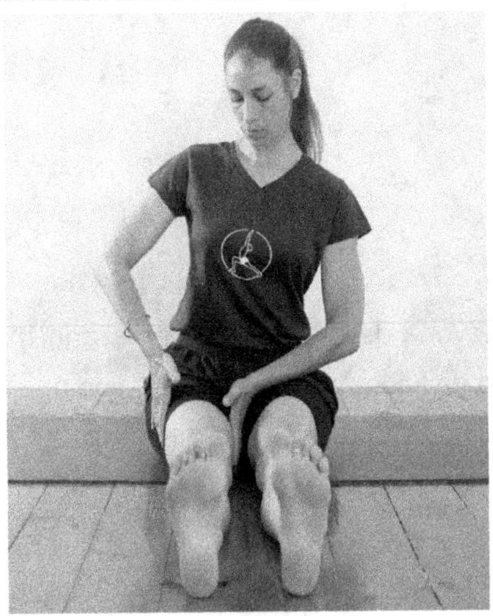

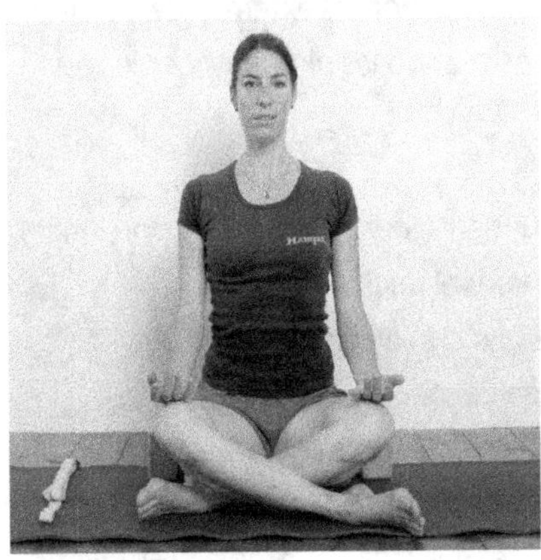

> Extienda la columna verticalmente hacia arriba; abra el pecho rodando los hombros hacia atrás y hacia abajo mientras mueve los omóplatos hacia adentro.

> Ahora suelte los brazos y apóyelos sobre los muslos con los codos debajo de los hombros y las palmas orientadas hacia arriba.

> Libere cualquier tensión en las ingles; deje que los muslos rueden hacia afuera. Relaje las tibias sobre los pies.

> Relaje el rostro, ojos, oídos internos, mandíbulas, lengua, garganta, hombros, palmas, abdomen, las ingles y pies.

> Tome inhalaciones largas y suaves para abrir el cuerpo; exhale suave y lentamente para relajar.

Consejos

✔ Asegúrese de cambiar el cruce de las piernas cada vez (nota la habitual tendencia para cruzar las piernas siempre igual)

✔ Si las ingles están tensas y las rodillas están más altas que las ingles, traiga los pies un poco más cerca del cuerpo y separe más las rodillas. También puede elevar la altura del asiento añadiendo otra manta.

✔ Revise que parte de sus glúteos tocan la manta. Si el peso mayor está en la parte posterior de los huesos isquiones le será muy difícil elevar la columna desde la raíz. Esto significa que tiene que colocar más altura en el asiento.

✔ Mire hacia adelante y mantenga los globos oculares bien suaves. No mire ningún objeto específico, pero mentalmente mire dentro del cuerpo. Imagine que está mirando desde la parte posterior del cráneo dentro de un campo abierto.

✔ Observe mentalmente la línea vertical de la postura desde la coronilla hacia el perineo. Asegúrese que esta línea imaginaria es absolutamente vertical: no está inclinada ni gira a la derecha o a la izquierda, ni se inclina adelante o atrás. Organice el cuerpo alrededor.

Usando las palmas de las manos para Extender el Tronco

En muchos casos las manos no llegan al piso completamente como para elevar la pelvis efectivamente. Subir las manos a una superficie más alta ayuda a esta acción de elevación.

Swastikāsana

Variación 2a
Apoyando las manos en una manta doblada

Efectos
Presionar las manos hacia abajo ayuda a extender la columna desde la pelvis y a expandir el pecho.

Props
manta

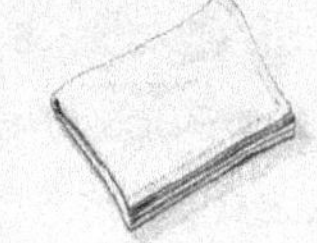

- Construya un largo y angosto asiento con una manta doblada en tres.

- Siéntese en el centro de la manta, apoye las manos en la manta doblada y presione hacia abajo para elevar el pecho.

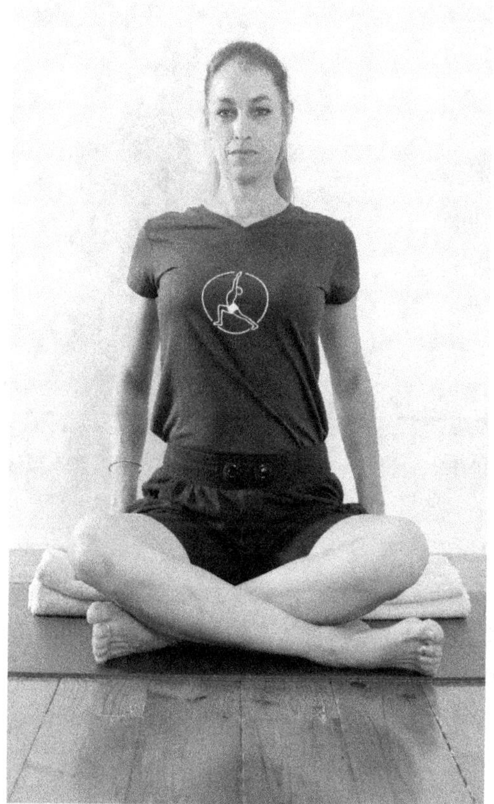

Consejos

- Observe como el peso del cuerpo se divide entre los dos huesos isquiones; verifica si siente un lado más liviano o más estrecho que el otro.

- Mire hacia adelante y observe que ojo tiene una visión más aguda. Suelte el glúteo más liviano para obtener una sensación más pareja. Observe el impacto en el equilibrio esquelético, en la columna y en la agudeza de sus ojos.

Swastikāsana

Variación 2b
Apoyando las palmas de las manos sobre bloques

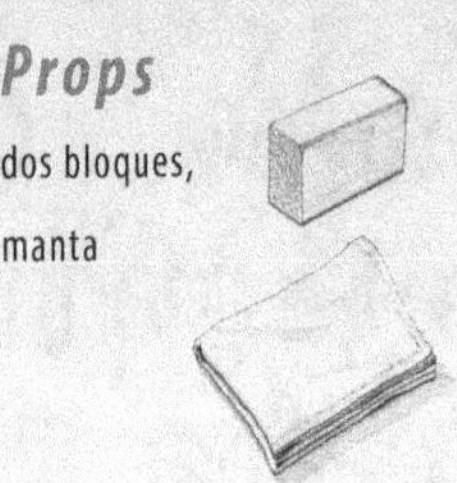

Los bloques son especialmente útiles ya que se puede apoyar las manos enteras y dedos sobre la superficie dura. Clarifica la conexión entre las manos y los hombros. Experimente lo siguiente:

— Siéntese sobre una manta doblada en Swastikasana con un bloque a cada lado del asiento.

> Apoye las manos sobre el bloque de manera que los dedos medios estén apuntando hacia adelante, marcando el eje central de cada mano.

> Levante ligeramente los pulgares e índices de los bloques y presione los anulares y meñiques. Observe el efecto en los hombros.

> Ahora levante los anulares y meñiques y presione los pulgares e índices. Observe que sucede en los hombros.

> Ahora presione los cinco dedos observando la misma presión en la mano externa e interna.

> Use la presión para elevar los lados del tronco, sin levantar los hombros.

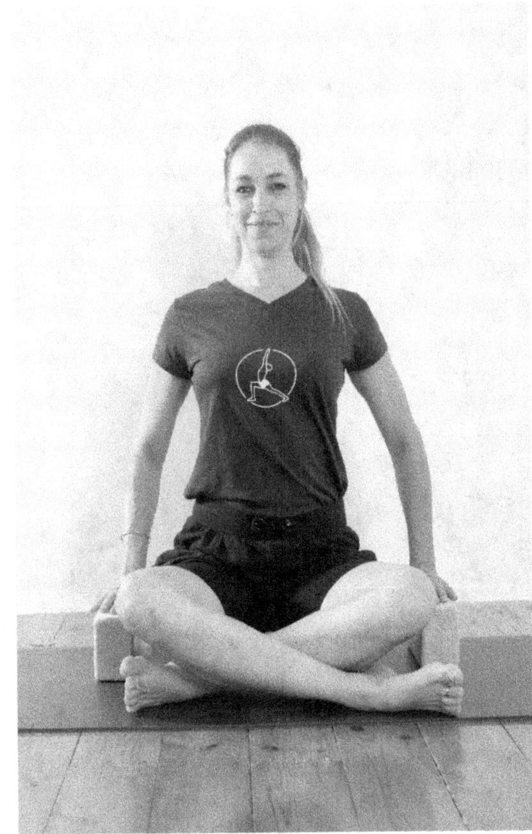

Swastikāsana

Variación 3
Apoyando las tibias en una manta

⟶ Cree un asiento escalonado doblando el borde de una manta plegada en tres ❶.

❯ Siéntese sobre el escalón más alto. Descanse las piernas flexionadas sobre el escalón bajo ❷.

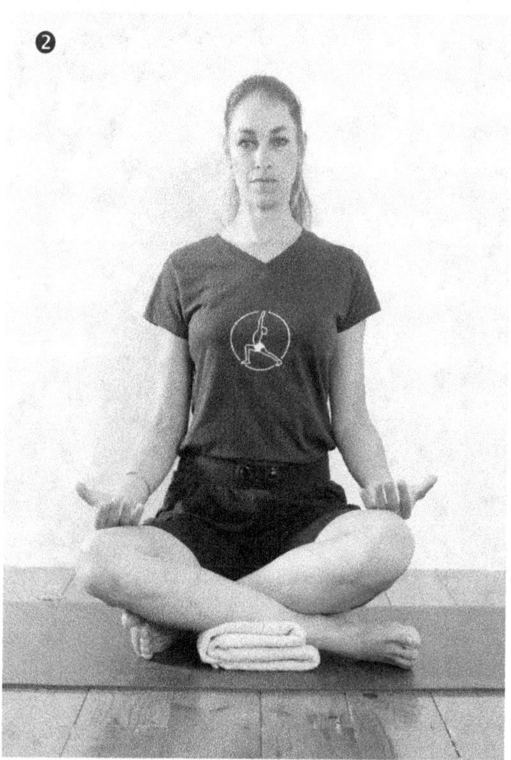

Swastikāsana

Variación 4
Separando los isquiones:
Sentado en una mat enrollada

Efectos
El rollo ayuda a ensanchar la región baja de la pelvis para apoyar la raíz de la columna; también da apoyo a las tibias, lo que permite relajar las piernas y las ingles.

Props

mat

⟶ Enrolle una mat.

> Centre la mat enrollada debajo de los glúteos y siéntese sobre la misma.

> Asegúrese que los dos huesos isquiones estén apoyados simétricamente

¿Cómo determinar la altura deseada de su asiento?

B.K.S Iyengar escribe:

> *"En Tadasana, se crea espacio desde la base del pubis al ombligo y el área allí se mantiene plana. En las posiciones sentadas se simula la extensión de Tadasana." (Luz sobre Pranayama, cap 11, párrafo 21)*

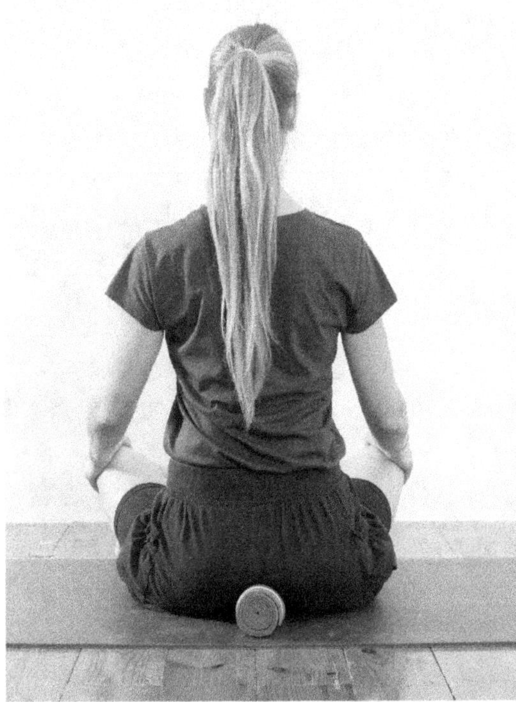

N o t a
Puede sustituir la mat enrollada por una manta enrollada.

Aplicabilidad
Todas las posturas sentadas, menos Vajrāsana.

Para tener una mejor comprensión de las palabras del Sr. Iyengar, haga el siguiente experimento:

> Párese en Tadasana y extienda la columna, use su dedo pulgar y el dedo medio o anular para medir la distancia entre el hueso púbico y el ombligo.

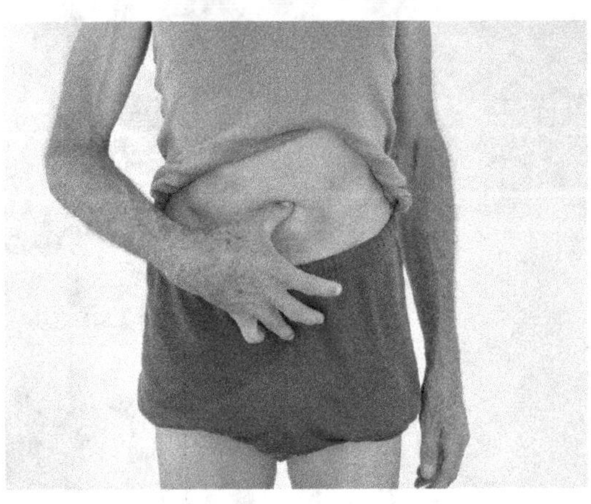

> Mantenga la distancia entre los dedos y siéntese. Ahora compare la distancia que midió en Tadasana con la distancia actual entre el hueso púbico y el ombligo. Si encuentra un acortamiento considerable de la medida que tomó, entonces probablemente necesita un soporte más alto para sus glúteos.

Estructura para permanencia larga en posición sentada: Usando un soporte alto.

Al estar sentado en Swastikāsana, la parte superior de las rodillas doblada deberían estar a la misma altura de la ingle frontal. Cuando levanta el asiento considerablemente, las rodillas tienden a caerse y a tirar de la lumbar hacia adelante.

Esto cansa la espalda y las ingles durante una permanencia larga en posición sentada.

Acá se encuentra una manera para apoyar las rodillas para una permanencia prolongada y confortable en posición sentada:

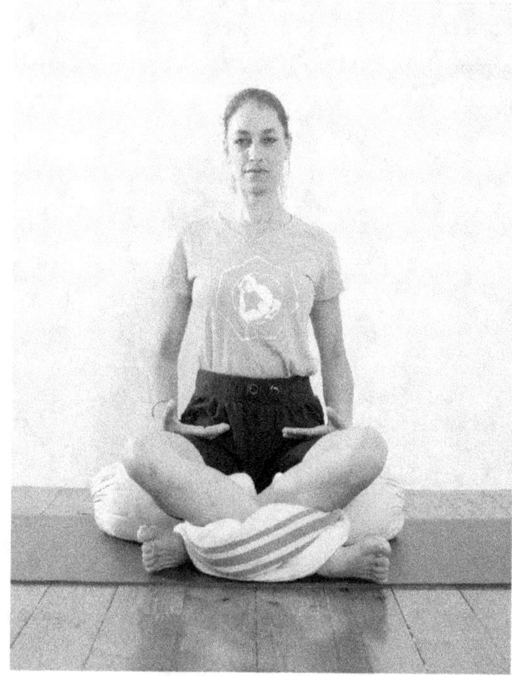

⟶ Siéntese sobre un almohadón (si el almohadón es muy blando, coloque una manta doblada sobre él).

› Enrolle una manta y colóquela entre las tibias y los pies.

› Asegúrese que está sentado sobre la cabeza de los isquiones y que el sacro y pubis están elevados desde la base.

› Asegúrese que las dos rodillas estén al mismo nivel y bien apoyadas.

› Otra manera de sostener las rodillas es atándolas con un cinturón.

› Algunas personas encontrarán confortable colocar otra manta doblada en tres sobre la parte superior de los muslos y soltar las manos sobre la misma (Ver variación 15 en la pag. 43).

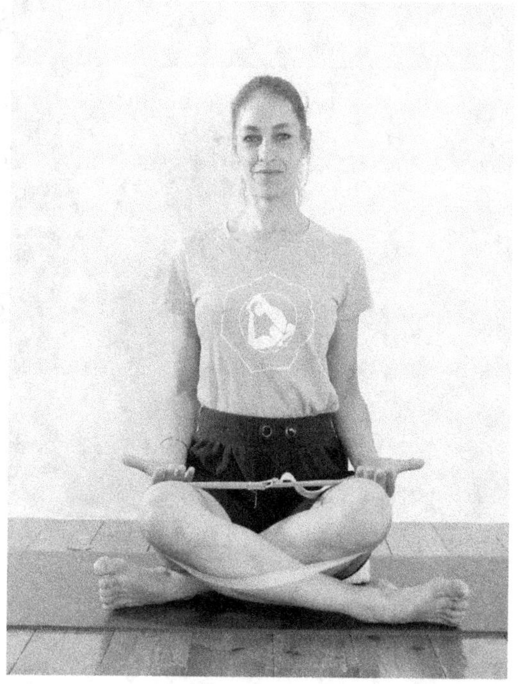

Variación 6
Sensibilizando el área de los glúteos:
Sentándose sobre un bloque

Efectos

La superficie de la madera crea una sensación diferente. Va a experimentar un elemento tierra más fuerte y una mejor elevación en el tronco.

Props

bloque 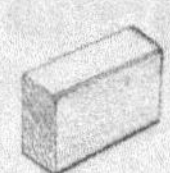

A diferencia de un almohadón o una manta, el bloque de madera no les permite a los glúteos hundirse.

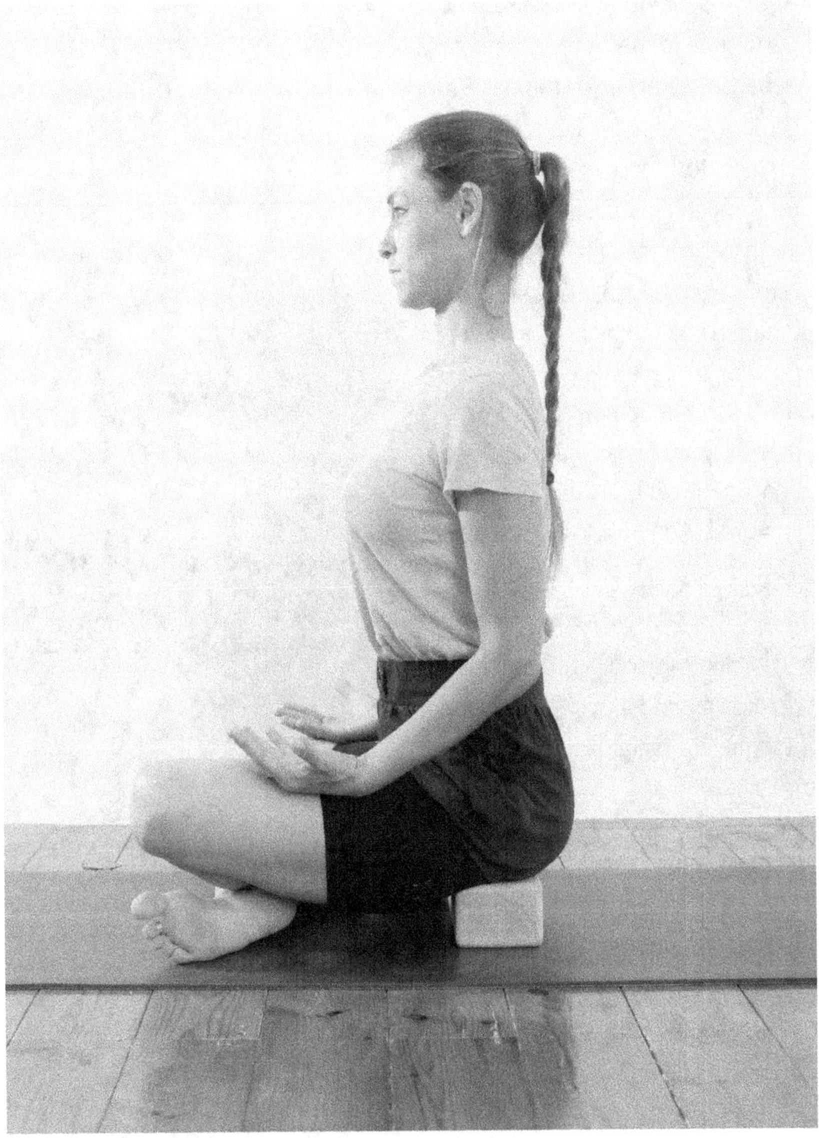

Consejo
Aprenda a equilibrar el peso de forma pareja en cada uno de los glúteos.

Aplicabilidad
Todas las posturas sentadas excepto Padmasana, en la cual un bloque sería demasiado alto.

Swastikāsana

Variación 7
Reforzando las piernas

Efectos

Los cinturones crean estabilidad y confort (sthirata & sukhata). Dan límites a la postura; sostienen las rodillas y el sacro y ayudan a encajar el fémur (hueso del muslo) dentro de la articulación de la cadera. Así cuando la pelvis se estabiliza, el bajo vientre se torna suave y tranquilo. La combinación de compacidad externa con ensanchamiento interno es muy calmante y terapéutico para los órganos internos.

Crear compacidad en la pelvis previene que la columna se caiga y mantiene la postura estable y alerta. Las dos acciones que se necesitan son:

Mover el sacro hacia adelante dentro de la pelvis.

Mostramos primero como se puede hacer con un cinturón y luego dos maneras de usar el cinturón.

Usando un cinturón

▬▶ Pase el cinturón alrededor de la banda sacra y de las rodillas.

❯ Levante ligeramente las rodillas y ajuste el cinturón.

❯ Ahora suelte las rodillas para estirar el cinturón. Asegúrese que los huesos femorales se muevan dentro de las articulaciones de la cadera.

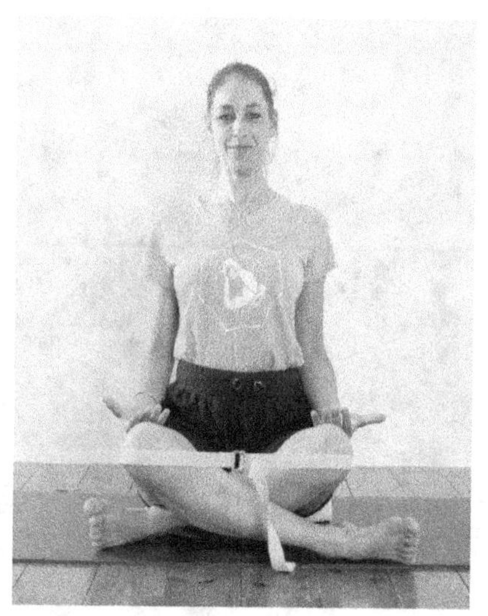
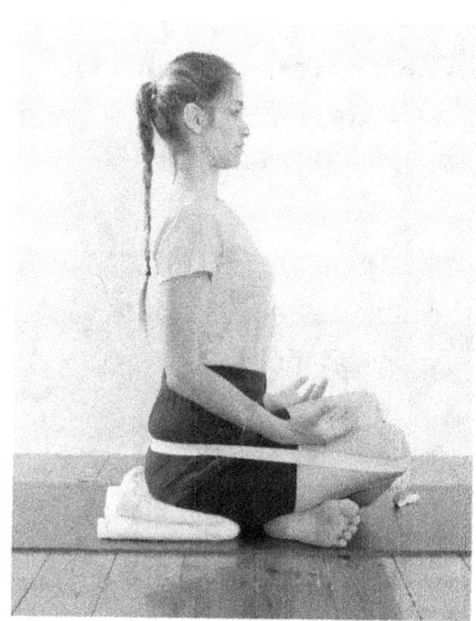

Aplicabilidad
Padmāsana, Vīrāsana.

Usando dos cinturones cruzados

Sujete cada pierna con un cinturón.

Levante las rodillas ligeramente y ajuste los cinturones hasta que sienta compacidad, equilibrio y estabilidad. Entonces suelte las rodillas.

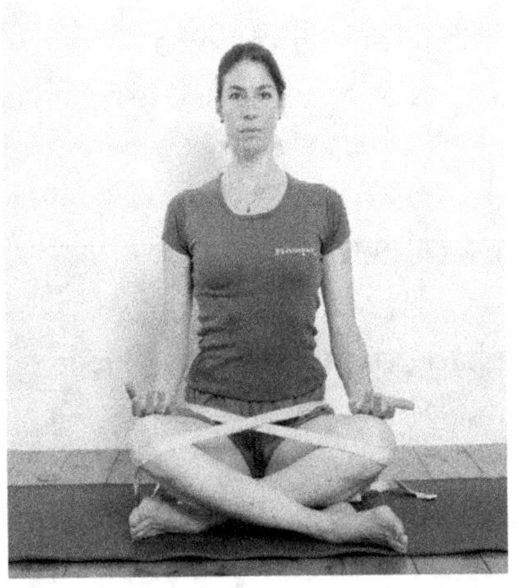

Usando dos cinturones unidos

Abra un cinturón y únalo con el segundo cinturón.

Apoye la parte cruzada de los cinturones en la banda sacra y sujete las rodillas.

Ajuste los cinturones de tal manera que las hebillas estén cerca de las rodillas.

Levante ligeramente las rodillas y ajuste los cinturones, luego suelte las rodillas.

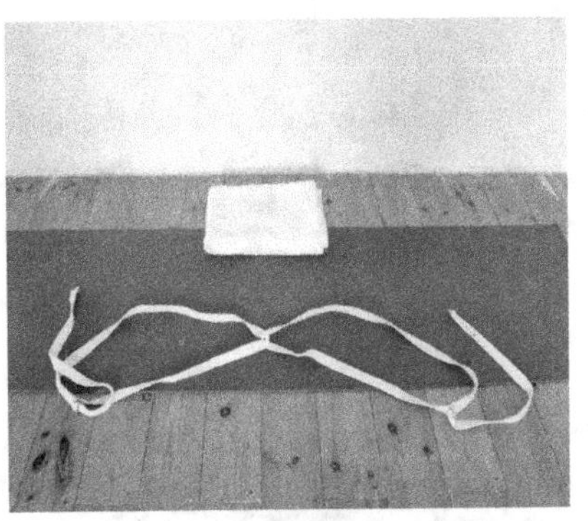

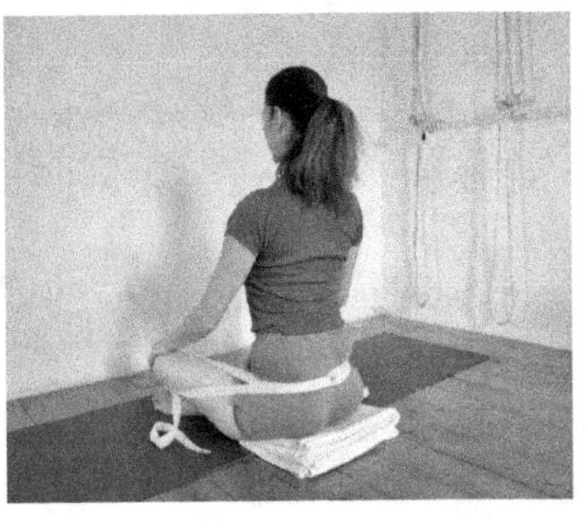

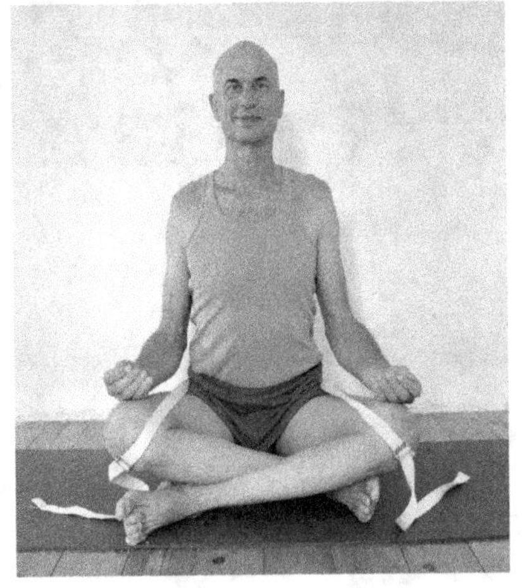

Swastikāsana

Variación 8
Compactando la base: Vigorizando la pelvis con un cinturón

El cinturón crea compacidad en la pelvis, a su vez, ayuda a alargar la columna hacia arriba y a suavizar el abdomen.

Props

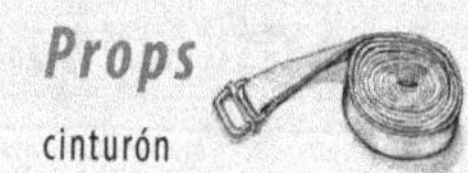

cinturón

> Párese en Tadasana, flexione ligeramente las rodillas y ate un cinturón alrededor de la cintura pélvica.

> El cinturón debería estar a la altura de las articulaciones de la cadera (vigorizando los dos trocánteres mayores de los fémures).

> Ajuste el cinturón con una mano mientras usa la otra mano para mover el cinturón en la otra dirección hacia la hebilla (mire la Variación 5 de Tadasana).

> Entonces siéntese.

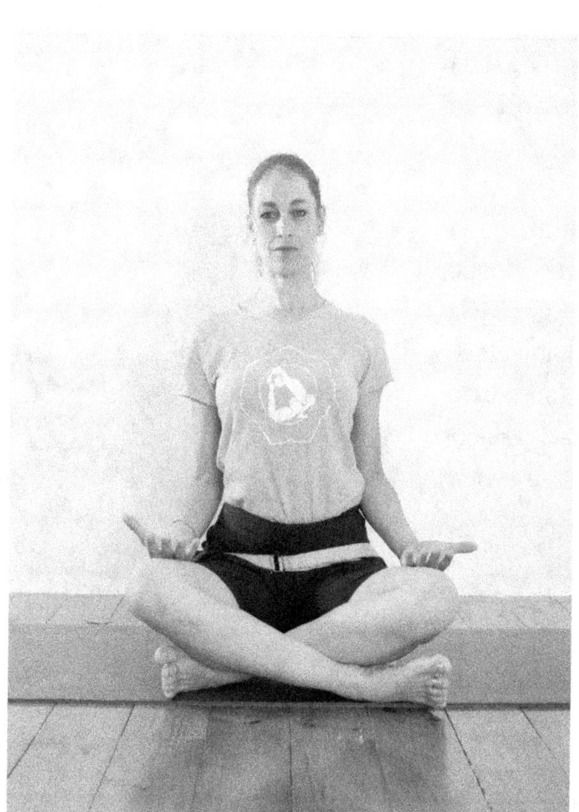

Consejos

✓ Siéntese con el cinturón de esa manera por unos momentos y observe el efecto. Entonces afloje el cinturón y observe nuevamente. ¿Qué cambió en la experiencia de la postura? Exprese estas diferencias.

Aplicabilidad

Todas las posturas sentadas y posturas de pie. El cinturón puede usarse de esta manera en una sesión entera de práctica.

Swastikāsana

Variación 9
Moviendo el sacro hacia adentro:
Bloque entre el sacro y la pared

Efectos

El apoyo en el bloque estabiliza el sacro, y por lo tanto la columna entera. Induce a la quietud y lleva la atención hacia el área pélvica. La pelvis es la morada de Apana Vayu- la energía que se mueve hacia abajo- cuya morada es la pelvis y el bajo abdomen. Por lo tanto esta variación es útil para aprender la respiración Apanica.

Props

bloque
pared

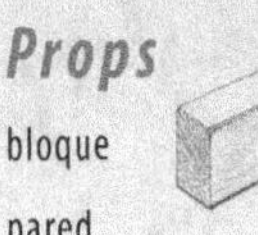

Siéntese con su espalda hacia la pared, a la distancia de un bloque de la pared.

> Inclínese ligeramente hacia adelante e inserte el bloque desde arriba, entre el sacro y la pared ❶. Mueva gentilmente el bloque hacia abajo, planchando la piel del sacro hacia abajo, hasta que el bloque se centre contra el sacro.

> Siéntese de manera vertical. Asegúrese que el bloque está colocado entre el sacro y la pared con una suave presión.

> Ruede los hombros hacia atrás y siéntese derecho ❷.

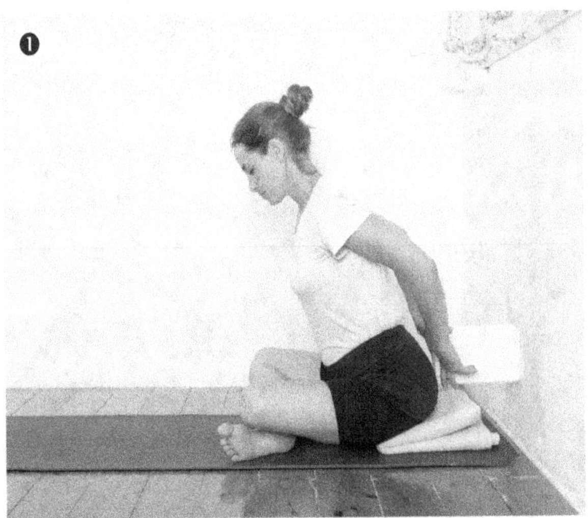

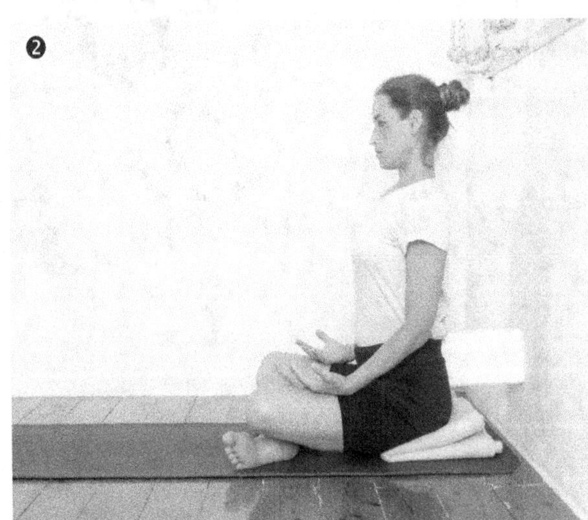

Swastikāsana

Variación 10
Estabilizando la base: Tirando de las tibias

Tirar de las tibias es otra manera de crear un marco de referencia para la postura. El sacro puede moverse hacia adentro contra este tirón.

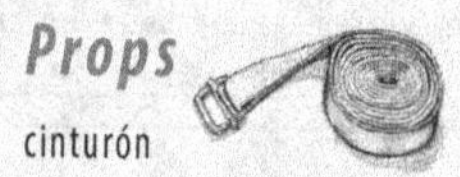

Siéntese en Swastikasana. Ate un cinturón alrededor del cruce de las tibias y tire hacia Ud.

Mueva el sacro hacia adentro contra este tirón.

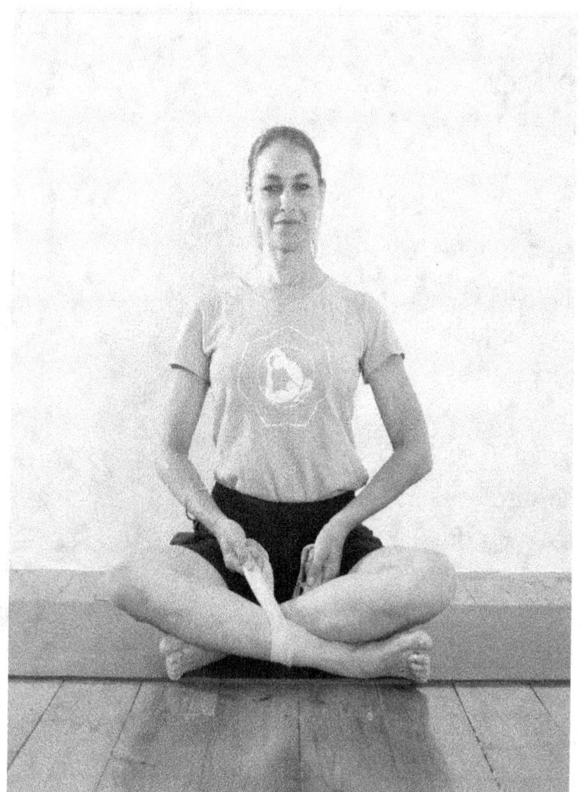

Padmāsana. En Baddha Koṇāsan ael cinturón puede atarse debajo de los pies.

Abriendo el cuerpo superior

Ahora cambiamos nuestra atención hacia el cuerpo superior. Nos referimos a la apertura del cuerpo superior como las acciones de elevar la caja de costillas; meter las vértebras torácicas y los omóplatos hacia adentro; rodar los hombros hacia atrás y hacia abajo, ect. Estas acciones llevan tiempo en aprenderse y los props pueden ser muy útiles en este aprendizaje.

Swastikāsana

Variación 11
Apoyando el pecho: Un bloque entre la pared y la espalda

Efectos

El apoyo en el bloque estabiliza el tórax y ayuda abrir la caja de costillas. Es una buena manera de practicar Pranayama.

bloque,

manta,

pared

Esta es similar a la Variación 9, pero acá el bloque se coloca para sostener el pecho (dos bloques se pueden usar para combinar las dos variaciones)

——> Siéntese con la espalda hacia la pared, a la distancia de un bloque de la pared.

› Inclínese ligeramente hacia adelante e inserte el bloque para sostener la columna media.

› Siéntese vertical. Asegúrese que el bloque esté sostenido entre la pared y las vértebras torácicas con una ligera presión.

› Ruede los hombros hacia atrás y siéntese derecho ❶.

› También es posible sostener la espalda con una silla colocada contra la pared ❷.

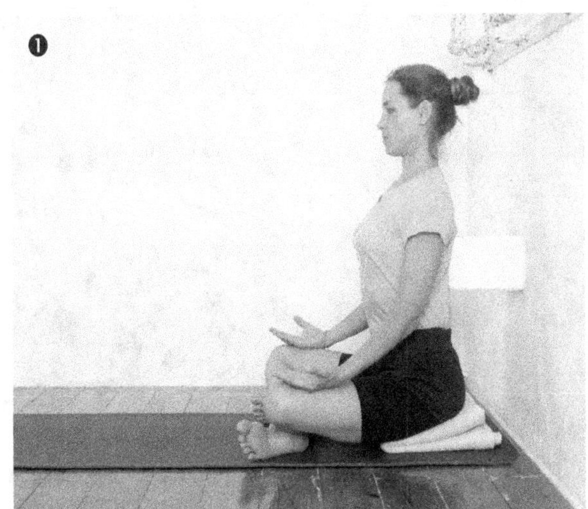

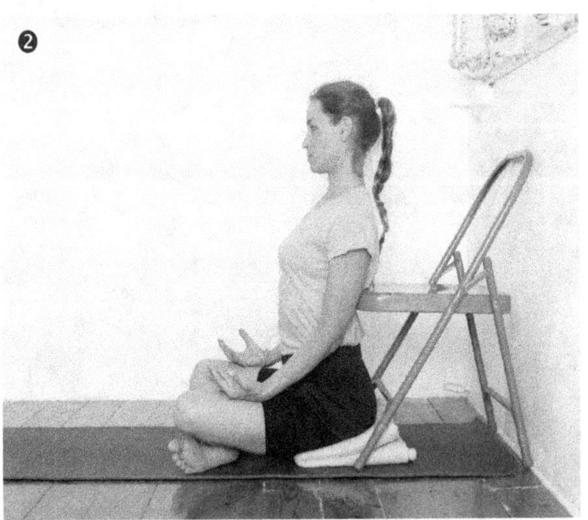

Swastikāsana

Variación 12
Alineando la columna: Sentándose contra una esquina externa

⟶ Siéntese con la columna contra el borde vertical formado por el encuentro entre dos paredes (o contra la esquina de una columna).

❯ Centre el sacro simétricamente sobre este borde, y entonces haga lo mismo con el occipucio (cráneo posterior). Alinear las vértebras una encima de la otra entre estos dos extremos y sienta su contacto con el borde vertical ❶.

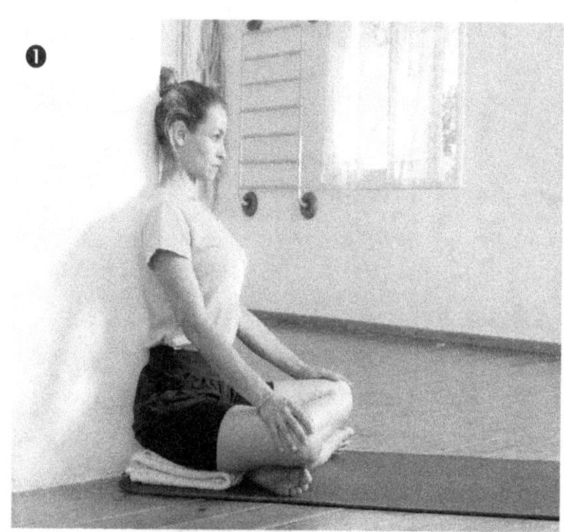

> *Nota:* Debido a la natural curvatura de la columna, las vértebras lumbares y las del cuello no deberían tocar este borde, pero tienen que extenderse hacia arriba cerca de esta esquina.

❯ Ahora puede inclinarse ligeramente hacia adelante y colocar la tabla entre el pecho y la pared.

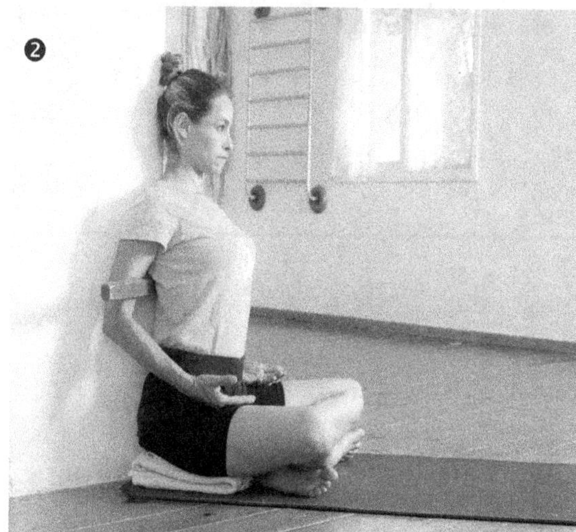

❯ También puede colocar los codos detrás de la tabla, apoyarse sobre ella (como en❷), o frente a la tabla. En el segundo caso, empuje los codos gentilmente contra la tabla para enrollar los laterales de las costillas hacia adelante y arriba.

Swastikāsana

Variación 13
Sosteniendo la espalda:
Usando una cuerda enganchada

Efectos

El pecho se estabiliza en una óptima posición mientras que las costillas frontales se elevan sin forzar los músculos de la espalda.

Props

un gancho de pared,

soga (o cinturón)

Esta es similar a la Variación 8 de Baddha Konasana

→ Siéntese frente a un gancho (una puerta firme puede hacer el trabajo igualmente)

> Ate una soga al gancho de pared y pásela alrededor de su tronco justo debajo del pecho.

> Ajuste el largo y la posición de la soga de manera que al reclinarse hacia atrás su sacro esté vertical, los músculos de la espalda estén sostenidos y el pecho se abra.

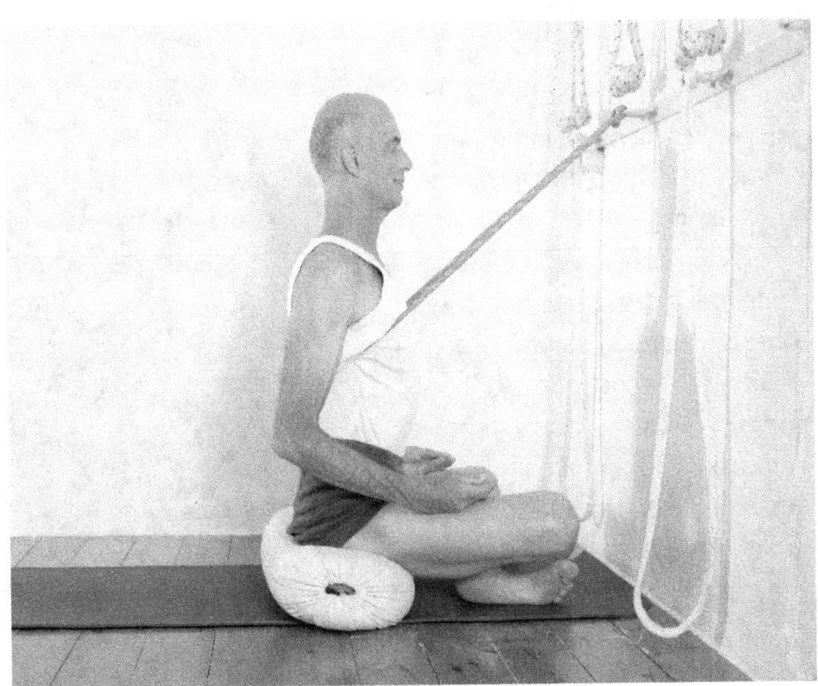

Aplicabilidad

Todas las posiciones sentadas.

Swastikāsana

Variación 14
Rodando los hombros hacia atrás: "Chaqueta de hombros" cruzada

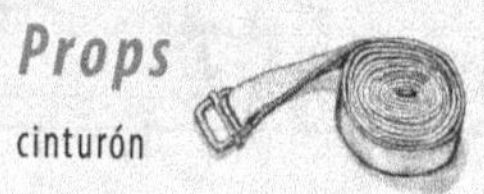

—> Apoye un cinturón abierto sobre la banda de los hombros, de manera que se apoye en la zona frontal de la parte alta de los hombros.

> Mueva los cabos sueltos del cinturón debajo de las axilas frontales y crúcelos por detrás de la espalda.

> Sostenga los cabos de los cinturones con brazos flexionados y tire parejo con cada mano ❶.

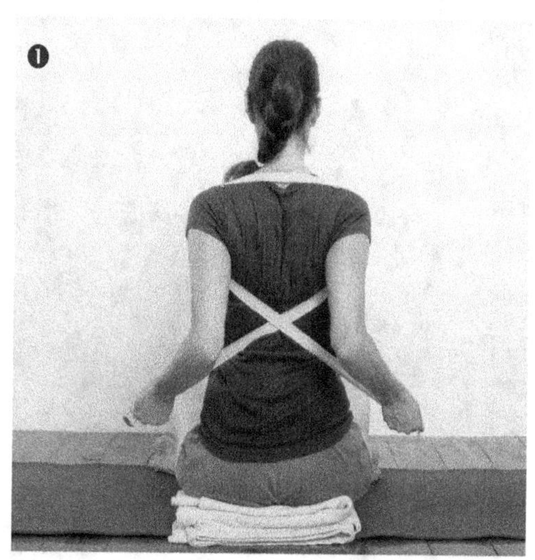

> Si el cinturón es suficientemente largo puede rodear los codos externos ❷.

> Otra opción es: apoye el cinturón cruzando sobre los omóplatos, pase los cabos sueltos hacia adelante por debajo de las axilas y entonces enróllelos sobre los hombros hacia atrás y crúcelos por la espalda ❸.

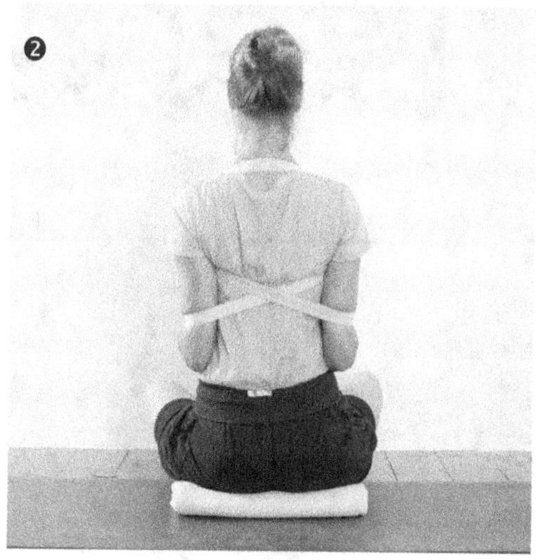

Nota: Esta variación podría requerir un cinturón largo.

> Permanezca en la postura por algunos minutos permitiendo que la respiración llene la cavidad del pecho por completo; entonces, sin cambiar la forma del pecho, lentamente suelte el cinturón y mantenga la postura.

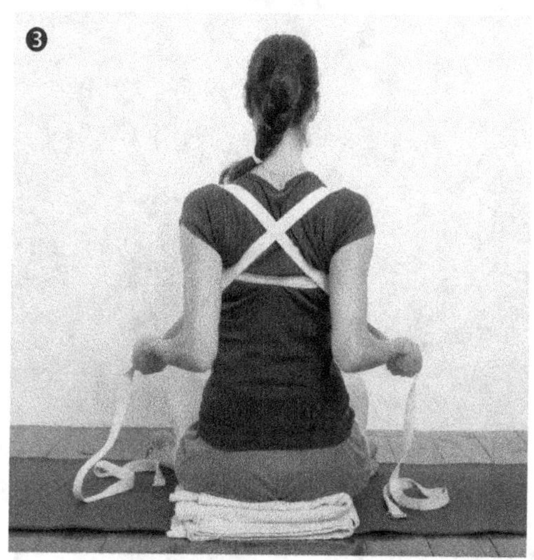

Consejos
✓ Cuidado con no comprimir la columna ni permitirle a la lumbar ir hacia adelante.

Aplicabilidad
Todas las posturas sentadas y Tādāsana.

Swastikāsana

Variación 15
Estabilizando & descansando los brazos: Cinturón en los codos

La resistencia que genera el cinturón clarifica las acciones de los brazos, hombros y omóplatos; da conciencia al (invisible) cuerpo posterior.

El cinturón y el soporte para las manos ayudan a mantener los brazos pasivos.

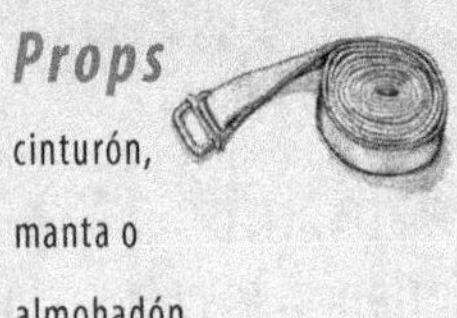

cinturón, manta o almohadón

En las posturas sentadas, uno tiene que abandonar los órganos de acción (karmendrias), esto sin embargo no es fácil ya que estos órganos son el núcleo de nuestra actividad. En las posturas sentadas las piernas están recogidas, pero los brazos están libres para moverse y pueden permanecer activos. Estabilizar los codos y descansar las manos ayuda a pacificar los brazos.

En esta variación el uso del cinturón es similar al uso en Sālamba Sarvāngāsana.

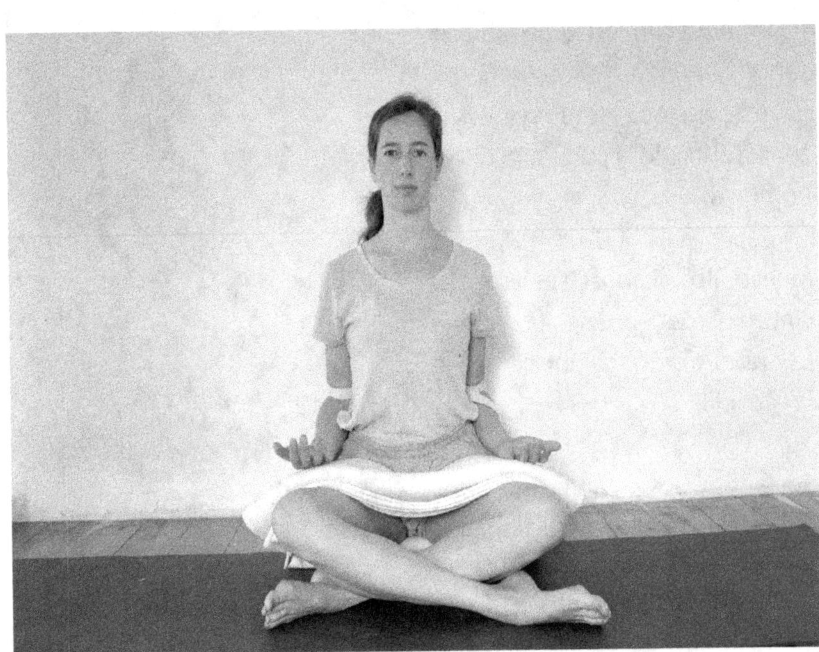

➤ Siéntese en Swastikāsana y apoye un almohadón o una manta doblada sobre su falda. Enlace un cinturón al ancho de los hombros.

❯ Inserte sus manos dentro del cinturón detrás de su espalda y entonces descanse las manos sobre la manta.

❯ Extienda los brazos internos hacia abajo y gentilmente lleve los codos contra el cinturón, como si quisiera extenderlos.

✔ Ajuste la altura del soporte para las manos de manera que los antebrazos estén paralelos al piso.

✔ Ruede la parte posterior de los brazos superiores (tríceps) hacia el interior y mueva la columna dorsal y los omóplatos hacia adentro.

todas las posturas sentadas y Tādāsana.

Swastikāsana

Variación 16
Comprobando la alineación vertical:
Un bloque en la parte alta de la cabeza

el peso del bloque sensibiliza la coronilla y aclara donde se encuentra respecto de la columna. Incluso la más mínima inclinación provocará que el bloque resbale. Esta es una buena indicación para la alineación vertical y ayuda a desarrollar equilibrio y estabilidad.

Props
bloque de
goma,
manta

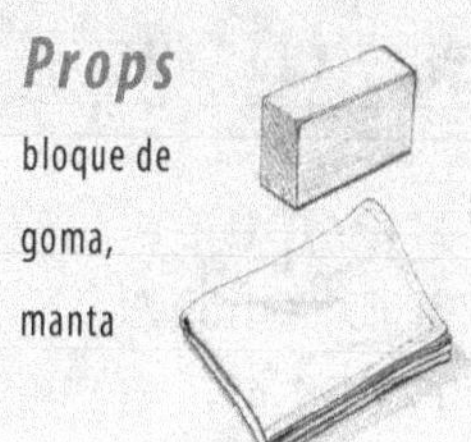

⟶ Siéntese erguido sobre una manta; coloque cuidadosamente un bloque sobre la coronilla.

> *Nota:* : *¡Es preferible un bloque de goma en caso que se resbale de la cabeza!*

> Suavemente extiéndase hacia arriba como si empujara el bloque hacia arriba.

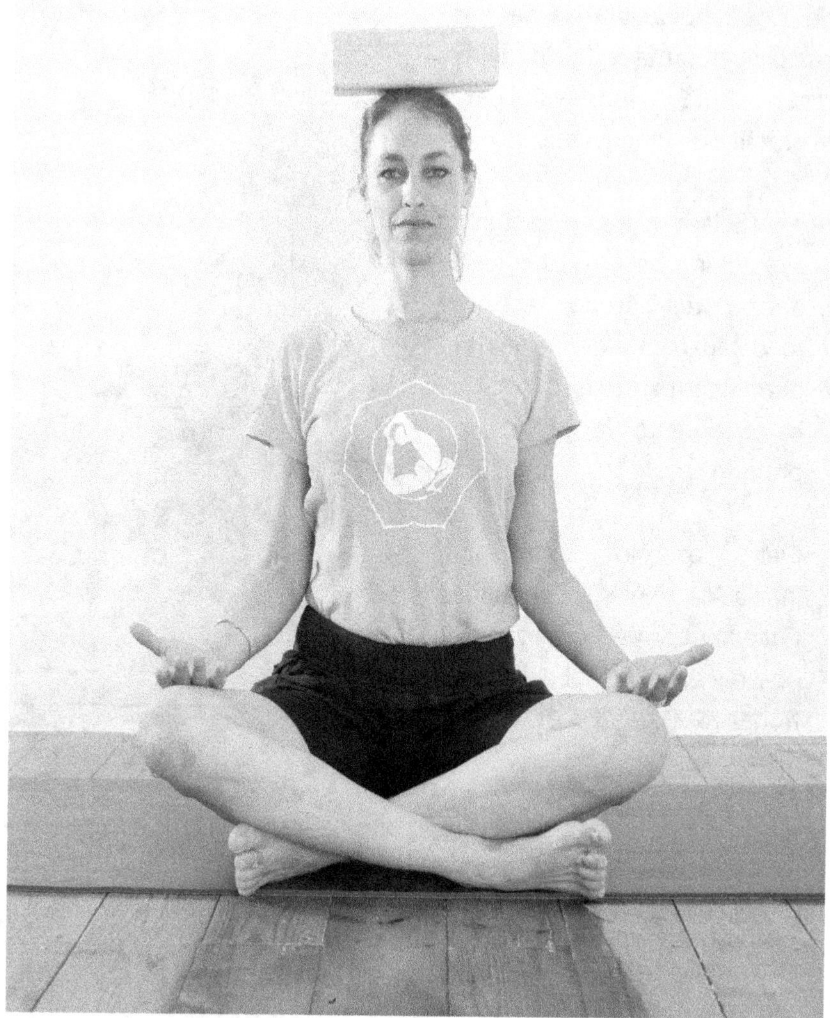

Consejos

✓ Aprenda la sensación de un torso perfectamente erguido y equilibrado, con un eje vertical centrado.

✓ Aprenda a mantener movimientos correctivos mínimos sin dejar caer el bloque.

Aplicabilidad

todas las posturas sentadas y Tādāsana

Swastikāsana

Variación 17
Sensibilizando el pecho:
Un cinturón alrededor del pecho

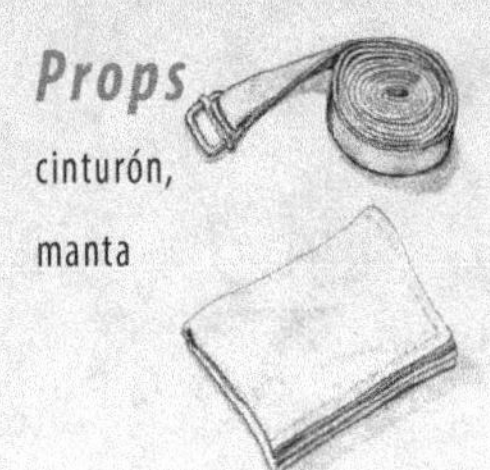

El cinturón agudiza la conciencia de los movimientos de las costillas durante el ciclo de la respiración. Esto es muy útil para la práctica de Pranayama.

> Enlace un cinturón alrededor del torso, justo debajo del pecho. Ajústelo moderadamente de manera de permitir expansión en costillas bajas durante la respiración profunda.

> Cierre los ojos; tome una inhalación lenta y profunda. Cuando el pecho expande, observe como la piel del pecho frontal roza contra el cinturón..

> Mueva el cinturón hacia arriba y ajústelo alrededor de la parte alta del pecho.

Podría, por supuesto, experimentar combinar los dos ejercicios usando los dos cinturones. Pero es recomendable comenzar con un cinturón.

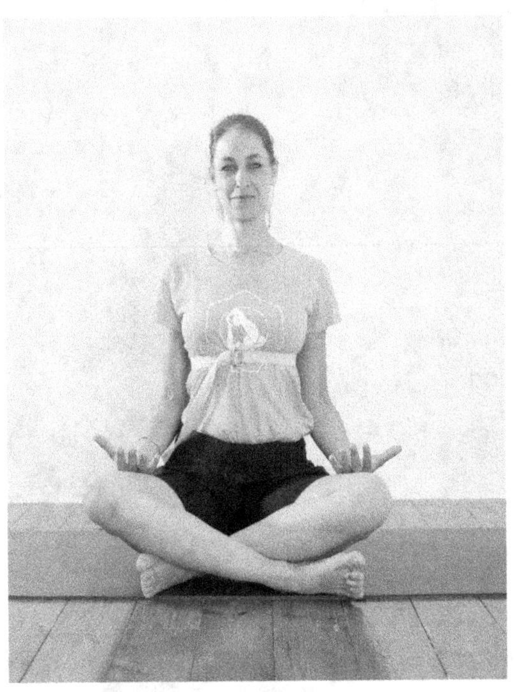

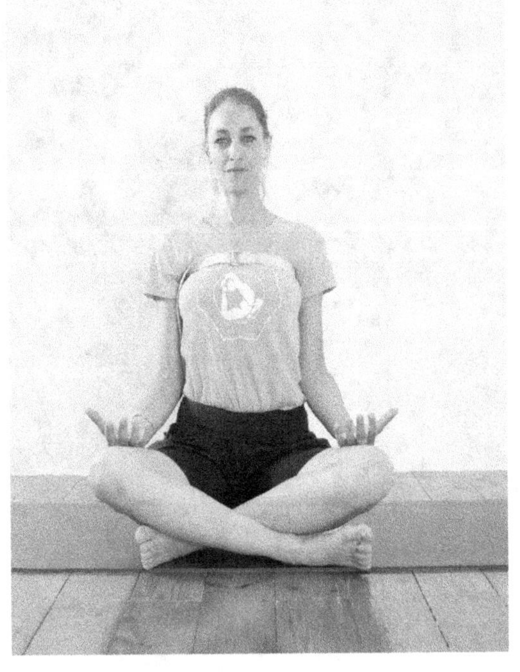

Swastikāsana

Variación 18
Apoyando el mentón en Pranayama:
Usando un cinturón enrollado.

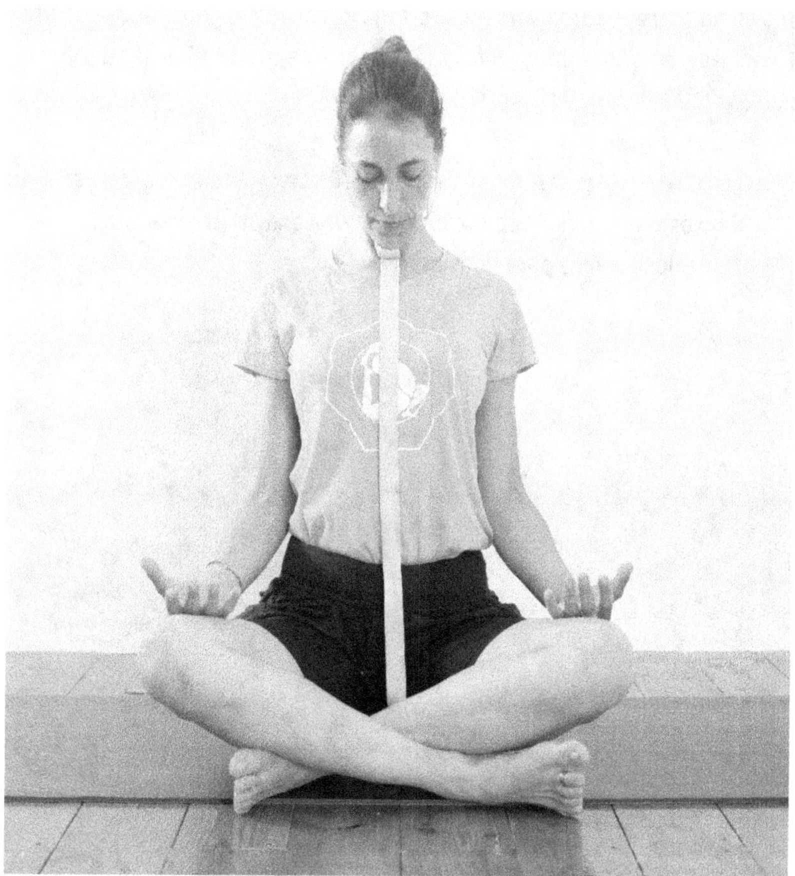

Swastikāsana es instrumental para Pranayama sentado, en la cual es requerido el cierre del mentón (Jālandhara Bandha). Si el mentón no alcanza al pecho alto confortablemente, puede soportarse con un cinturón enrollado o con una venda.

→ Haga Jalandhara Bandha y mida el espacio entre el mentón y el hueco entre las clavículas.

› Enrolle un cinturón lo suficiente para llenar ese hueco.

› Eleve el pecho, coloque el rollo entre las clavículas y descienda el mentón hasta que descanse sobre el soporte y que lo mantenga en su lugar.

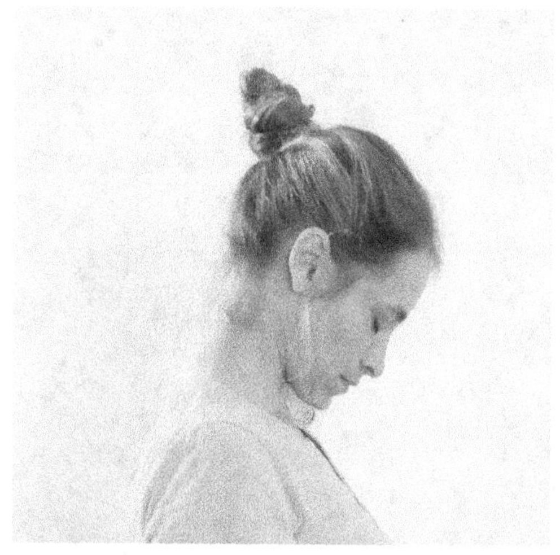

Vajrāsana

Acerca de Vajrāsana y Vīrāsana

En Swastikāsana, Padmāsana and Baddha Koṇāsana los muslos ruedan hacia afuera. Acá en Vajrasana (y Virasana) los muslos ruedan hacia adentro y las rodillas están juntas.

> *Nota:* Vajrasana no está incluida en Luz sobre el Yoga; sin embargo es una buena preparación para Vīrāsanaya que prepara las rodillas y los tobillos para Virasana.

 **PRECAUCIÓN**

Si sus tobillos están lastimados use un soporte para las tibias como se muestra en Variación 3 de esta postura.

Vajrāsana

Variación 1
Uniendo los tobillos y las rodillas: Usando un cinturón

Efectos

Esta postura (junto con Virasana) desarrolla los arcos de los pies y alivia el dolor causado por espuelas de talón. Se extienden los ligamentos de las rodillas y de los tobillos. Los cinturones aseguran que estas articulaciones están alineadas correctamente. La manta en la parte posterior de las rodillas extiende los ligamentos de las rodillas y crea espacio para la acción de flexión. Por lo tanto, esta variación es una bendición para rodillas sanas. Los cinturones mantienen las piernas unidas sin esfuerzo de manera que se puede permanecer en la postura por largo tiempo; suaviza y aquieta la mente.

Props

2 cinturóns,
3 mantas

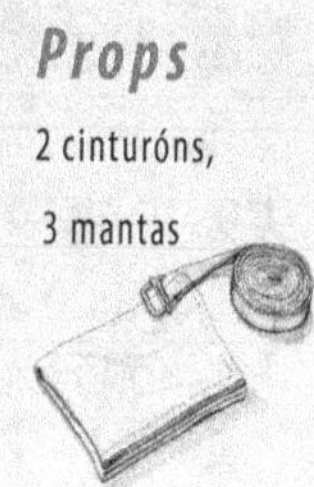

En Vajrasana las rodillas y los tobillos deberían estar juntos; usamos 2 cinturones para esta acción:

- Enlace un cinturón en la parte alta de las rodillas; centre la hebilla entre las dos rodillas para hacerla accesible, una vez en la postura.

- Enlace otro cinturón alrededor de los tobillos, ajústelo holgadamente para juntar los tobillos; centre la hebilla debajo de los tobillos y de cara al piso, para hacerlo accesible una vez que esté en la postura ❶.

- Arrodíllese hacia adelante para elevar las caderas y los muslos. Deslice una manta doblada sobre las tibias hasta que entre dentro de la parte posterior de las rodillas ❷.

- Ahora extienda los pies hacia atrás y siéntese sobre los talones. Expanda los metatarsos uniformemente sobre el piso.

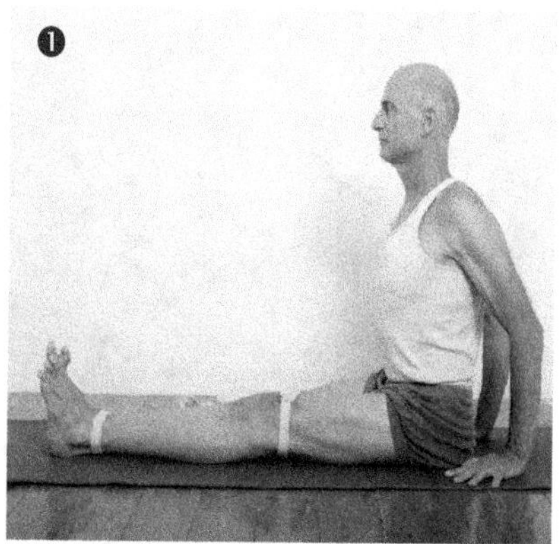

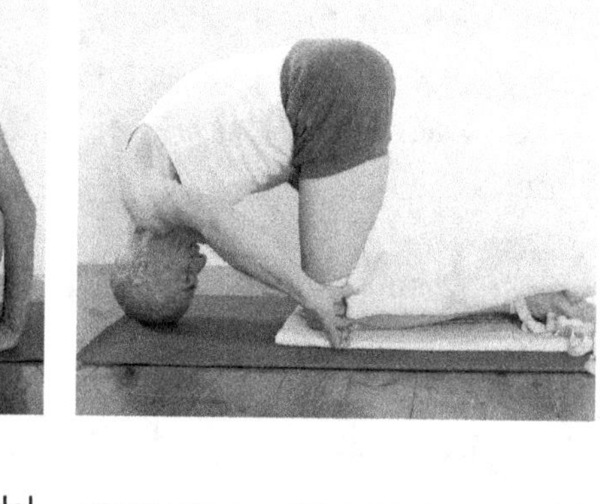

- En cada pie, la línea central del metatarso (la parte alta del pie) debería presionar el piso de manera que las uñas de los 5 dedos del pie (incluido el pequeño) toquen el piso. Junte los dedos gordos entre si y separe los demás dedos hacia los lados.

- Descanse el dorso de sus manos sobre los muslos. Para una permanencia prolongada

- coloque una manta doblada sobre los muslos para elevar el soporte de las manos.

- Siéntese derecho, ruede los hombros hacia atrás y abra el pecho. Relaje el rostro, los ojos y las mandíbulas. Mire hacia adelante con la mirada suave ❸.

Nota: Puede agregar una manta doblada debajo de los glúteos para mantener erguida la columna baja y hacer la postura más confortable.

Consejos

Ajuste los cinturones de manera que las dos piernas estén alineadas y en contacto, pero no presionadas. El cinturón de abajo debe mantener los tobillos internos y externos paralelos entre sí.

Vajrāsana

Variación 2
Mejorando la flexibilidad de los pies:
Estirando los dedos hacia adentro.

Efectos

Esta variación estira los pies mejorando la flexibilidad de los tobillos, los huesos de los tarsos, metatarsos y dedos de los pies. Es importante para personas con pie plano y para aquellos que tienen espuelas de talón. Mejora la circulación en los pies.

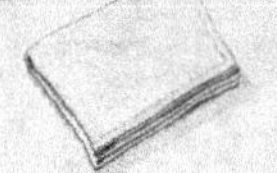

Luego de haber estado sentado en Vajrasana por algunos minutos levante la pelvis y direccione los dedos hacia adelante (hacia las rodillas).

Siéntese sobre los tobillos cuando los pies estén flexionados hacia adelante (dorsiflexión del tobillo).

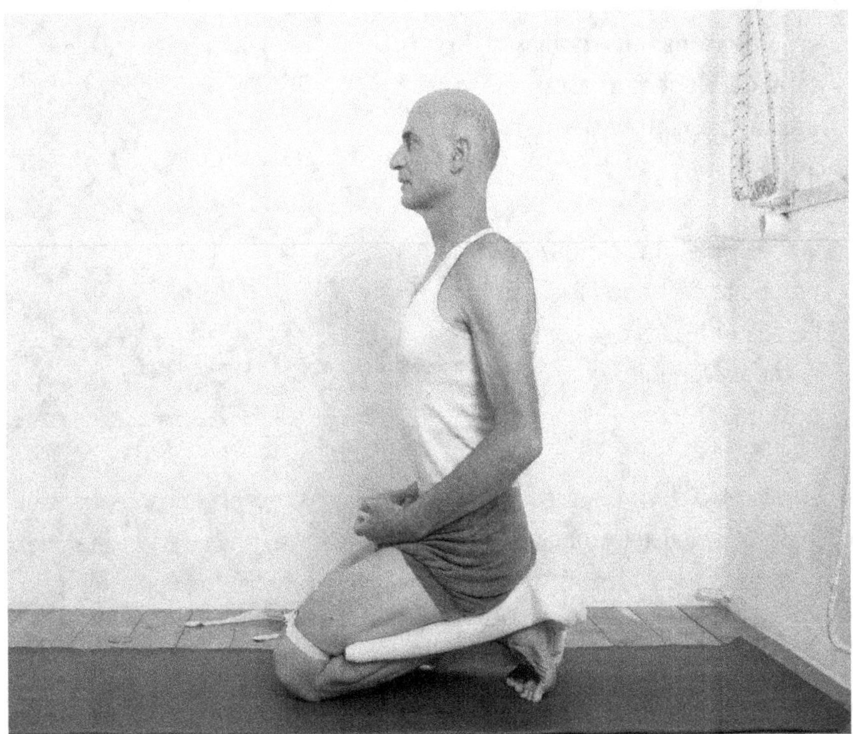

Consejos

Puede que experimente dolor o presión en los dedos y pies, aprenda a resistir este dolor pacientemente por algún tiempo. Con práctica mejorará la flexibilidad de los pies y el dolor disminuirá.

Vajrāsana

Variación 3
Anclando la raíz de las piernas:
Un cinturón desde las ingles hacia
los tobillos

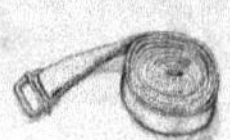

Siéntese en Vajrasana y enlace un cinturón alrededor de los muslos altos y tobillos. Mantenga la hebilla entre las piernas.

> Ajuste el cinturón y siéntese por algunos minutos ❶.

Opción:

> Flexiónese hacia adelante a Adho Mukha Vajrasana y extienda los brazos hacia adelante ❷.

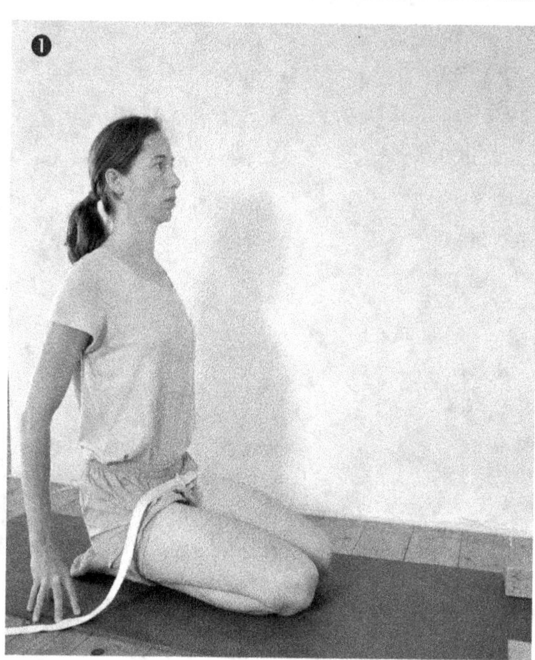

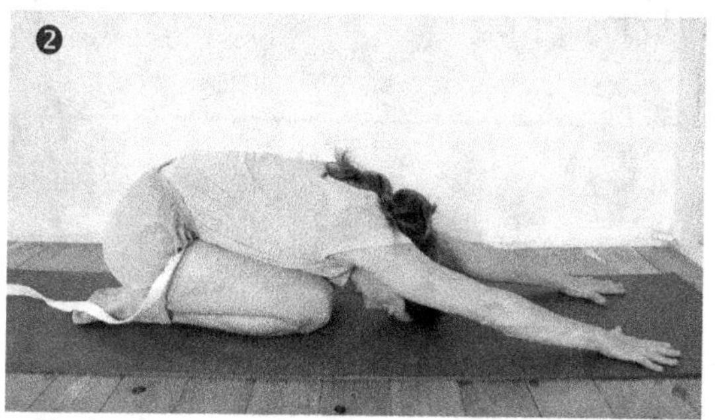

La extensión hacia adelante en Adho Mukha Vajrasana con cinturón abre y libera la espalda baja.

Vajrāsana

Variación 4
Haciendo la postura cuando los tobillos son rígidos: Agregando soporte para las tibias

Elevar las tibias y las rodillas por encima del nivel de los pies reduce la extensión de los tobillos y hace que la postura sea tolerable para personas con tobillos frontales rígidos. Intente hacer la postura primero con mantas; si aún no es tolerable cambie por un almohadón. Gradualmente cambie el almohadón por manta, luego reduzca la cantidad de mantas hasta que pueda sentarse plano sobre la mat.

Props

3-4 mantas

o

2 almohadones

más manta

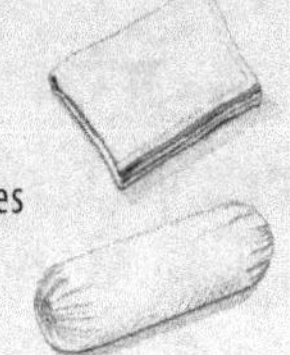

Para algunas personas sentarse sobre los talones puede generar una extensión excesiva y dolorosa de los tobillos frontales (debido a la flexión plantar limitada), en este caso se debe controlar la extensión de los tobillos.

→ Use 2-3 mantas dobladas para crear una plataforma con los bordes escalonados.

❯ Siéntese en Vajrasana de manera que las tibias y los tobillos frontales estén apoyados sobre la plataforma, los metatarsos están sobre el borde escalonado y los pies sobre el piso ❶.

❯ Si el estiramiento de los tobillos frontales sigue siendo intolerable, use 2 almohadones para la plataforma en vez de las mantas ❷.

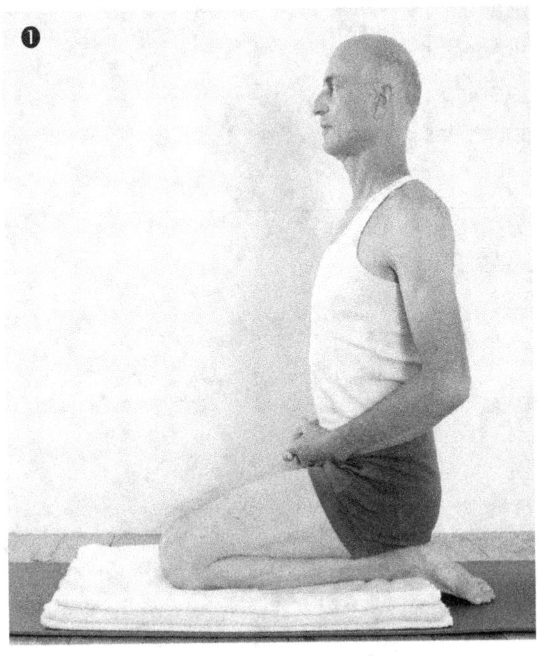

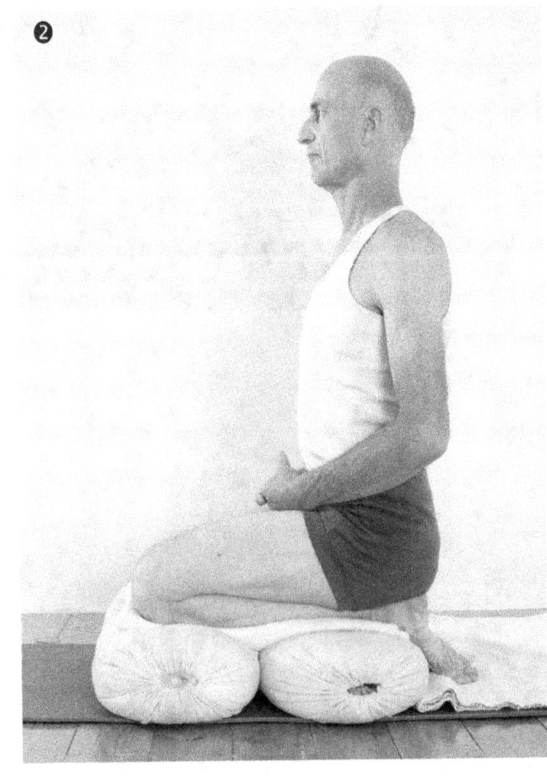

Variación 5
Extendiendo los tobillos:
Elevando los metatarsos

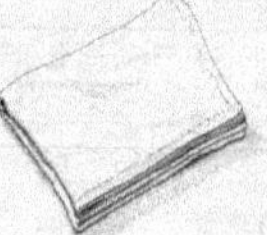

Esta variación es, en esencia, opuesta a las anteriores, en vez de crear más flexibilidad y extensión (incrementa la flexión plantar del tobillo).

Siéntese en Vajrasana de manera que los tobillos estén apoyados en el piso, pero los dedos y metatarsos están elevados sobre la manta doblada.

Puede seguir usando los cinturones y mantas debajo de las rodillas como en la Variación 1.

Extienda los dedos sobre una manta doblada.

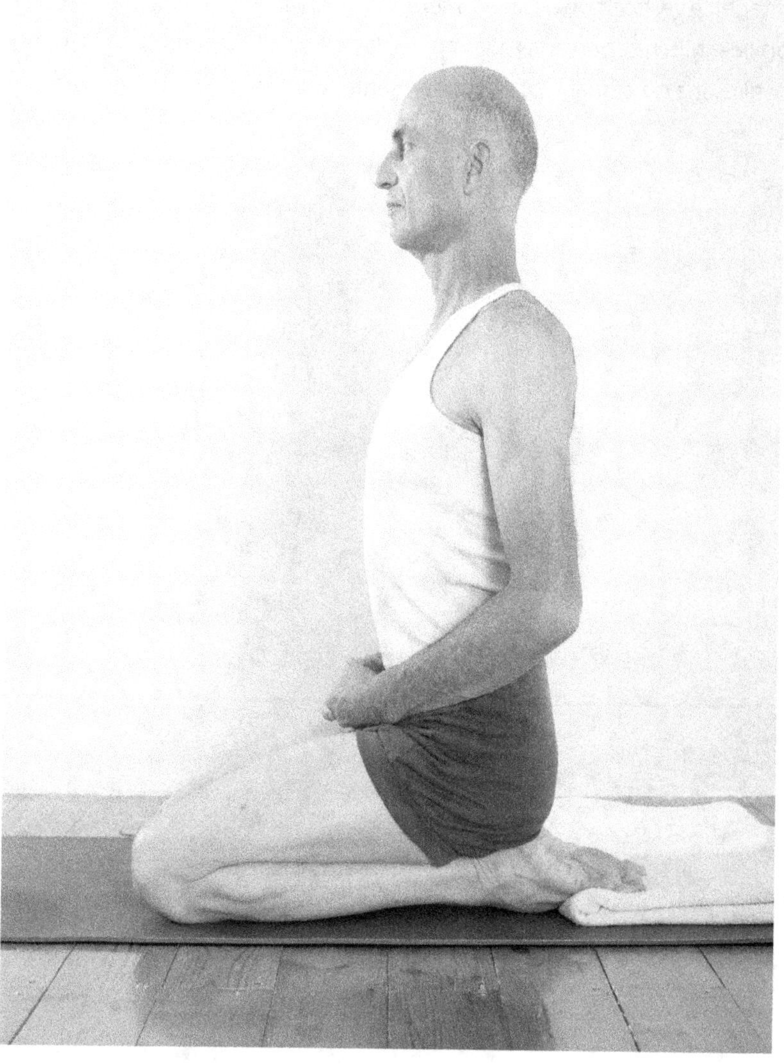

Vīrāsana

Acerca de Vīrāsana

Vīrāsana es una postura sentada simétrica en la cual la columna puede mantenerse vertical con facilidad. Mejora la flexibilidad y la salud de las rodillas y tobillos. Muchas personas a las cuales les es difícil flexionar las piernas en Swastikāsana o Padmāsana, se pueden sentar confortablemente en Virasana.

PRECAUCIÓN

Si los ligamentos de sus rodillas están lastimados, use un almohadón para sentarse o haga Vajrasana Variación 1 (mirar más arriba) en vez de Virasana.

Vīrāsana

Variación 1
Separando las pantorrillas de los muslos: Entrando en Virasana

> Arrodíllese con las rodillas unidas manteniendo los pies separados.

> Coloque soporte entre los pies separados para sentarse .

> A medida que desciende las nalgas, use ambas manos para separar las pantorrillas de los muslos: Comenzando con la pierna derecha, tome la parte alta del músculo de la pantorrilla con la mano derecha, y plánchelo hacia el talón y entonces rótelo hacia afuera. Al mismo tiempo, tome la parte posterior del muslo derecho con los dedos de la mano izquierda y rótelo hacia adentro ❶.

> Acomode la pierna izquierda de la misma manera.

> Siéntese gradualmente, mantenga las rodillas juntas y descienda los muslos simétricamente entre las tibias.

Nota: Sea sensible a su cuerpo. Si el dolor de las rodillas y /o pies se torna excesivo no fuerce la postura. Levántese y agregue altura en su asiento. Con el tiempo, si practica esta postura gradualmente, podrá reducir la altura.

> Ajuste los tobillos y los pies de

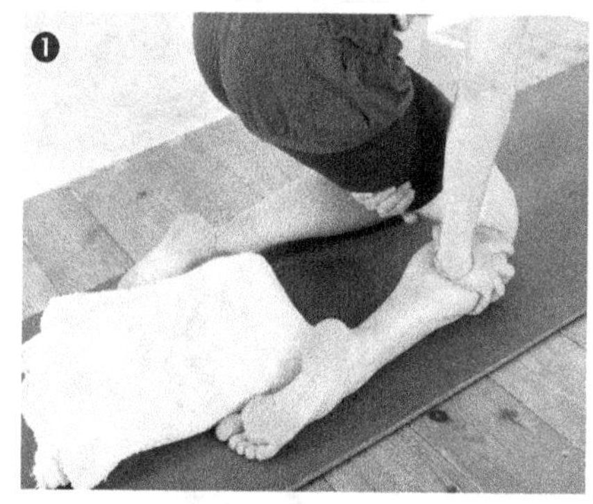

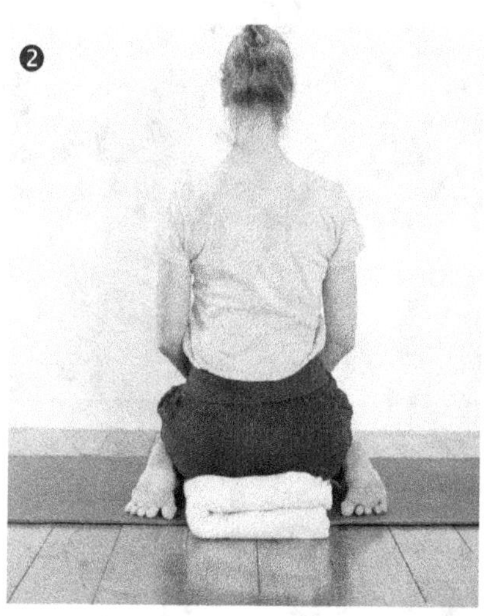

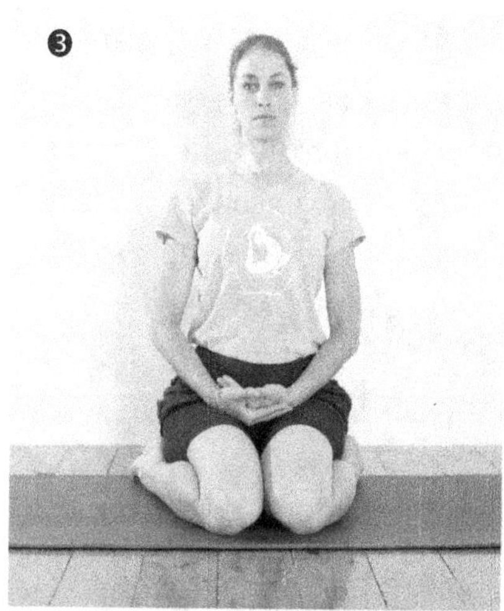

manera que los tobillos internos y externos estén extendidos de igual manera (observe que los tobillos internos no estén acortados) y los pies se extiendan hacia atrás, en línea con las tibias.

> Separe los dedos y asegúrese que los dedos pequeños estén tocando el piso ❷.

> Suelte la piel de las rodillas a través de tirar la piel desde la parte baja de la rodilla hacia la parte alta de la rodilla. Ruede cada una de las

rodillas de adentro hacia afuera. La rodilla interna y la externa deben estar en la misma altura.

> Siéntese sobre la cabeza de los isquiones. Extienda la columna hacia arriba, abra el pecho y mire hacia adelante ❸.

Consejos

✓ Si el sacro cae hacia atrás y no se extiende hacia arriba, incremente la altura del soporte debajo de los isquiones.

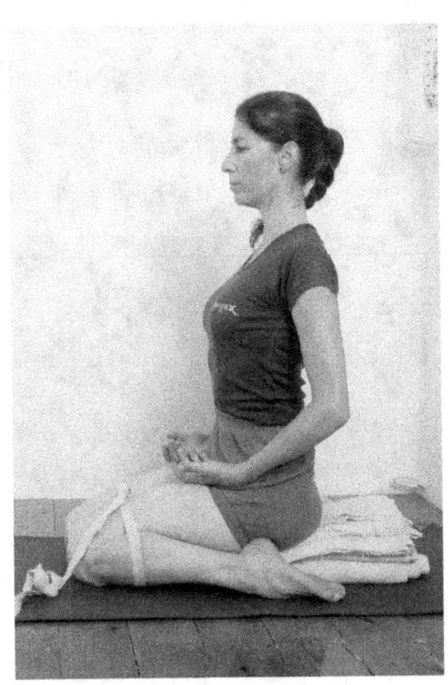

Vīrāsana puede ser usado para Pranayama o meditación. El cinturón puede ayudar a mantener las rodillas y los muslos unidos y crear compacidad.

Siéntese en Virasana, levante las rodillas ligeramente e inserte las dos rodillas en un cinturón.

Ruede los muslos hacia afuera, hasta que el centro de los muslos frontales este orientado hacia arriba. Ruede las tibias hacia afuera para mover los huesos externos de las tibias y los lados externos de los pies hacia el suelo.

Es posible también colocar peso (más de 30 kg o 65 libras) sobre los muslos (no se muestra).

Efectos: El peso incrementa el elemento tierra de la postura permitiendo así crear estabilidad y quietud.

Consejos

El cinturón puede colocarse de diferentes maneras para generar diferentes efectos. También puede usar más de un cinturón para combinar efectos. Por ejemplo, use un cinturón alrededor de los muslos inferiores y otro alrededor de los muslos altos.

Cuando usa dos cinturones, el cinturón alto estabiliza la raíz de los muslos- permitiendo que el bajo vientre se relaje- mientras que el cinturón bajo mantiene las rodillas juntas.

Aplicabilidad

Supta Vīrāsana

Vīrāsana

Variación 3
Compactando la base:
Atando la pelvis y las rodillas

TEl cinturón horizontal alrededor de la pelvis y las rodillas crea un marco para la base de la postura. El soporte para la banda sacra ayuda a extender y estabilizar la columna sin esfuerzo.

almohadón o
manta
doblada,
2 cinturones

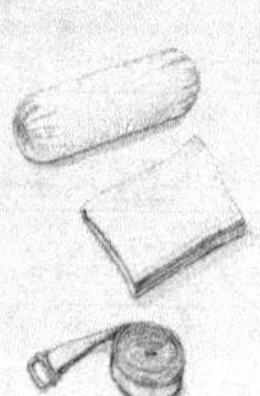

Esta es otra forma de soporte para la postura para una permanencia larga.

> Entre en la postura sentándose sobre un soporte adecuado.

> Ate un cinturón alrededor de la pelvis y las rodillas; Flexiónese ligeramente hacia adelante hasta que el sacro se mueva hacia adelante, entonces ajuste el cinturón e incorpórese.

> El cinturón debe sostener la banda sacra por detrás y las rodillas por delante.

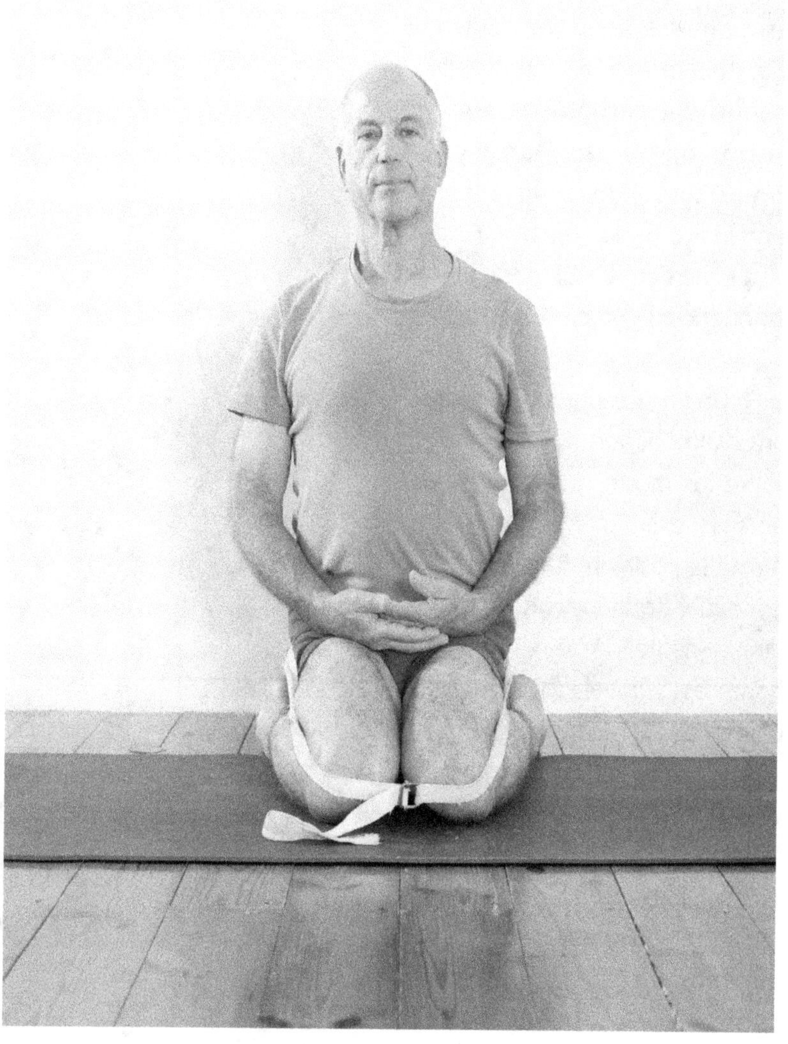

Vīrāsana

Variación 4
Apoyando las manos en Vīrāsana: Almohadón sobre los muslos

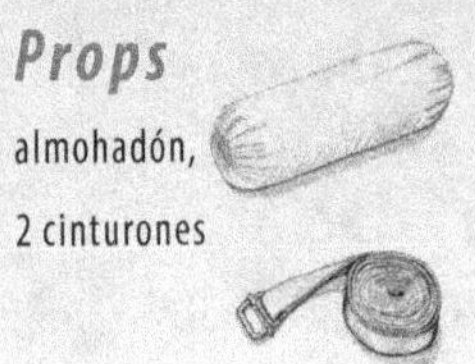

Colocar las manos sobre los muslos en Vīrāsana puede causar que los hombros rueden hacia adelante y así limitar la amplitud del pecho. Para tener un mejor soporte para las manos, coloque un almohadón sobre la parte alta de los muslos. Esto es especialmente útil para una permanencia larga en la postura.

→ Una vez sentado, coloque un almohadón transversal sobre los muslos y coloque los dorsos de las manos sobre él. Ajuste la posición de los brazos de manera que los codos estén directamente debajo de los hombros y nivelados con las palmas de las manos.

› Coloque las manos sobre el almohadón, palmas de las manos hacia arriba y en la distancia que hay entre los hombros.

› Ruede los bíceps y los hombros internos hacia afuera, extienda la columna hacia arriba, ensanche el pecho y mire hacia adelante con suavidad, o cierre los ojos.

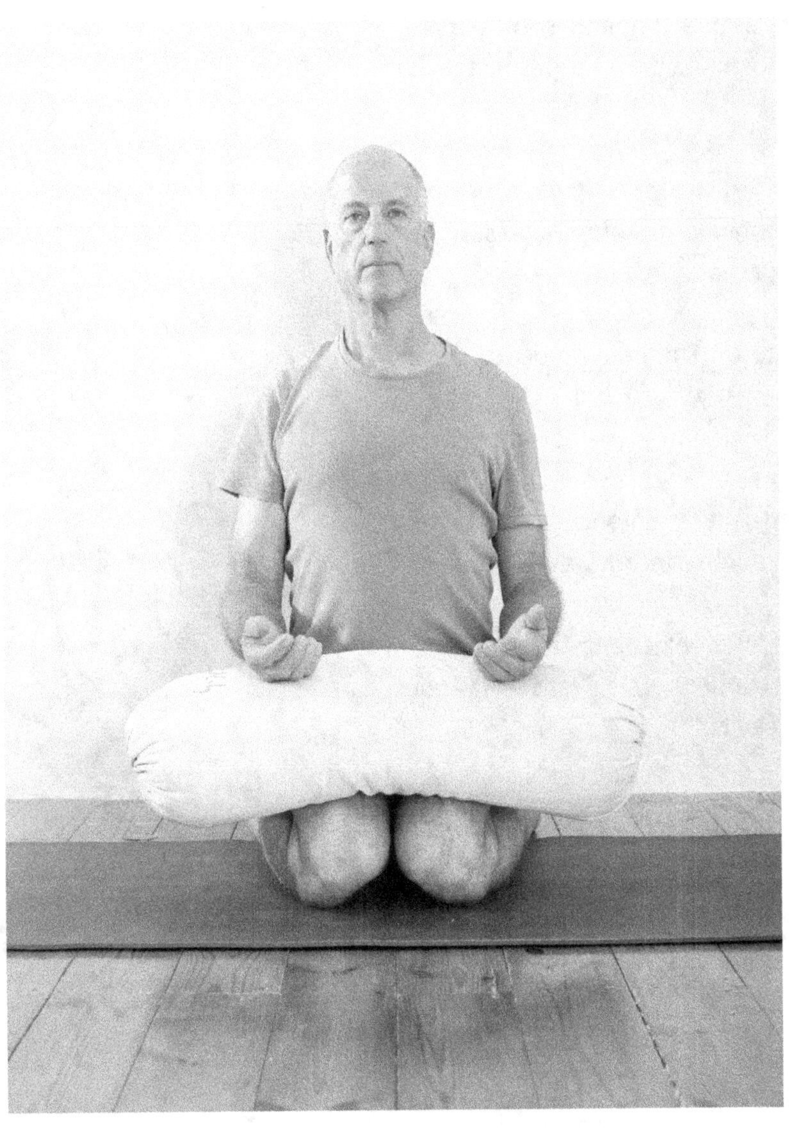

Padmāsana, o la postura del Loto, es la clásica postura del yoga "real". ¿Quién no aspira sentarse en Padmāsana y parecerse a Buddha o los antiguos Yogis? De hecho, cuando es hecha apropiadamente, esta postura genera estabilidad (sthiratha) y confort (sukhata). B.K.S Iyengar al describir las posturas más adecuadas para Pranayama, escribe:

> *Aunque hay una serie de posturas en uso, según mi experiencia Padmasana es el "rey" de todas para la práctica de pranayama y meditación (dhyana). Es la clave para el éxito en ambos casos. Aquí las cuatro áreas del cuerpo mencionadas anteriormente (extremidades inferiores, el torso, los brazos y el cuello y la cabeza) están equilibrados y el cerebro descansa correctamente y parejo sobre la columna otorgando un equilibrio psicosomático. La médula espinal pasa a través de la columna vertebral. En Padmasana el ajuste y alineación de la columna vertebral y las crestas a cada lado se mueven uniformemente, rítmicamente y simultáneamente. La energía pránica fluye uniformemente con una apropiada distribución a través del cuerpo. En Siddhasana la parte alta de la columna está más extendida que sus otras partes, mientras que en Vīrāsana es la región lumbar la que más se extiende. Alguna de estas posturas tal vez es más confortable, pero por eficacia y precisión Padmasa es la mejor. En Padmasana los muslos están más abajo que las ingles; el bajo abdomen se mantiene extendido, con máximo espacio entre el pubis y el diafragma, permitiendo que los pulmones se expandan completamente. Los que utilizan Padmasana tienen que colocar particular atención a las tres articulaciones de la parte baja del cuerpo- las caderas, rodillas y tobillos- que deben moverse sin esfuerzo." (Capítulo 11, párrafo 13-15)*

Padmasana es realmente una maravillosa postura; pero al mismo tiempo tiene un gran potencial para lastimar las rodillas. Cuando hace Padmasana, el proverbio "La prisa es del diablo" es muy apropiado. Tobillos, rodilla y caderas deben ser preparados apropiadamente para evitar lastimarse, ya que luego llevarán años para ser recuperados.

Mientras la cadera es una articulación formada por una bola y un encaje, la rodilla es una bisagra. La primera articulación permite movimientos en todas direcciones mientras que la segunda permite movimientos en un plano solamente. El movimiento que permite el entrelazamiento de las piernas en Padmasana debe comenzar por la rotación externa de la articulación de la cadera. Si el fémur rota lo suficiente, el pie se posiciona automáticamente debajo del muslo opuesto, y puede colocarse en la raíz del muslo sin crear una presión indebida en la rodilla o tobillo ❶.

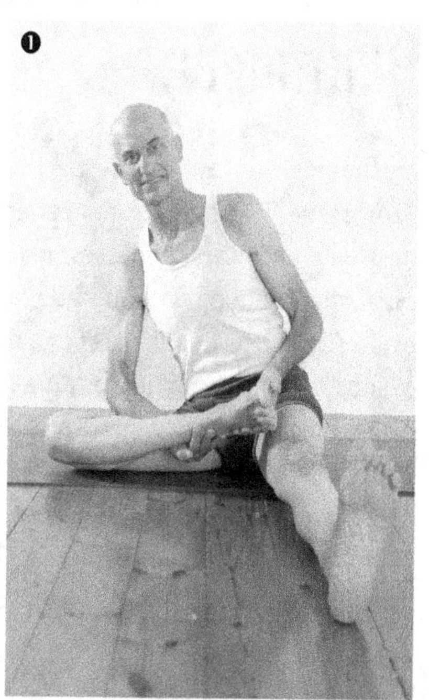

Sin embargo, si no hay suficiente movilidad en la articulación de la cadera ❷, y trata de forzar la postura, entonces está invitando una lesión en la rodilla o tobillo.

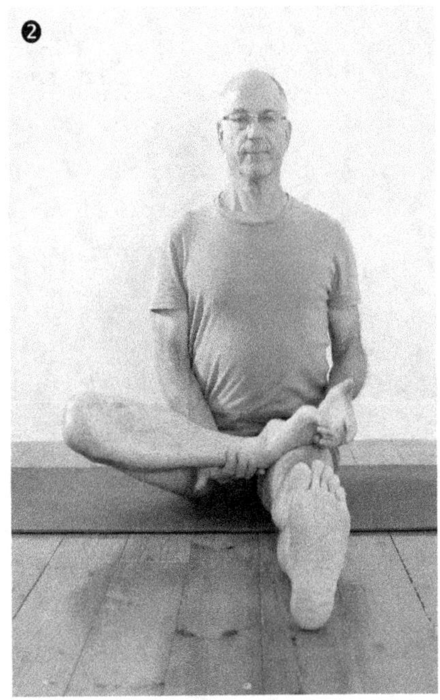

Una Secuencia de Preparación para Padmasana

Mostramos una secuencia que puede ser usada como preparación para Padmasana. Representa una manera gradual y segura de trabajo hacia la postura completa. Además, es una secuencia efectiva para calentar incluso para aquellos que han dominado la postura. Si Padmasana actualmente no está a su alcance, puede hacer esta secuencia o parte de ella por varios meses (o años) antes de intentar la postura completa. Recuerde que dolor en la rodilla o alrededor de la misma indica que algo está errado; no es el tipo de dolor que debería soportar, es un dolor perjudicial. Cuando experimenta este tipo de dolor, pare y cambie lo que hace o pregunte a un profesor experimentado como proceder. Trabaje en dirección a esta postura no solo con perseverancia sino también con paciencia, sensibilidad y cuidado.

Padmāsana

1
Adho Mukha Swastikāsana

Efectos

Esta preparación alarga los músculos de los glúteos y crea movimiento en las articulaciones de las rodillas. Cuando dobla la pierna derecha primero, el glúteo izquierdo se extiende más fuertemente

Props

manta opcional

——➤ Siéntese en Dandasana y flexione la pierna derecha, y entonces la izquierda, para Swastikāsana.

❭ Extiéndase hacia adelante; extienda los brazos hacia adelante y apoye la frente sobre el piso, o sobre una manta doblada. Permanezca en la postura por algunos minutos.

❭ Salga de Swastikāsana.

❭ Cambie el cruce de las piernas y repita la postura por el mismo tiempo.

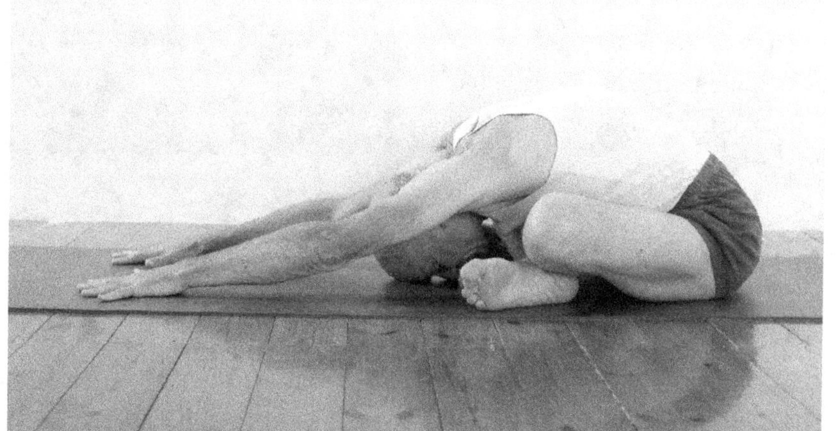

Padmāsana

2
Baddha Koṇāsana
& Adho Mukha Baddha Koṇāsana

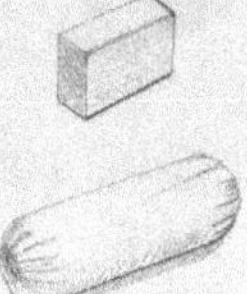

> Siéntese en Baddha Konasana. Ruede los muslos hacia afuera y oriente las rodillas hacia atrás y abajo hacia el piso.

> Luego de permanecer por un tiempo, flexiónese hacia adelante. Apoye la frente en el piso ❶.

> Si flexionarse hacia adelante es difícil, haga la postura frente a una columna (o pata de la mesa, o un gancho bajo de pared), tome la columna con ambas manos simétricamente y tire para ir hacia adelante.

> Apoye su cabeza sobre el piso o sobre un soporte adecuado (manta doblada, bloque o silla) ❷.

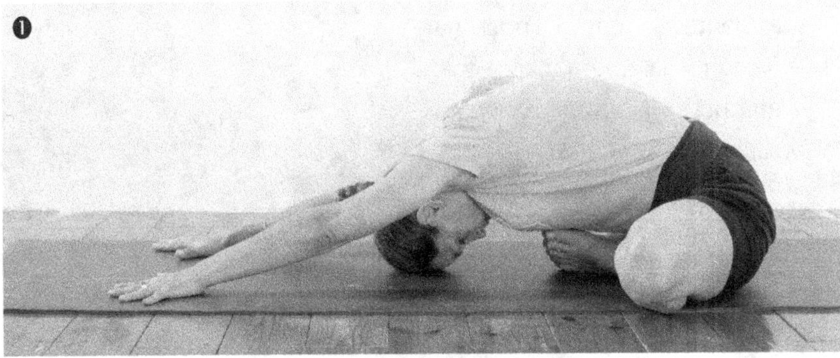

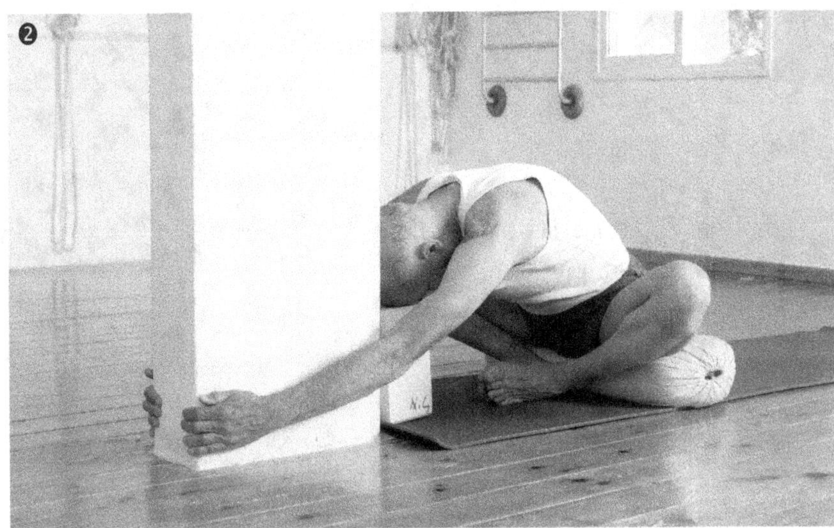

Padmāsana

3
Ardha Baddha Padmottānāsana

Efectos

En la postura de pie, la fuerza de gravedad tira de la rodilla de la pierna flexionada lejos de la articulación de la cadera, creando más espacio en la articulación de la cadera y rodilla. El muslo se libera para rotar desde la raíz más que desde la rodilla o tobillo

Props

pared

Ardha Baddha Padmottanasana (ver LSY lam. 52) es una postura de pie en la que una pierna está flexionada en Padmasana y tomada con la mano correspondiente. Para prepararse para Padmasana sentada aquí, la postura se hace de pie contra la pared, sin flexionarse hacia adelante. Para hacer la preparación con la pierna derecha:

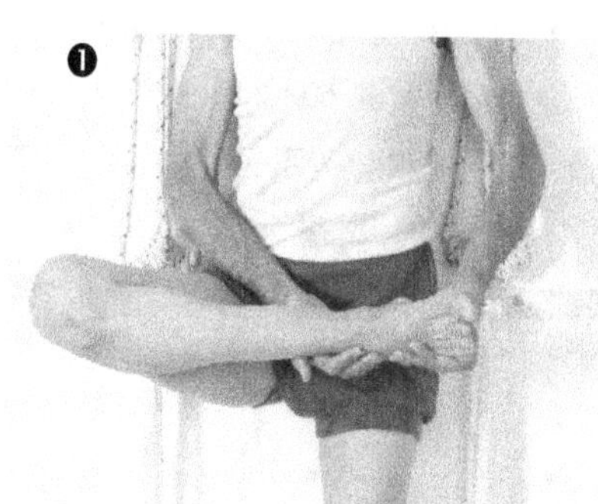

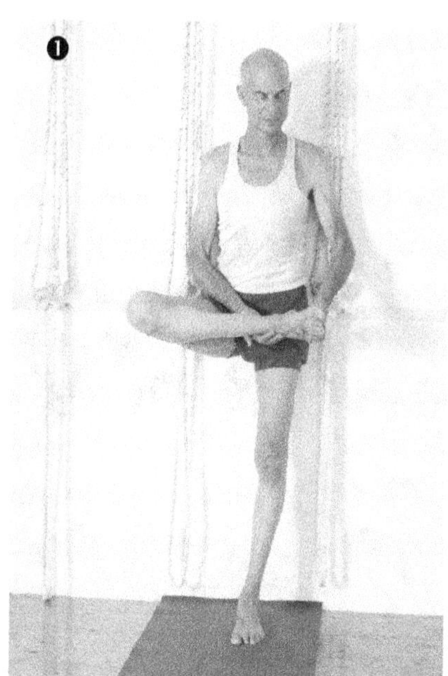

Párese con su espalda contra la pared, algunas pulgadas lejos de ella, y reclínese apoyando los glúteos contra la pared.

Doble la pierna derecha. Con la mano derecha tome el tobillo externo y con la mano izquierda tome el pie externo ❶.

Use las manos para rodar el muslo derecho y tobillo hacia afuera, mientras eleva el pie y lo coloca tan alto como pueda sobre el muslo izquierdo.

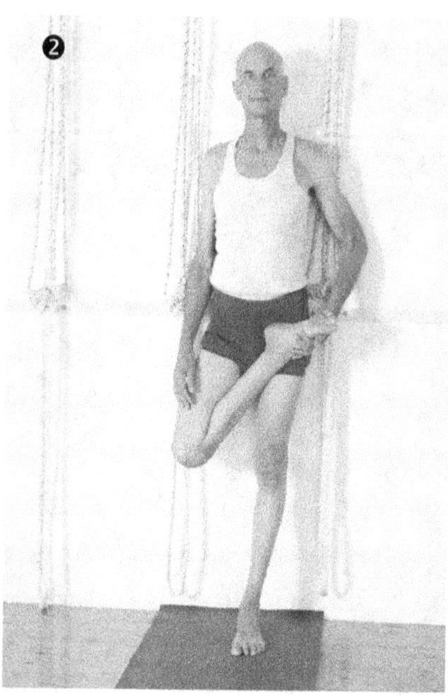

Suelte la rodilla derecha hacia abajo hacia el piso y hacia atrás en dirección a la pared ❷.

Consejos

Cuando flexiona la pierna sostenga el tobillo externo y muévalo hacia la posición girando la pierna suavemente desde la articulación de la cadera, como sirviendo y ofreciendo.

Padmāsana

4
Akunchanāsana

Este es el segundo movimiento que se muestra en Luz sobre el Yoga para Supta Padangusthasana (LSY lam. 286). Para hacer la postura con la pierna derecha:

—⟶ Tiéndase en el piso con los pies contra la pared.

› Enlace un cinturón alrededor del pie derecho y tómelo con la mano derecha. Flexione su pierna derecha y gírela hacia afuera.

› Mueva su codo derecho hacia atrás, detrás de la cabeza y rote el muslo derecho hacia afuera.

› Tome su pie derecho con la mano izquierda o abrácelo con el codo interno izquierdo y de esta forma acérquelo de manera que la tibia derecha se mueva hacia adelante hacia el pecho alto y el pie se mueva hacia hombro izquierdo.

› Mantenga la tibia a 90 grados en relación al muslo y muévala de manera que esté paralela a su pecho alto.

› Mantenga la pierna izquierda bien extendida, el pie empuja contra la pared y el muslo presiona hacia el piso.

› Si es posible, mire hacia adelante por encima de la tibia, hacia la pierna izquierda ❶.

› Se muestra la postura hecha del lado izquierdo ❷.

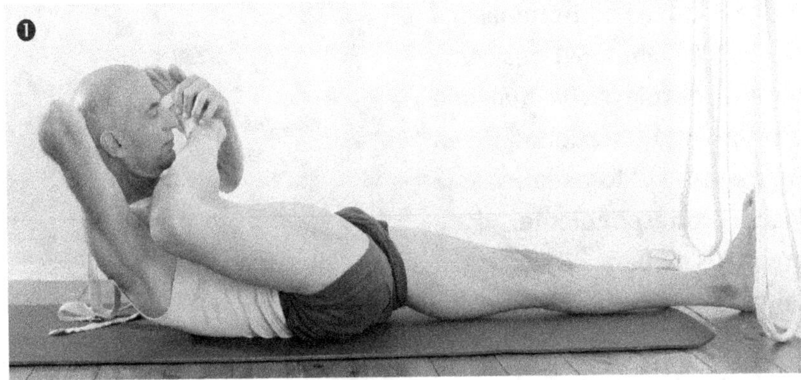

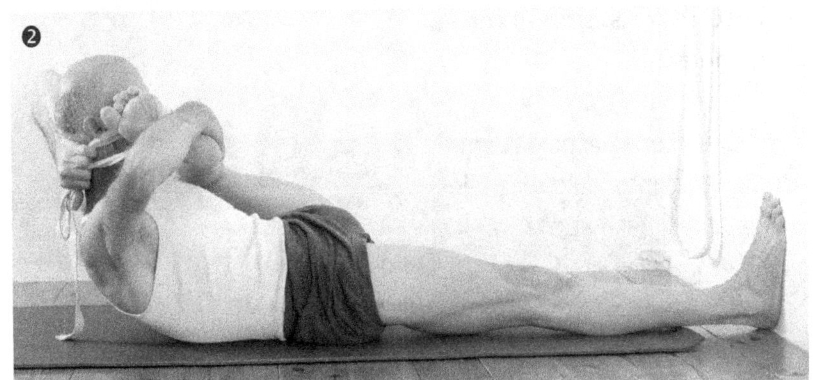

Padmāsana

5
Akunchanāsana Sentado

Akunchanasana se puede hacer también en prono, en posición sentada o parada (mirar abajo). El movimiento de la cadera es igual en todos los casos: el muslo gira hacia afuera de la cadera y el pie se mueve hacia el hombro opuesto. Vamos a mostrar las tres variaciones; pero en la práctica regular puede elegir una o dos de estas.

Para hacer la postura en la pierna derecha:

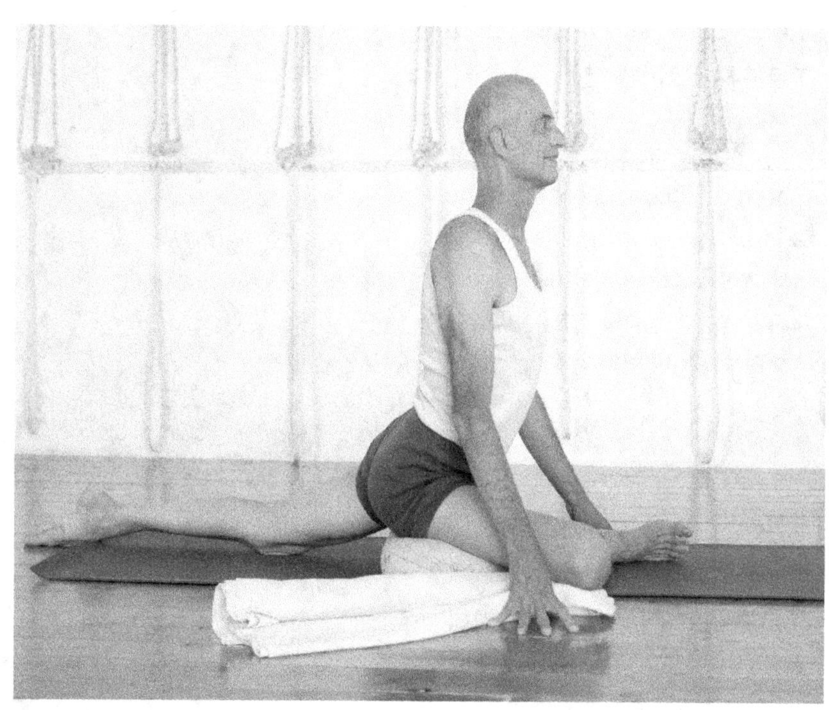

Coloque un almohadón a lo ancho de la mat y si es necesario, una manta para sostener la rodilla derecha externa.

Flexione la pierna derecha y apoye el glúteo derecho sobre el almohadón y el pie en la parte frontal del almohadón, en línea con el hombro izquierdo. La tibia derecha tiene que estar paralela al pecho. Mantenga un ángulo de 90 grados entre la tibia y el muslo.

Extienda la pierna izquierda hacia atrás y eleve el muslo frontal.

Para mantener el tronco paralelo a la pared que está a su frente, rote el tronco de izquierda a derecha. Mueva la cadera izquierda hacia adelante hasta que esté en línea con la derecha.

Sostenga el tronco con las manos, eleve el pecho y mire hacia adelante.

Padmāsana

6
Akunchanāsana con silla que sostiene la pierna

La silla quita un poco de carga de la articulación de la cadera y permite una ejercitación suave de los músculos a su alrededor.

Props
silla,
manta

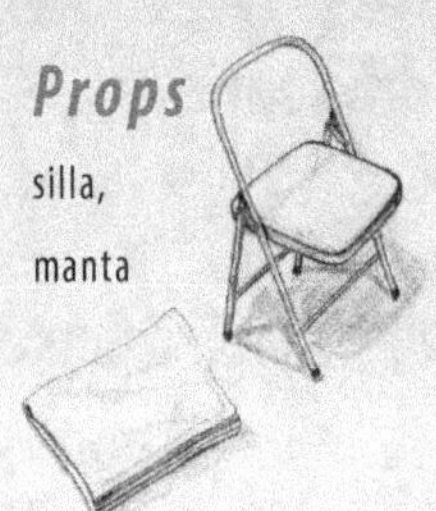

Para hacer la postura en la pierna derecha:

Apoye la manta sobre la silla para acolchonar. Siéntese frente a la silla y apoye la tibia derecha sobre el asiento, de manera que la pierna derecha esté cerca del hombro izquierdo.

> *Nota:* Tal vez necesite sentarse sobre altura para apoyar la tibia en el asiento.

Tome la silla y tire para elevar la espalda y mover el tronco hacia adelante, hacia la silla.

Si es posible inclínese hacia adelante y traiga el pecho cerca de la tibia.

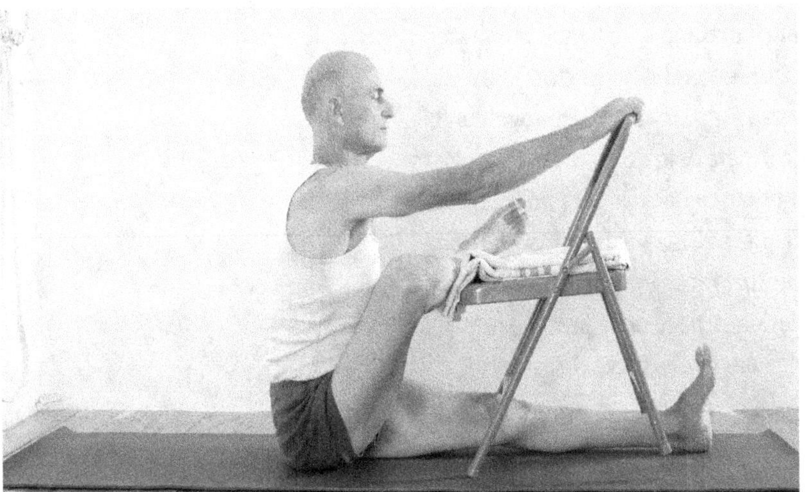

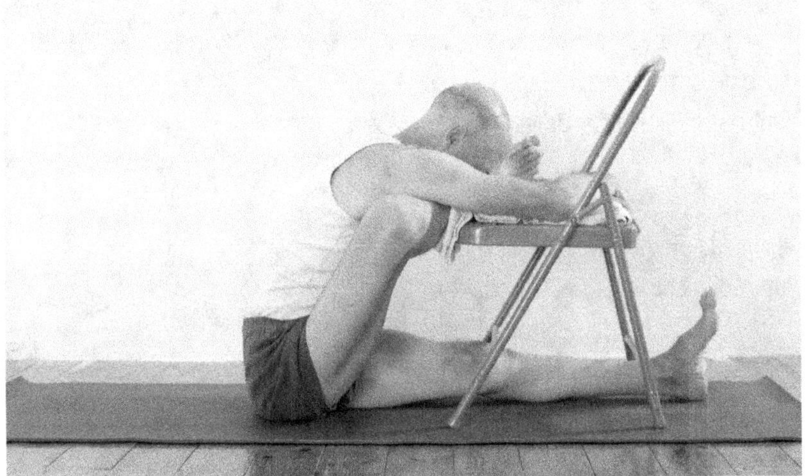

Padmāsana

7
Akunchanāsana de Pie

Para hacer la postura con la pierna derecha:

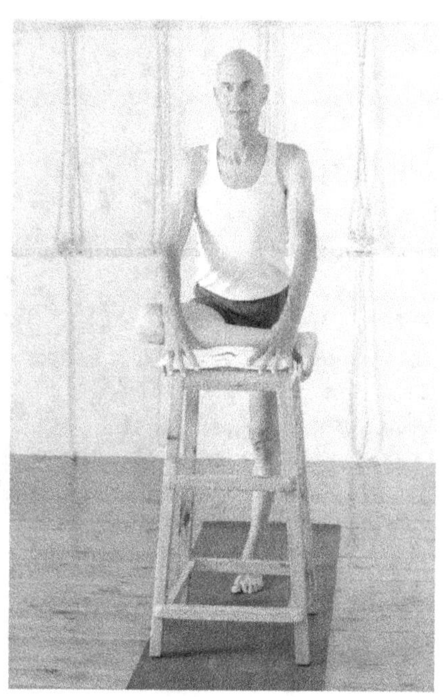 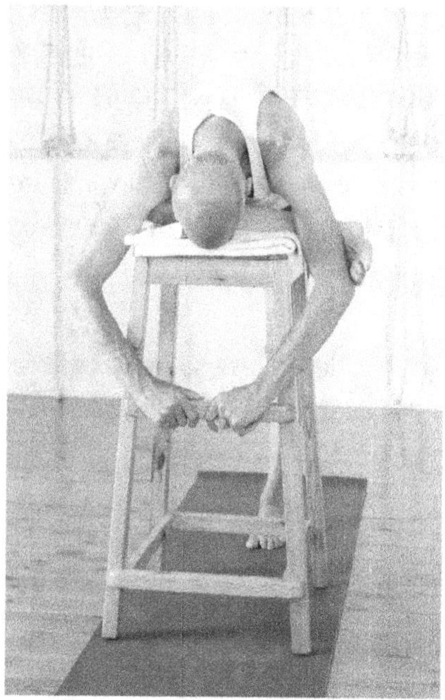

Coloque una manta sobre el banco para acolchonar. El banco debería estar a la altura de sus caderas (practicantes altos tal vez necesitarían colocar más apoyo sobre el banco, mientras que practicantes bajos tal vez necesitarían pararse sobre bloques)

Párese frente al banco y apoye la tibia derecha sobre el asiento, de manera que el pie derecho esté alineado con el hombro izquierdo.

Presione las manos contra el banco y eleve el pecho.

Nota: En vez de un banco alto puede usar la mesada de la cocina, una mesa, ect.

Ahora recuéstese sobre la pierna derecha, trayendo el pecho alto cerca de la tibia derecha.

Padmāsana

8
Supta Ardha Padmāsana
(o Ardha Matsyāsana)

Mostramos como estabilizar la rodilla atándola con un cinturón. Se recomienda esta opción, en caso de una rodilla sensible, ya que es seguro y previene de un movimiento no saludable. Para hacer la postura con la pierna derecha:

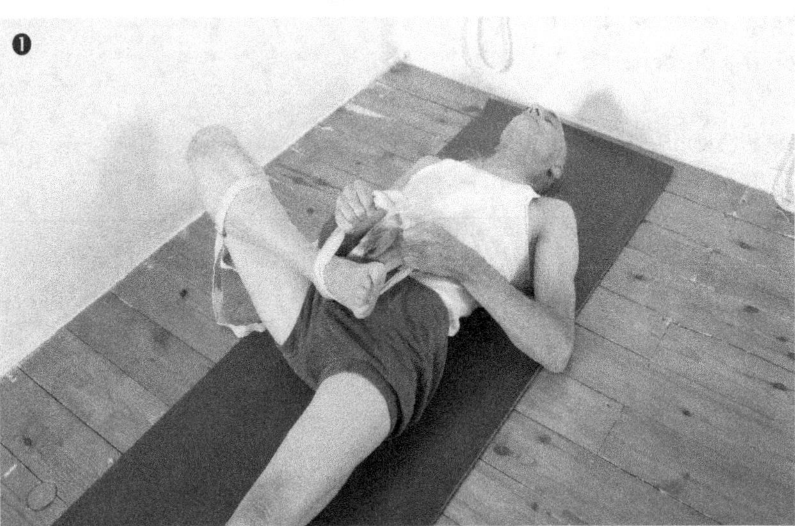

> Recuéstese sobre la espalda; flexione la rodilla de la pierna derecha, de manera que el muslo posterior esté doblado exacto en línea con el músculo de la pantorrilla, entonces ate un cinturón justo debajo de la rodilla para prevenir movimientos laterales de la tibia ❶.

> Ruede el muslo hacia afuera desde la cadera. Use sus manos para intensificar la acción de rodar el glúteo y el muslo.

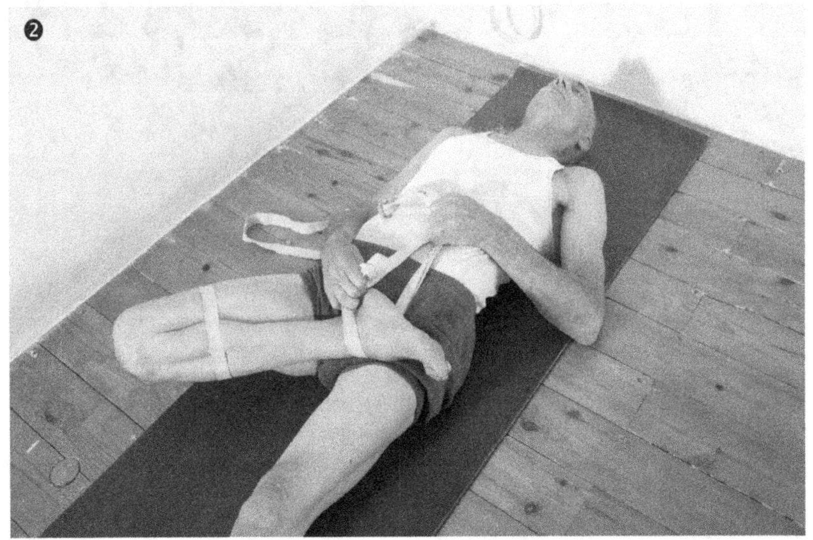

> Ahora coloque un cinturón alrededor del tobillo derecho y tire hacia usted. Tire un poco más fuerte con la mano izquierda (la que tira el tobillo externo). Esto va a rodar el tobillo y la tibia de adentro hacia afuera ❷.

> Deslice el pie a lo largo del muslo izquierdo tan alto como puede.

> Ahora permita que la rodilla derecha descienda hacia el piso.

Nota: La pierna tiene que rotar desde la articulación de la cadera. ¡no tire el pie con fuerza ya que podría lastimar la rodilla! Evite cualquier sensación desagradable en la rodilla.

Nota: Si no puede rotar el muslo y traer el pie sobre el muslo opuesto, entonces no está listo para la postura. En este caso continúe trabajando con las preparaciones anteriores.

Padmāsana

9
Matsyāsana
(o Supta Padmāsana)

Después de repetir la variación anterior (Ardha Matsyāsana) algunas veces con cada pierna, asegurándose que las rodillas desciendan suficientemente cerca del piso, puede proceder a la postura final. Mostramos la variación simple de Matsyāsana donde la espalda está plana sobre el piso (ver LSY lam. 114). Para hacer la postura con la pierna derecha primero:

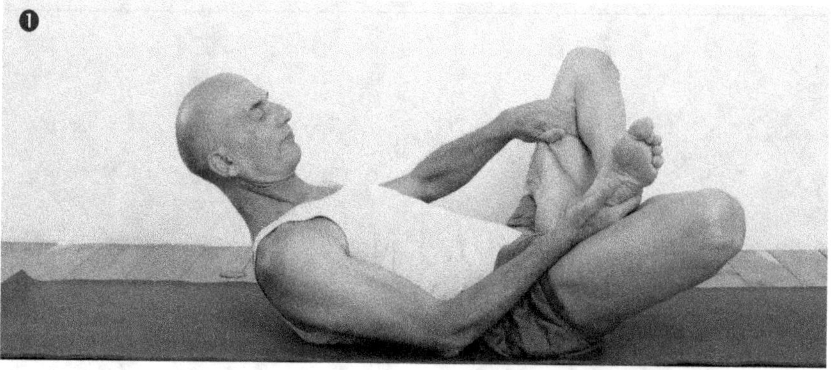

Flexione la pierna derecha en Ardha Padmasana como en la variación anterior.

Flexione la pierna izquierda (puede ahora atar otro cinturón alrededor de la rodilla izquierda). Ruede el muslo izquierdo hacia afuera como anteriormente y mueva el pie encima de la rodilla interna derecha ❶. Si puede colocar el pie izquierdo encima de la rodilla derecha, sobre el muslo, entonces, suavemente deslícelo hacia la ingle derecha.

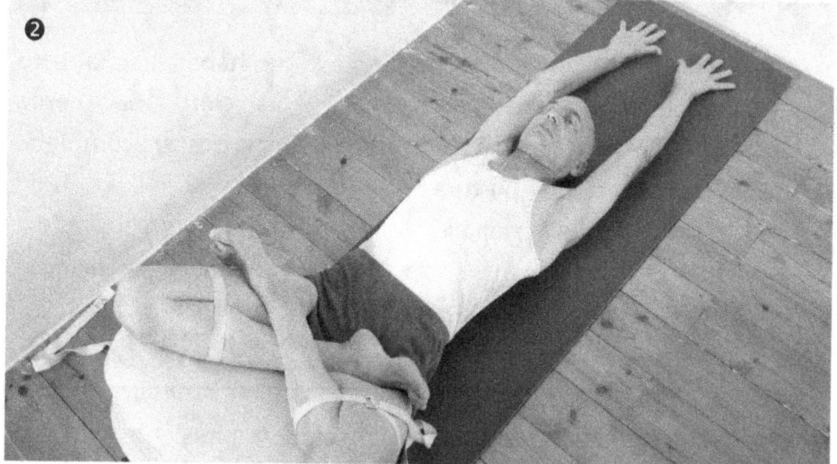

⚠ **PRECAUCIÓN** Si el pie izquierdo está más bajo que la rodilla derecha, no lo fuerce hacia arriba del muslo derecho. En cambio, sostenga los muslos con almohadones, y continúe trabajando pacientemente en descender ambas rodillas hacia abajo.

Después de cruzar las piernas en Padmasana, suelte las rodillas hacia abajo. Extienda los brazos por encima de la cabeza y descanse en la postura.

Si las rodillas no descienden o hay presión, o dolor, sostenga los muslos con dos o tres almohadones y relaje las rodillas sobre los almohadones ❷.

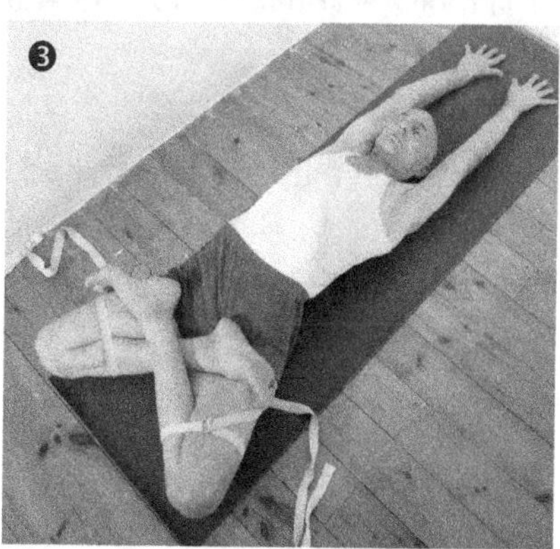

Una vez que consiguió más libertad, traiga las rodillas cerca una de la otra y presiónelas hacia abajo hacia el piso ❸.

Se puede enlazar otro cinturón alrededor de las dos rodillas. Ajuste este cinturón suavemente de izquierda a derecha para acercar a las rodillas entre sí (no se muestra).

Padmāsana

10
Desde Ardha Padmāsana a Padmāsana completa

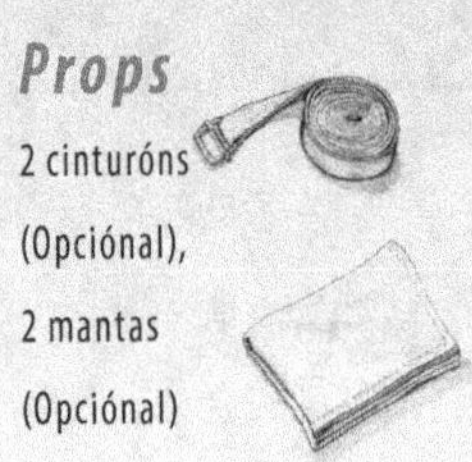

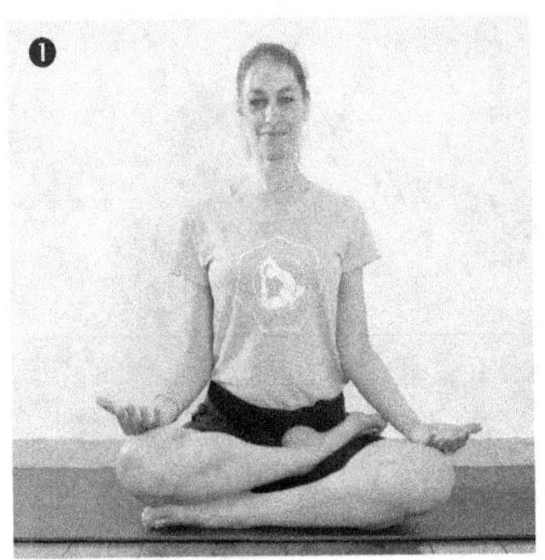

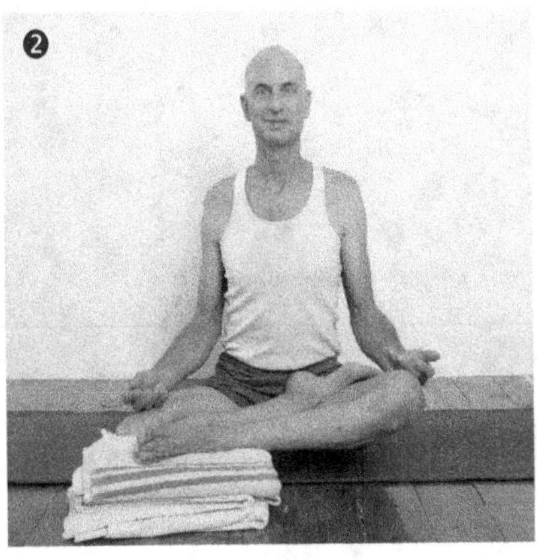

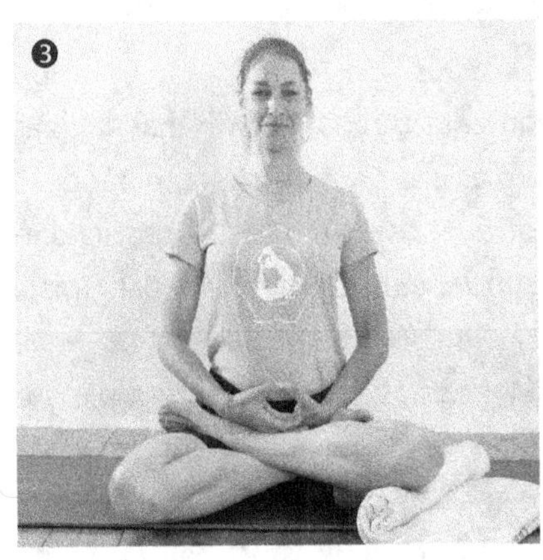

Acá también se pueden usar los cinturones para estabilizar las rodillas (mirar la variación previa). Para hacer la postura con la pierna derecha flexionada primero:

➤ Siéntese y flexione la pierna derecha. Con la mano derecha tome el muslo interno cerca de la rodilla, y con la mano izquierda tome el tobillo externo.

❯ Ruede el muslo derecho hacia afuera; ruede el tobillo derecho hacia afuera mientras trae la pierna más cerca y coloca el pie sobre la parte alta del muslo izquierdo.

❯ Ahora flexione la pierna izquierda y coloque el pie izquierdo debajo de la rodilla derecha; esta es Ardha Padmasana ❶.

✔ *Nota:* Si necesita sostenga la rodilla derecha con una manta doblada.

Después de haber hecho esto varias veces con cada pierna puede seguir la postura completa.

➤ Siéntese en Ardha Padmasana con el pie derecho sobre la raíz del muslo izquierdo.

❯ Flexione la pierna izquierda y tómela de la misma manera que lo hizo con la pierna derecha. Ruede el muslo izquierdo hacia afuera y mueva el pie cerca de la rodilla derecha.

❯ Ahora, si la rodilla derecha está sobre el piso y puede levantar fácilmente el pie izquierdo sobre ella, deslice el pie hasta la raíz del muslo derecho.

PRECAUCIÓN Si la rodilla derecha está más alta que el pie izquierdo- no siga a Padamasana completo todavía. Coloque el pie izquierdo sobre una manta doblada frente a la rodilla derecha y suelte la rodilla derecha hacia abajo, como se muestra en ❷.

❯ Una vez que los dos pies están apoyados en los muslos altos de la pierna opuesta, acerque las rodillas entre sí.

❯ Para hacer la postura más confortable y estable coloque un apoyo en la rodilla izquierda, colocando una manta enrollada y una manta finita debajo de los glúteos.

❯ Mantenga la columna erguida y permanezca tranquilo en la postura, tomando sus manos en un Mudra a elección ❸.

Consejos

✔ Cuando mueve el pie sobre el muslo derecho, deslícelo en un movimiento circular cerca del piso, sin levantar la rodilla izquierda. Manténgase rodando el muslo izquierdo hacia afuera; esto permite que el pie se eleve sobre el muslo derecho.

Capitulo 3
Rindiéndose a la Madre Tierra
Extensiones hacia Adelante
(Paśchima Pratana Sthiti)

Acerca de las Extensiones hacia Adelante

Las extensiones hacia delante estiran los músculos largos del cuerpo en las piernas y espalda, y masajean los órganos abdominales. Flexionan las articulaciones de la pelvis, mejoran la circulación en la región pélvica y estimulan la salud en los sistemas reproductivo y digestivo. Son especialmente útiles para las mujeres ya que regulan el flujo menstrual. Psicológicamente, son asanas que enfrían y relajan. Mientras que las extensiones hacia atrás son dinámicas en su naturaleza y se hacen para abrir y energizar el centro cardíaco, las extensiones hacia delante se hacen para enfriar y pacificar el cerebro. Si sufre de tristeza y depresión, practique extensiones hacia atrás, si se siente Rajasico (irritado, hiperactivo, con mal genio) practique extensiones hacia adelante.

En definitiva, se puede permanecer por períodos prolongados (3-10 minutos) en extensión hacia adelante manteniendo la columna bien extendida y la frente descansando sobre la tibia (o tibias); en esa etapa, la respiración se torna sin esfuerzo y tranquila; y uno es inducido a la pasividad, interioridad y humildad.

En La Contemplación del héroe, Pisano escribe:

En las extensiones hacia adelante, abandonando la cabeza hacia las rodillas y más allá de ellas, simboliza la rendición y capitulación de todas las estrategias. Uno es coronado por su propia vacuidad."[6]

Según Geeta S. Iyengar[7], las extensiones hacia adelante:

- Traen al cerebro y al corazón a un estado de descanso
- Calman los nervios y tranquilizan la mente
- Estimulan el sistema digestivo y ayudan para acidez, flatulencia y vómitos
- Promueven la salud en las glándulas adrenales, gónadas y ovarios
- Moderan o templan:
  › Alta presión sanguínea
  › Hipertensión
  › Ansiedad
  › Mal genio
  › Dolor de cabeza
  › Insomnio
  › Miopía y glaucoma
  › Fatiga
  › Debilidad
  › Fiebre baja

El efecto de las extensiones hacia adelante en el corazón fue explicado por B.K.S Iyengar. Él dijo que, en nuestro caso, el corazón es vertical y está posicionado por delante de la columna, mientras que los animales cuadrúpedos, el corazón está horizontal y posicionado debajo de la columna. La posición horizontal del corazón le permite relajarse. En las extensiones hacia adelante, colocamos nuestro corazón y columna en una orientación horizontal, cerca de la tierra, y esto tiene efectos positivos en el corazón y en la presión sanguínea.

[6]Ver pag. 292

[7]Geeta S. Iyengar. Yoga en Acción. Curso Preliminar.

Adho Mukha Vīrāsana

Acerca de Adho Mukha Vīrāsana

Adho Mukha Vīrāsana es una postura de extensión hacia adelante suave, que permite a todas las personas, incluso personas con isquiotibiales rígidos, experimentar los efectos calmantes de las extensiones hacia adelante. Apoyar la frente sobre el piso relaja el cerebro e interioriza la mente; por lo tanto esta postura a menudo es colocada en una clase como primera postura, permite por unos momentos estar con uno mismo tranquilo, sentir el cuerpo y la respiración. En esta postura aprendemos a usar las manos para extender el tronco entero hacia adelante. Los brazos en Adho Mukha Vīrāsana trabajan como en Adho Mukha Svanasana, pero cargan menos peso; por consiguiente esta postura es una buena preparación para Adho Mukha Śvānāsana.

La postura que se muestra en *Luz sobre el Yoga* (lam. 92) es parte del ciclo de Virasana donde las rodillas están juntas y los glúteos están apoyados en el suelo, entre los talones; sin embargo como preparación al inicio de la práctica, o como relajación después de las extensiones hacia atrás generalmente se hace con rodillas separadas. Por lo tanto la mayoría de las variaciones que presentamos son con rodillas separadas; también incluimos una variación de la postura clásica (como se muestra en *Luz sobre el Yoga*).

Dependiendo del objetivo buscado, la postura se puede hacer con los dedos gordos en contacto y los glúteos apoyados sobre los talones ❶, o con los pies paralelos y los glúteos entre los talones apoyados sobre el piso ❷. La primera opción es más relajada dado que hay menos flexión de rodillas y menos extensión de tobillos. Pero si desea obtener más movimiento en estas articulaciones, haga la segunda opción.

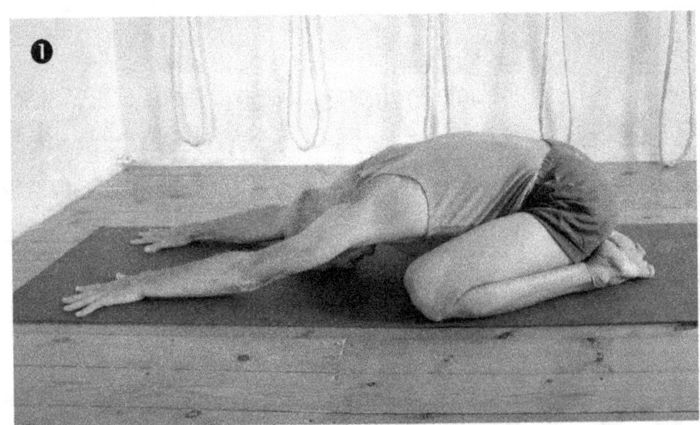
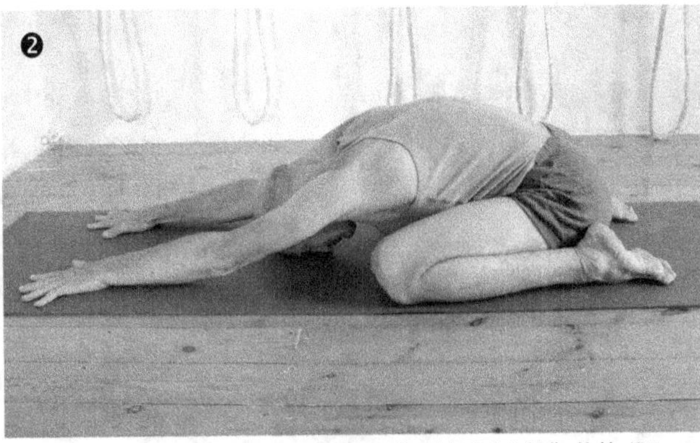

Adho Mukha Vīrāsana

Variación 1
Anclando la pelvis: Un compañero tira hacia atrás con una soga

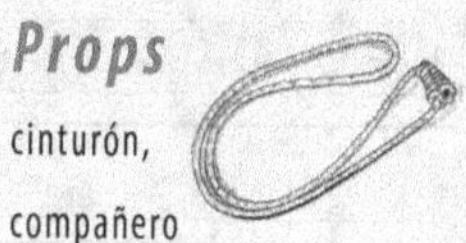

 **Practicante:** Siéntese en Virasana y coloque una soga en las ingles frontales, de manera que los extremos de la soga se proyecten hacia atrás a cada lado de la pelvis.

Compañero: Siéntese o párese detrás del practicante, sostenga los extremos de la soga con las manos cerca del cuerpo del practicante y tire hacia atrás para estabilizar la pelvis del practicante.

Practicante: Flexiónese hacia adelante a Adho Mukha Virasana y extienda el tronco hacia adelante.

Compañero: Coloque las manos sobre la banda sacra del practicante, gentilmente inclínese y presione el sacro para descender la pelvis hacia abajo (no se muestra).

⚠ PRECAUCIÓN La última etapa en la que se aplica presión sobre la espalda del practicante debe ser hecha con sensibilidad. Comience por colocar sus manos sin aplicar presión; gradualmente incremente el peso sobre la espalda del practicante, en consonancia con su respuesta.

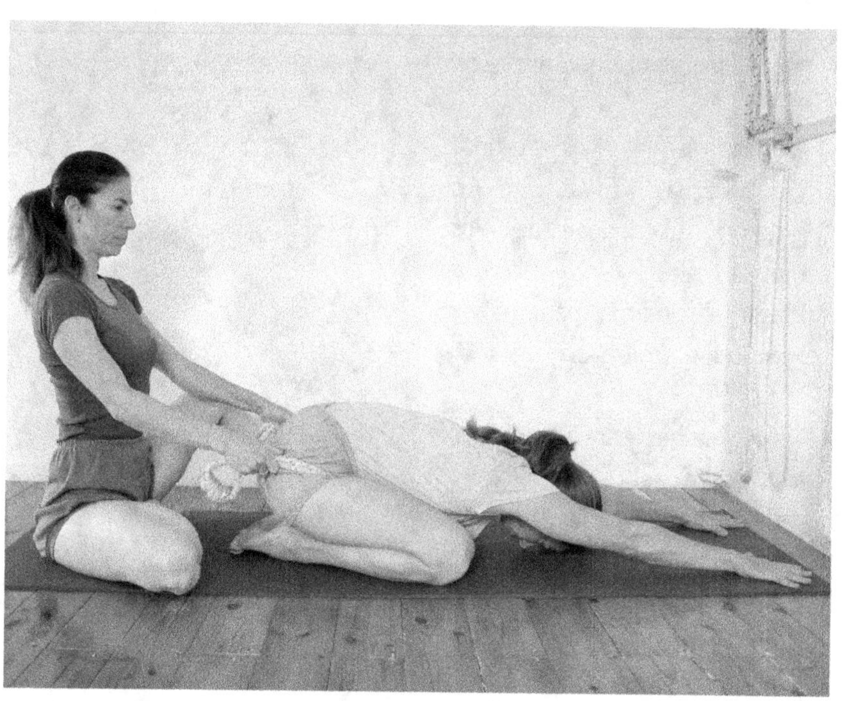

Adho Mukha Vīrāsana

Variación 2
Extendiendo hacia adelante: Anclando las piernas y las manos sobre bloque

Atar las piernas ancla la pelvis en su lugar y mueve los glúteos hacia abajo (muy parecido a la ayuda del compañero en la variación anterior). Con soporte en las manos ayuda a ensanchar el pecho, extender el tronco hacia adelante mientras desciende el torso hacia el piso.

Props

2 bloques de madera

2 cinturones

manta (opcional)

➤ Coloque los bloques a su frente.

› Siéntese sobre los talones y separe las rodillas. Ate un cinturón alrededor de los muslos altos y los tobillos. Ajuste el cinturón para mover los muslos altos hacia abajo ❶.

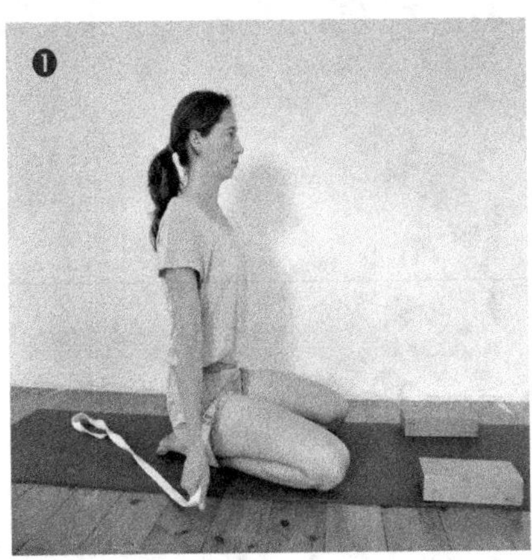

› Flexiónese hacia adelante, apoye las manos sobre los bloques y extiéndase hacia adelante, deslizando los bloques para extenderse hacia adelante (es mejor que los bloques no estén sobre la mat) ❷.

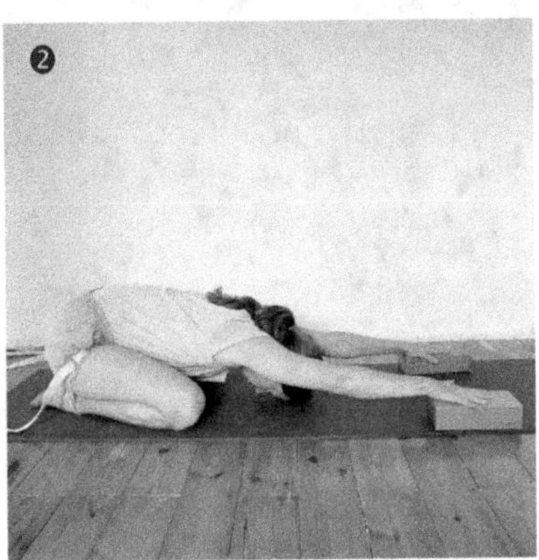

› Eleve la cabeza y mire hacia adelante; extienda los brazos hacia adelante desde las axilas y ruede los brazos hacia adentro (tríceps ruedan hacia el piso y luego el rostro). Presione el bloque mientras ensancha el pecho y desciende la espalda media hacia el piso.

› Si la cabeza no llega al piso cómodamente, coloque una manta doblada para sostener la cabeza y descanse en ella la frente ❸.

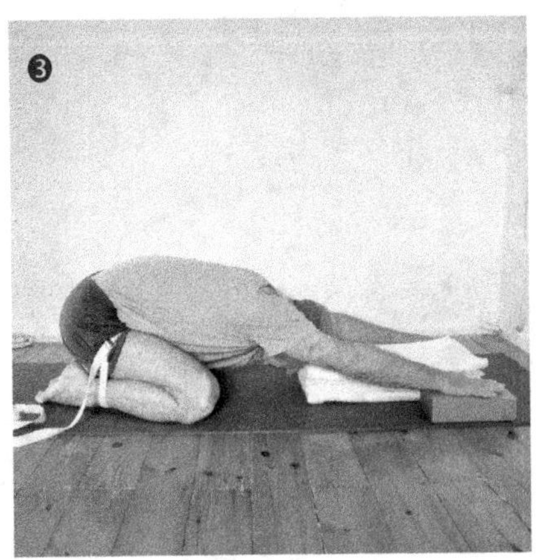

Nota: Se puede usar una silla invertida para apoyar los brazos; en este caso un almohadón y/o algunas mantas son necesarias para apoyar la frente sobre ellas (Ver Variación 6 en pagina 79).

Consejos

✔ El centro de las tibias debe tocar el piso. Evite separar las rodillas demasiado amplio ya que esto hace que las tibias rueden hacia adentro por demás y endurece las ingles.

✔ Para una relajación completa del cerebro la frente baja (la línea de las cejas) debe tener soporte. Si no alcanza el suelo, coloque mantas, almohadón o silla para apoyar la frente.

Adho Mukha Vīrāsana

Variación 3
Extendiendo hacia adelante: Compañero extiende el tronco hacia adelante

Esta es una muy buena extensión pasiva de la columna y del tronco. Uno puede sentir como el tronco se extiende mientras se mantienen suaves los músculos de la espalda.

> Instrucción para el compañero que ayuda:

> Después que el practicante entró en Adho Mukha Virasana, pídale que levante ligeramente el tronco; coloque sus dedos pulgares en las ingles frontales del practicante para sostener la pelvis en el lugar.

> ***Nota:*** En algunos casos colocar los dedos en las ingles frontales no es suficiente entonces para estabilizar su pelvis necesitará colocar sus manos sobre su banda sacra.

> Pídale al practicante que tome su tobillo y entonces mueva su pie hacia atrás con su talón elevado. Mueva su pierna hacia atrás hasta que el tronco del practicante esté bien extendido; entonces incremente la extensión a través de descender su talón hacia el piso.

Opción: Lleve sus manos sobre la espalda del practicante para suavizarla y aplanarla.

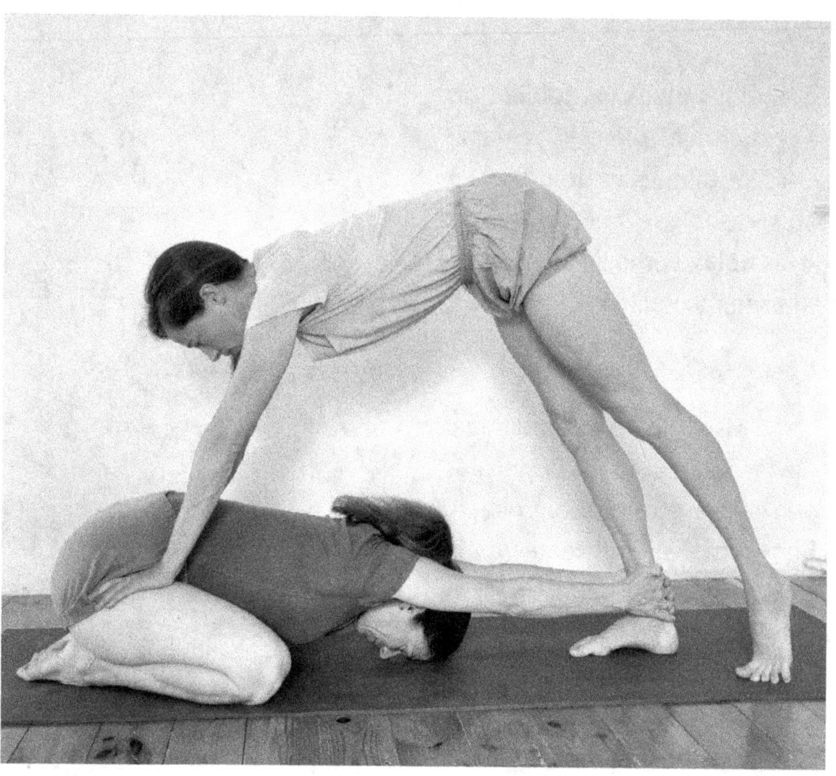

Adho Mukha Vīrāsana

Variación 4
Superando la rigidez en los tobillos:
Elevando las tibias

La plataforma permite a personas con tobillos rígidos hacer la postura, y gradualmente incrementar su flexibilidad. Generalmente se necesita un almohadón para la altura extra de las piernas.

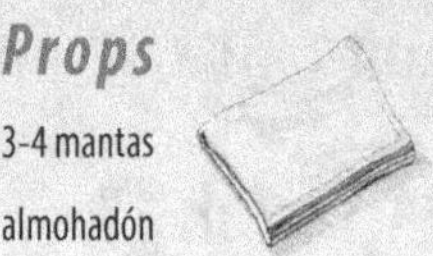

3-4 mantas

almohadón

En algunos casos los tobillos no se extienden bien y sentarse sobre los talones es doloroso. En estos casos use mantas debajo de las tibias, como se muestra en Vajrasana variación 4 (mire pag. 51).

> Haga una plataforma de 3 a 4 mantas. Coloque las mantas en forma escalonada. Coloque un almohadón frente a la plataforma.

> siéntese sobre la plataforma en Virasana con los tobillos sobre el borde escalonado de la plataforma y los dedos que se extienden más allá de la plataforma.

> Pliéguese hacia adelante y apoye la frente y los codos sobre el almohadón.

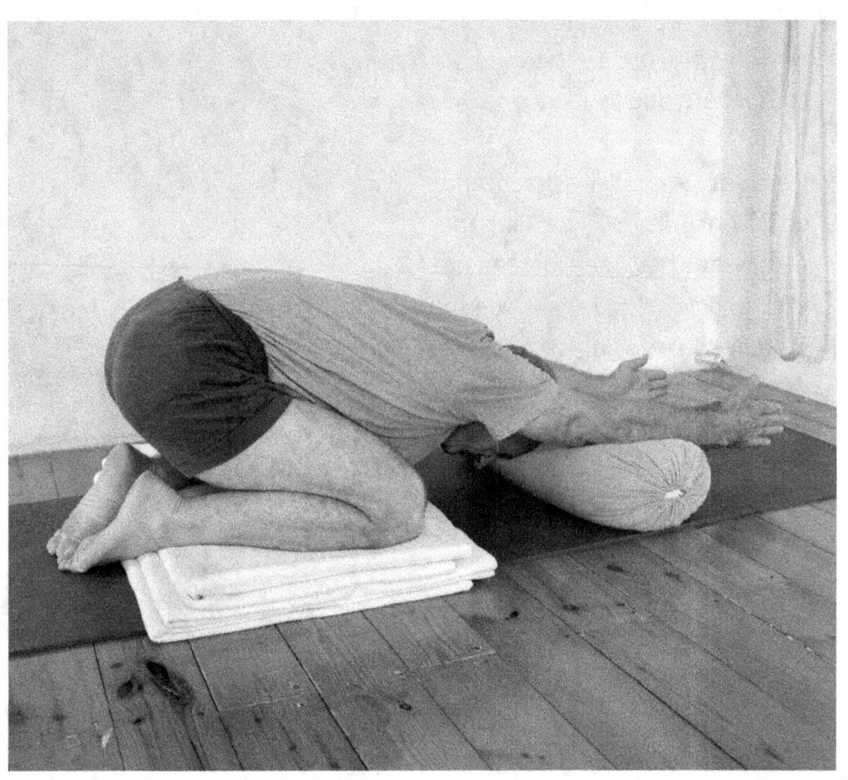

Adho Mukha Vīrāsana

Variación 5
Extendiendo la banda sacra:
Manteniendo las rodillas juntas

Efectos

Hacer la postura con rodillas separas es más relajado y permite que los órganos abdominales se ensanchen; sin embargo, cuando las rodillas están juntas se extiende la banda sacra y los órganos abdominales se exprimen lo que estimula el sistema digestivo. Apoyar la frente permite disfrutar estos beneficios, mismo si no se puede descender la frente totalmente al piso.

Props

manta

o almohadón

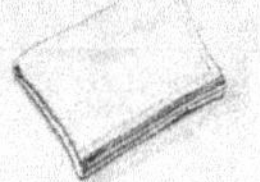

En esta variación las rodillas se mantienen juntas; esta es similar a la postura que se muestra en Luz sobre el Yoga (lam. 92), pero acá usamos props para facilitar una permanencia más larga y relajada en la postura.

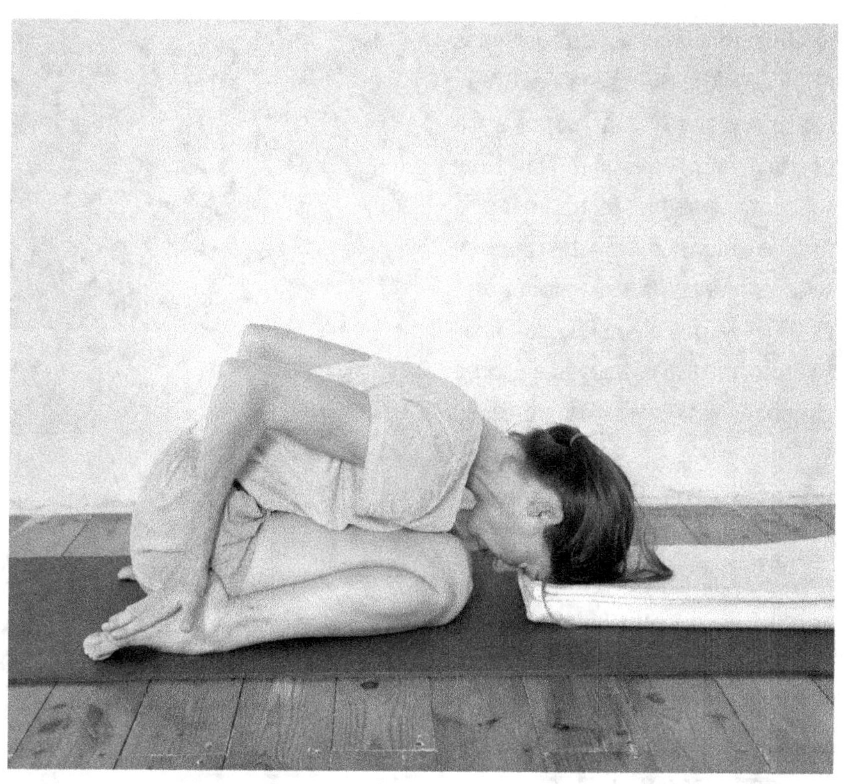

→ Coloque una manta doblada a su frente. Siéntese en Virasana, rodillas juntas, glúteos entre los talones.

❯ Flexiónese hacia adelante y coloque la frente sobre la manta. Extienda sus brazos hacia adelante para extender el tronco.

❯ Suavice las ingles y permita que los muslos y los glúteos retrocedan hacia el piso.

❯ Entonces descienda la cabeza hacia abajo y coloque las manos sobre los pies como en *Luz sobre el Yoga*.

> *Nota:* Si una manta doblada resulta baja para su cabeza se apoye confortablemente, use un soporte más alto como un almohadón.

Adho Mukha Vīrāsana

Variación 6

Adho Mukha Vīrāsana Restaurativo: Apoyando el cuerpo

Efectos

Apoyar el abdomen y la frente hace que la postura sea muy relajante; la extensión hacia adelante estira el tronco, creando espacio para los órganos internos en las cavidades abdominal y del pecho. El abdomen apoyado también relaja el bajo abdomen.

Props

3 almohadones
mantas
2 bloques
silla (opcional)

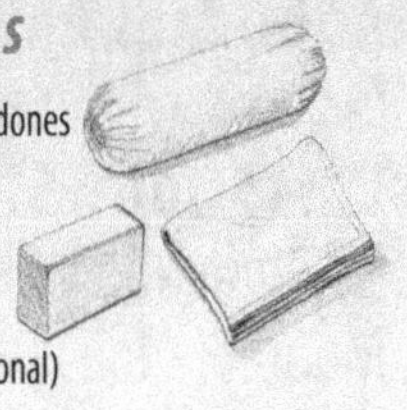

Para la mayoría de las personas Adho Mukha Virasana es muy relajante, pero con soporte la postura se torna restaurativa y muy calmante. Personas con caderas o rodillas rígidas o lastimadas pueden encontrar que la postura sin soporte es difícil y posiblemente dolorosa, en estos casos apoyarse sobre almohadones les facilita la postura.

I. Soporte con un solo almohadón ❶

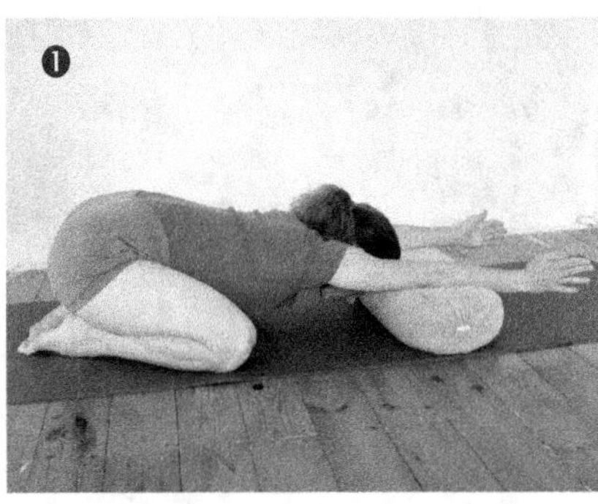

Coloque un almohadón transversal a su frente y cuando va a la postura, apoye la frente y los codos sobre el almohadón.

II. Soporte longitudinal ❷

Coloque un almohadón o dos longitudinales a su frente. Coloque una manta doblada sobre el almohadón para apoyar la cabeza.

Coloque los bloques en la línea de los almohadones de manera que apoye los codos que están entrelazados.

Separe las rodillas y ajuste el soporte para que esté debajo del bajo vientre. El soporte de la frente debe permitir una respiración libre por la nariz, y los bloques deben otorgar un lugar confortable para que los codos de apoyen.

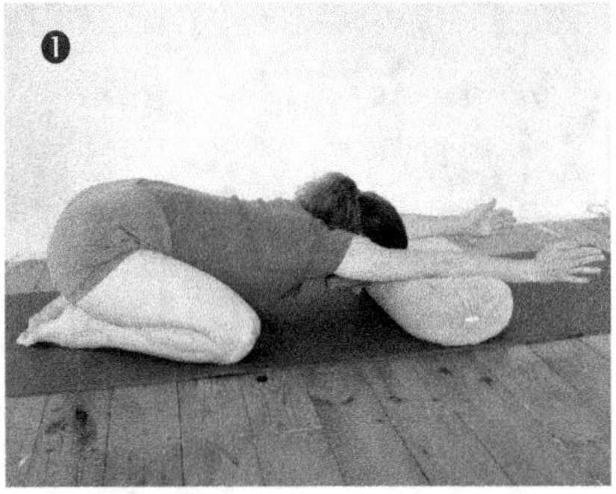

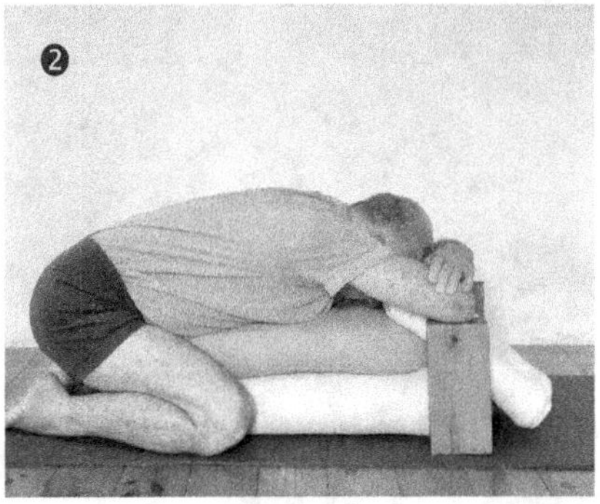

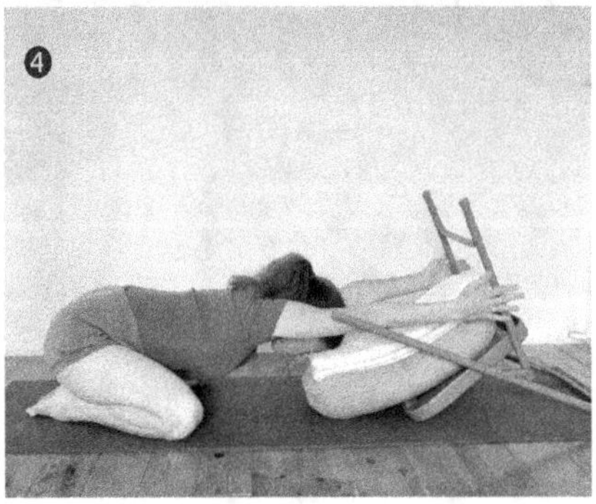

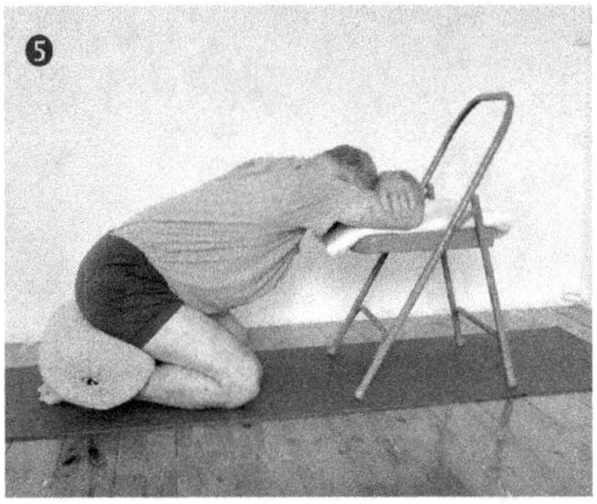

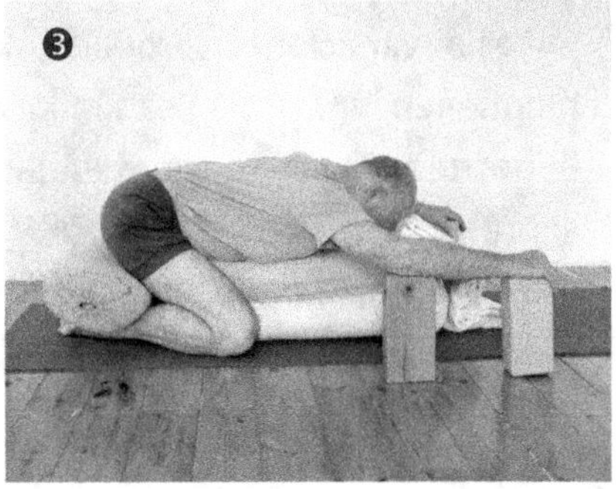

Notas:

Si hay tensión en las rodillas o caderas coloque otro almohadón sobre los talones para apoyar los glúteos ❸.Si no hay tres almohadones coloque bloques de espuma debajo del almohadón longitudinal, o coloque mantas debajo de los glúteos.

Si los brazos caen, agregue más bloques para apoyar las manos. Los brazos superiores deben estar a la misma altura que los lados del tronco.

III. Silla Invertida ❹

Apoye los brazos y la cabeza sobre una silla invertida. Agregue un almohadón y/o mantas para la cabeza.

IV. Silla como soporte ❺

La personas que encuentran difícil flexionarse hacia adelante pueden usar el asiento de una silla para apoyar la frente y los brazos.

Notas:

Se puede hacer la postura con un solo almohadón sobre los talones, esto ayuda a personas con articulación de caderas rígida y /o rodillas rígidas, a hacer la postura confortablemente (no se muestra).

Supta Pādānguṣṭhāsana

Acerca de que Supta Padangusthasana no se clasifica usualmente como una extensión hacia adelante, elegimos incluirla en este volumen porque encaja bien en una secuencia de extensión hacia adelante. Adho Mukha Virasana es una extensión hacia adelante en la que no se extienden los isquiotibiales; Supta Padangusthasana es un buen punto para comenzar a trabajar sobre la extensión de las piernas posteriores, y para prepararlas para otras extensiones hacia adelante.

Supta Padangusthasana tiene muchos otros beneficios. Para mencionar algunos: es útil para tratar dolor en la espalda baja ya que crea espacio en la banda sacra. También extiende los huesos de las piernas y abre las rodillas posteriores.

PRECAUCIÓN

No practique esta postura si sus isquiotibiales están lastimados.

Supta Pādāṅguṣṭhāsana I

Variación 1
Huesos vs. Músculos:
Uso básico del cinturón

El cinturón ayuda a estabilizar la región de la pelvis y abre el pecho. Colocar el cinturón en el talón fortalece los huesos de las piernas y ayuda a mover el fémur dentro del encaje de la cadera. Colocar el cinturón en el monte de los dedos extiende los músculos de las piernas posteriores.

Props

cinturón
pared
bloque (Opciónal)

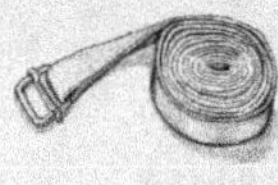

a. Trabajo de huesos

⟹ Para hacer la postura con la pierna derecha elevada:

> Tiéndase en el piso con los pies cerca de la pared y tenga un cinturón cerca.

> Ruede los hombros hacia atrás, mueva los omóplatos hacia adentro y tome los bordes de la mat ❶.

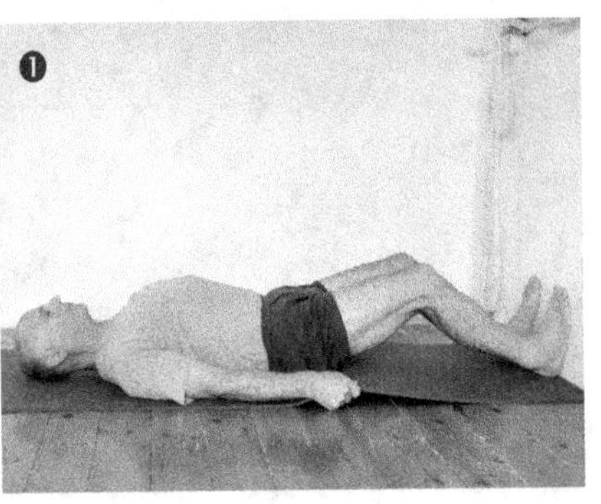

> Lentamente empuje las piernas contra la pared hasta que estén extendidas. Presiónelas hacia abajo intentando tocar el piso con toda la pierna posterior. Esta es Supta Tādāsana ❷.

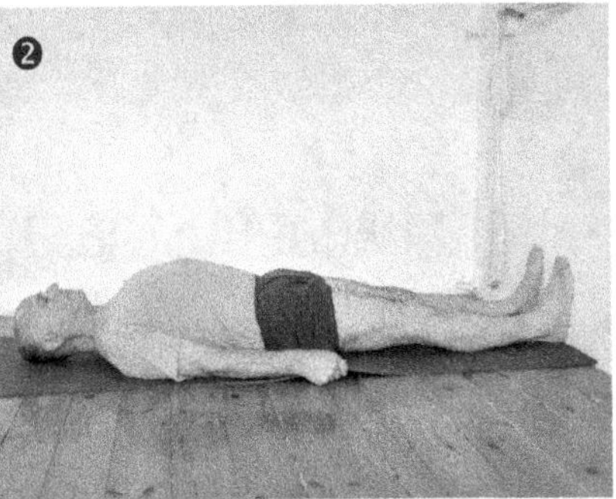

> Ahora, flexione la pierna derecha y tómela en la rodilla. No acorte el lado derecho del tronco y no permita que la pierna izquierda se levante del piso ❸.

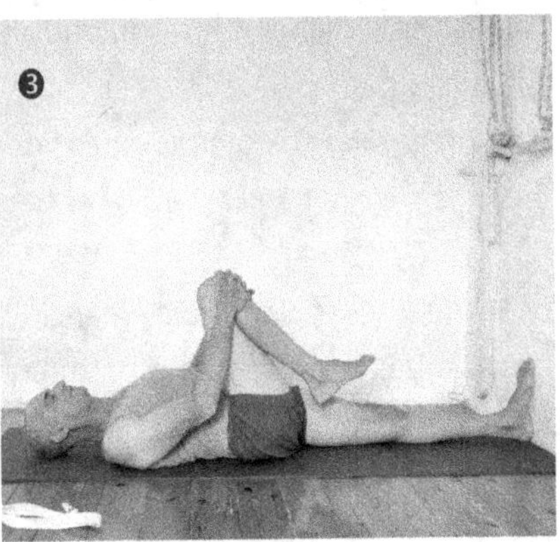

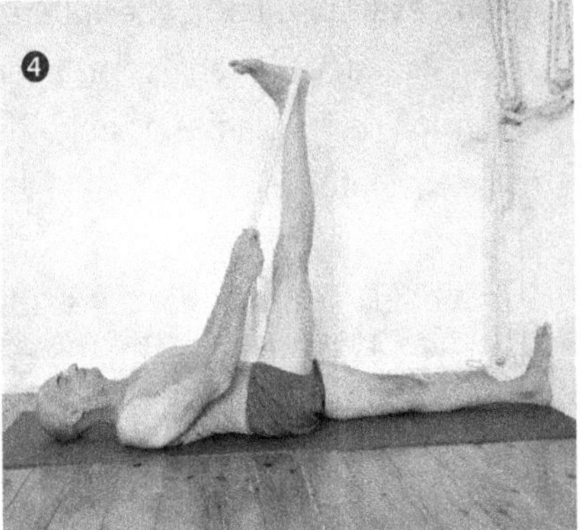

> Tire del cinturón y lentamente empuje el talón derecho contra la resistencia del cinturón hasta que la pierna esté estirada.

> Mantenga la pierna vertical al piso en ambos planos, i.e., mantenga el tobillo externo en línea con la articulación de la cadera y mantenga la parte posterior del talón por arriba del isquión.

> Deje el cinturón colgado sobre el pie y extienda los brazos sobre la cabeza, ruede los hombros hacia atrás hacia

el piso y abra el pecho.

> Sin levantar los hombros, tome el cinturón y tire con los codos levemente flexionados. Tire del cinturón hacia abajo, hacia el piso, tanto como sea posible y no hacia usted. Esto coloca peso en los huesos de las piernas y las extiende; también ayuda a mover el fémur dentro de la pelvis.

> Mueva el muslo derecho lejos del abdomen y abra toda la pierna posterior.

> Mantenga la pierna derecha vertical; extienda la pierna interna hacia arriba, y presione la pierna externa hacia abajo. Abra el pie y cree arco por la elevación del talón y el monte del dedo gordo ❹.

✓ Mantenga el abdomen suave y la respiración fluyendo. Mientras respira, direccione su atención al bajo vientre y verifique si la respiración se está esparciendo parejo en ambos lados.

✓ Relaje los ojos y la garganta.

✓ Use las dos manos parejas para tirar del cinturón.

✓ Registre mentalmente la sensación de la pierna izquierda cuando el pie izquierdo está empujando contra la pared. Observe los efectos en el cuerpo entero. Entonces manteniendo la postura, muévase una pulgada de la pared y observe que cambios de manifiestan.

Supta Pādāṅguṣṭhāsana I

Variación 1 (Cont'd)
Huesos Vs. Músculos:
Uso básico de cinturón

Otras opciones:

1. Coloque un bloque cerca de la pared y presione el talón posterior izquierdo contra el bloque ❺.

Esto ayuda a abrir la pierna posterior, mantener la pierna activa y a extender la espalda baja.

2. Use otro cinturón para tirar contra el talón izquierdo.

Esto activa la pierna izquierda de forma diferente (y es útil cuando no hay acceso a una pared). ❻

b. Extendiendo los músculos ❼

En esta variación el cinturón se coloca en los montes de los dedos y la pierna se trae tan cerca como es posible del cuerpo (sin flexionar la rodilla y sin acortar el lado derecho del cuerpo).

Para incrementar la extensión, ate un cinturón en el pie con una pequeña argolla, envuelva con el extremo suelto la mano y extienda el brazo sobre la cabeza.

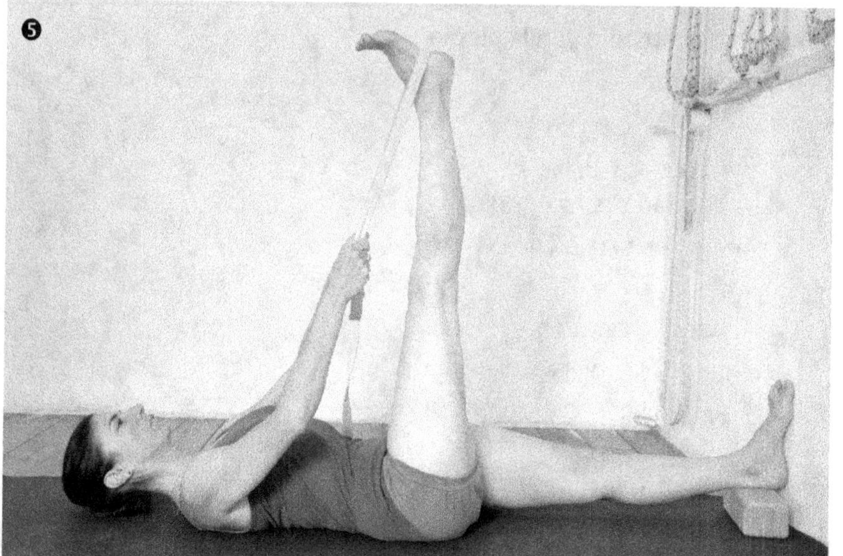

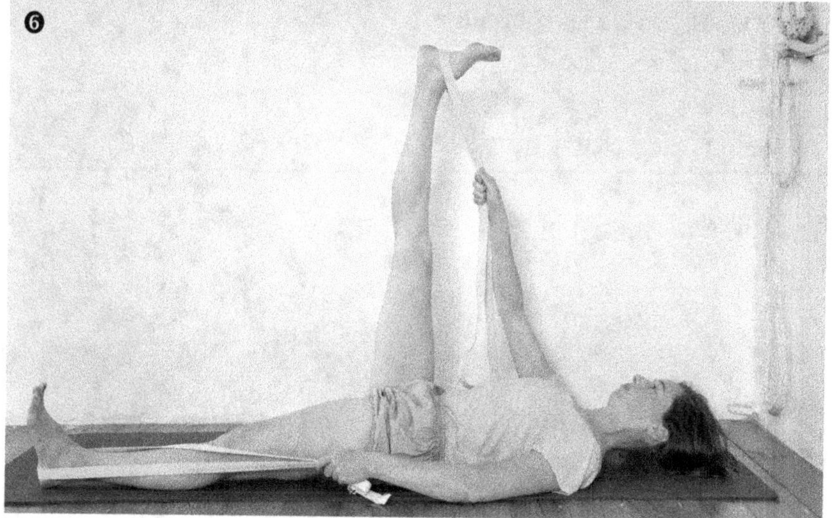

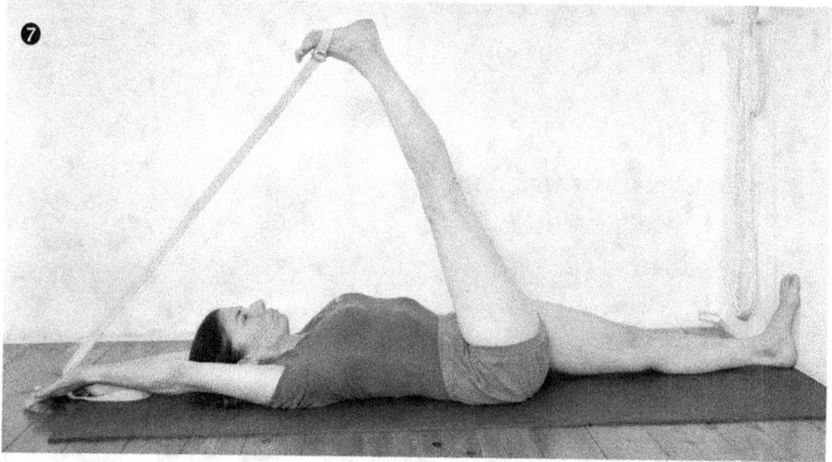

Supta Pādāṅguṣṭhāsana I

Variación 2
Aprendiendo a mantener la pierna
extendida: Entrando desde Dandāsana

Efectos

*Entrar desde Dandasana ayuda a mantener la pierna elevada "rígida como un
póquer" (LSY lam. 77)*

Props

cinturón,

pared,

bloque (opcional)

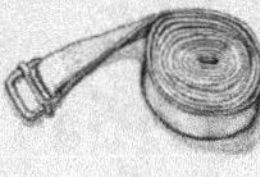

**Para hacer la postura con la pierna
derecha elevada:**

> Siéntese en Dandasana con
su pie contra la pared y coloque
un cinturón en el talón derecho.

> Tire del cinturón, eleve
ligeramente la pierna derecha
del piso y extiéndala contra el
cinturón ❶.

> Redondee la espalda y
manténgase tirando del cinturón y
resistiendo con la pierna mientras
se tiende sobre el piso ❷.

> Mantenga la pierna izquierda
sobre el piso tanto como sea
posible ❸.

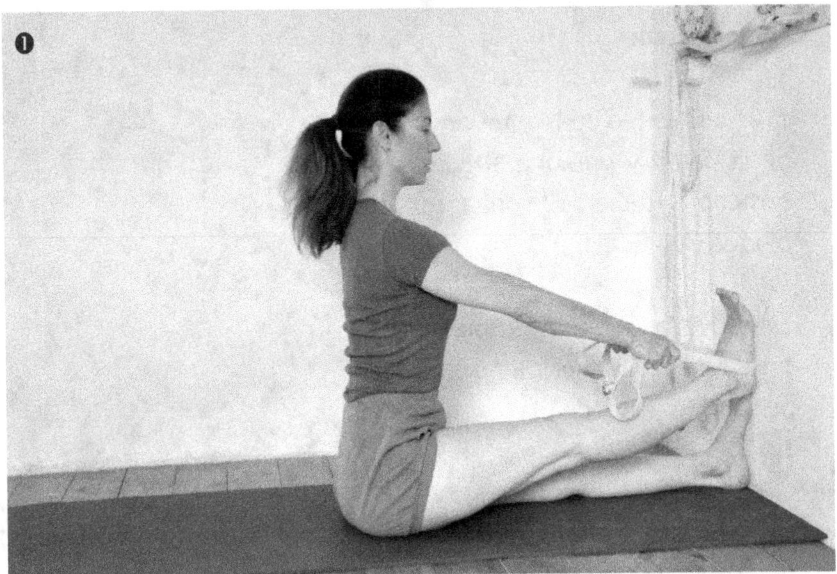

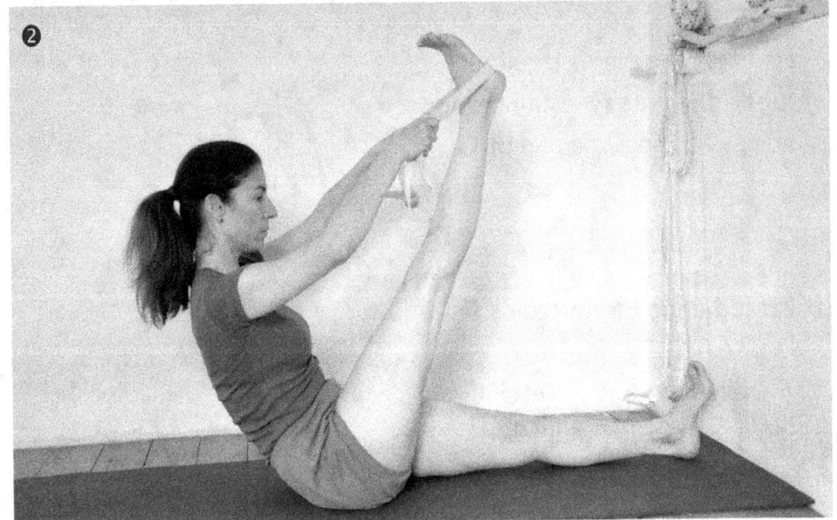

Consejos

✔ Controle la manera en la que rueda
hacia el piso; use la pierna derecha
para lentificar el movimiento.

✔ Manténgase abriendo la parte
posterior de la rodilla derecha.
Extienda el gemelo hacia el talón.

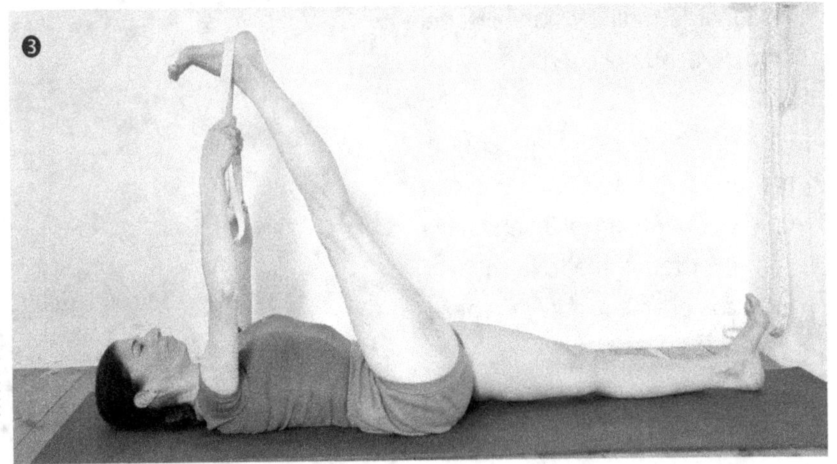

Supta Pādāṅguṣṭhāsana I

Variación 3
Activando la pierna elevada:
Preparando el cuerpo y la pierna

 Al tirar del cinturón se activa la pierna elevada. Se crea compacidad y se fortalecen los huesos. Los brazos estás libres y se pueden usar para extender el torso y abrir el pecho. Las diferentes localizaciones del cinturón en el tronco tienen diferentes efectos. Colocar el cinturón en el sacro crea compacidad en las articulaciones y huesos de la pierna y pelvis; el cinturón en el pecho abre y ensancha el pecho e intensifica la extensión de la pierna; finalmente, el cinturón en la parte posterior de la cabeza fortalece el cuello y extiende el cuello posterior; esta extensión prepara el cuello para Sarvangasana

Props

cinturón largo
pared (opcional)

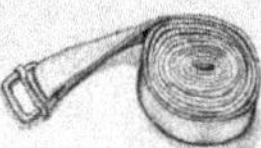

En esta variación se usa un cinturón (largo) en la pierna elevada y se lo sostiene de varios lugares en el cuerpo.

Para hacer la postura con la pierna derecha elevada:

Ate un cinturón largo alrededor de la banda sacra y del talón derecho.

> Mantenga la hebilla accesible y mientras que la pierna está un poco flexionada, ajuste el cinturón. Entonces extienda la pierna contra la resistencia del cinturón.

> Extienda los brazos sobre la cabeza y ruede los hombros hacia atrás (hacia el piso) ❶.

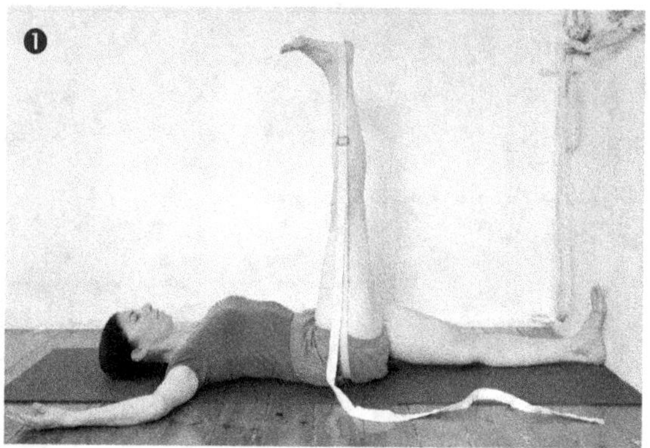

> Después de un tiempo tome el cinturón y tire para extender más la pierna derecha ❷.

> Permanezca por 40-60 segundos y luego mueva el cinturón a la espalda media. Tal vez necesite

> ajustar levemente el largo ❸.

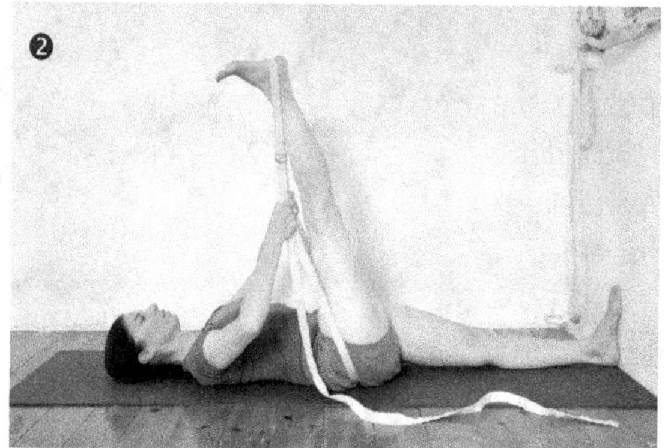

En el estadio final mueva el cinturón a la parte posterior de la cabeza. Permita que la cabeza se eleve y use el peso de la cabeza para extender el cinturón (y pierna) ❹.

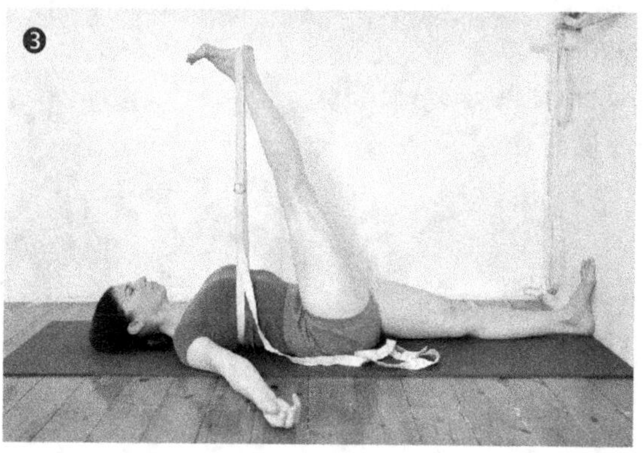

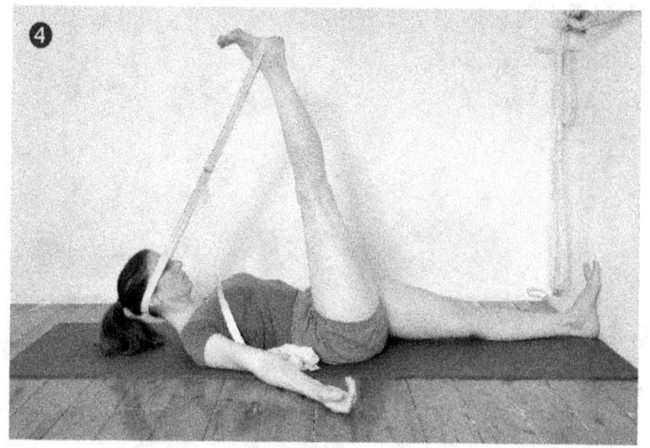

Supta Pādānguṣṭhāsana I

Variación 4
Creando espacio en el lado de la pierna levantada: Atando un cinturón de talón a ingle

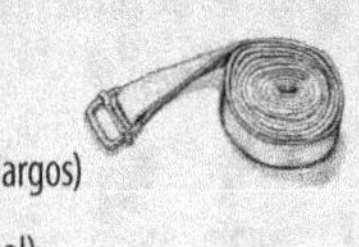

En esta variación el cinturón está agarrado desde el talón de la pierna inferior a la ingle de la pierna elevada. Si sus piernas son largas, va a necesitar un cinturón largo.

Para hacer la postura con la pierna derecha elevada:

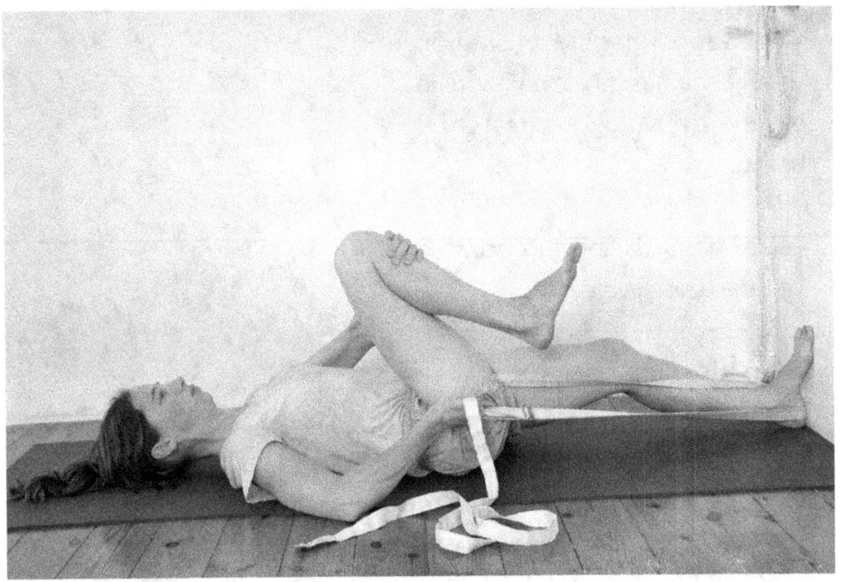

> Empiece como en la Variación 1 de esta postura y envuelva un cinturón alrededor de la ingle derecha (o parte alta de la pierna) y el talón izquierdo.

> Flexione la pierna derecha y sostenga la rodilla. Con la pierna izquierda ligeramente flexionada, ajuste el cinturón. Entonces extienda la pierna izquierda para estirar el cinturón de manera que mueva el muslo derecho lejos de Ud.

> *Nota:* mantenga la hebilla accesible de manera que pueda ajustar el cinturón.

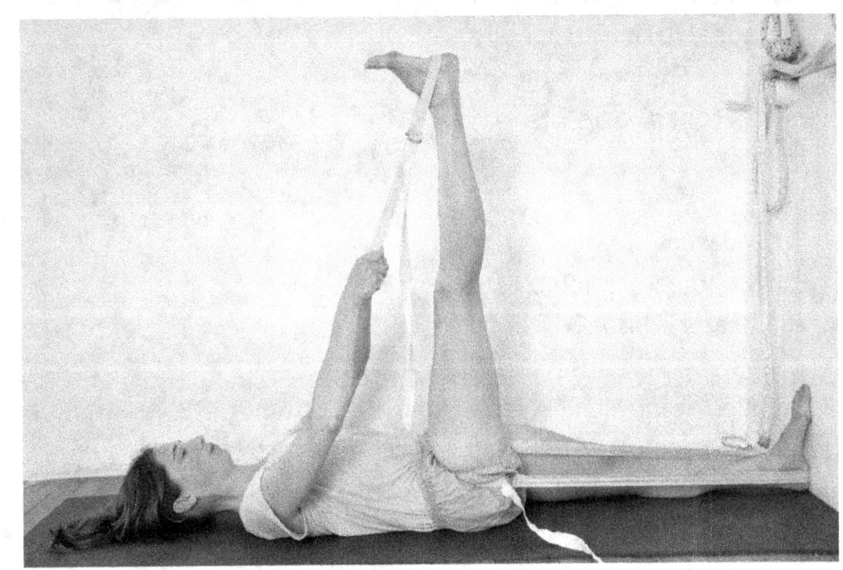

> Luego coloque el otro cinturón alrededor del talón derecho y extienda la pierna derecha verticalmente hacia arriba.

Supta Pādānguṣṭhāsana I

Variación 5
Creando espacio en el lado de la pierna levantada: Compañero tira de la pierna

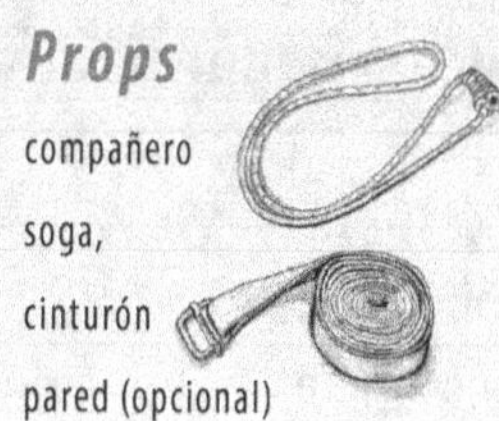

Props

compañero
soga,
cinturón
pared (opcional)

En esta variación el compañero tira del muslo alto de la pierna levantada lejos del cuerpo del estudiante (el practicante). Para hacer la postura con la pierna derecha levantada:

Compañero:

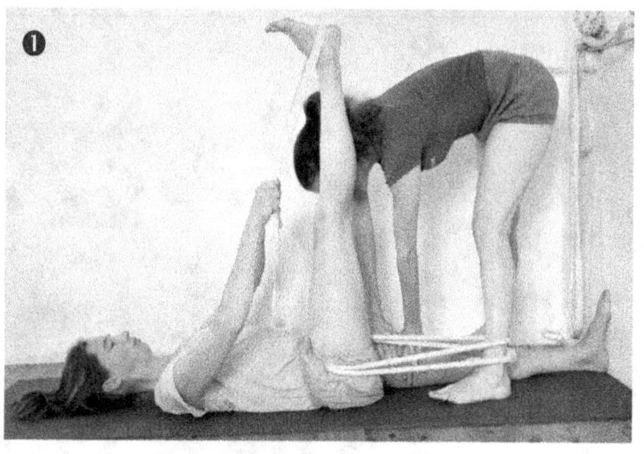

Doble la soga y colóquela alrededor de la pierna derecha del estudiante. Descienda la soga a la ingle.

> ***Nota:*** Si no hay disponible una soga, use un cinturón, pero trate de conseguir un cinturón ancho.

Inserte su pie izquierdo dentro de la cuerda enrollada y extiéndala hacia su Ud. Pida al estudiante que extienda su pierna derecha hacia arriba, usando un cinturón.

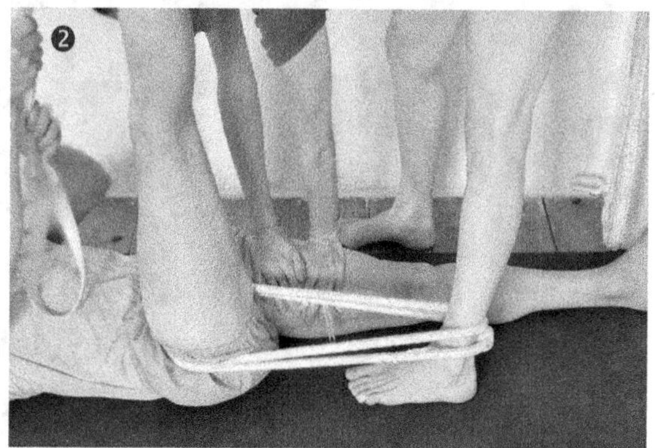

Con su pie izquierdo tire de la soga para extender el lado derecho del tronco del estudiante. Apoye sus manos sobre el frente del muslo izquierdo del estudiante y apóyese sobre él ❶.

Apoye sus manos de manera que sus dedos induzcan a una rotación interna del muslo del estudiante ❷.

Opción: Colocar la soga por encima y debajo de la rodilla del estudiante ❸.

> ***Efectos:*** Esta opción enseña como extender la pierna y abrir la rodilla posterior. Puede ayudar a recuperar ciertas lesiones de rodilla.

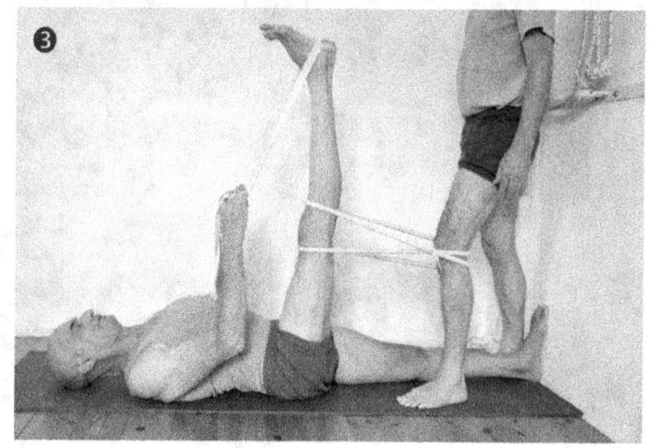

Coloque un extremo de la cuerda por encima de la rodilla y el otro por debajo.

Tire suavemente de la cuerda con su piernaleg.

Supta Pādāṅguṣṭhāsana I

Variación 6
Apoyando la pierna a 90 grados:
Usando una esquina de pared

La pared asegura una posición precisa de ambas piernas. Presionando la zona posterior de la pierna levantada a la pared frontal y el muslo interno de la otra pierna a la pared lateral ayuda a alinear y estabilizar las piernas y la pelvis. Apoyar la pierna elevada también reduce el esfuerzo de una persona con flexibilidad limitada.

Props

esquina de pared,
cinturón

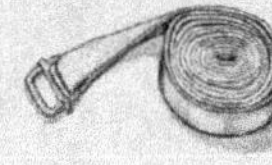

2 bloques (opcional)

Para hacer la postura con la pierna derecha elevada:

→ Tiéndase cerca de una esquina de pared externa o una columna. Levante la pierna derecha y muévase cerca de la pared hasta que el isquión derecho y el talón derecho toquen la pared.

> Muévase ligeramente hacia la izquierda para presionar el muslo interno izquierdo hacia la pared mientras que lo rota de afuera hacia adentro.

> Coloque el talón izquierdo sobre un bloque y presione el talón sobre el bloque. Use un cinturón para tirar contra el talón derecho ❶.

> También puede colocar un bloque (goma o espuma) entre el talón derecho y la pared ❷.

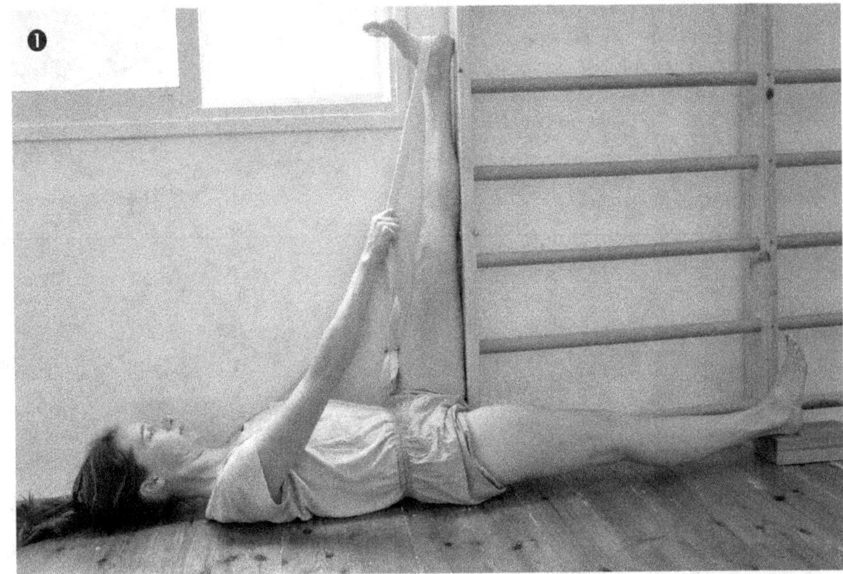

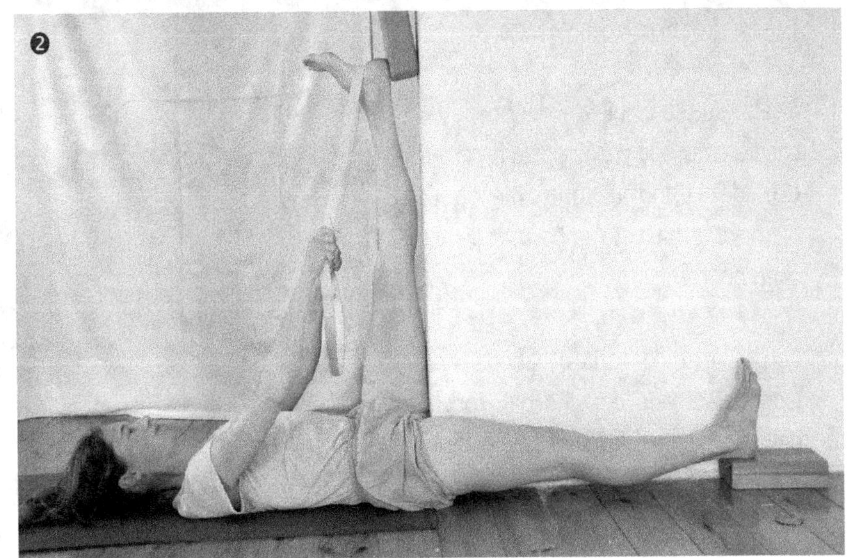

Supta Pādāṅguṣṭhāsana II

Este es el tercer movimiento mostrado en *Luz sobre el Yoga* para esta postura (LSY lam. 77), pero hoy en día es común llamarlo Supta Padangusthasana II.

Esta postura crea una expansión lateral del área pélvica y del bajo abdomen; es una buena preparación para Utthita Trikonasana otras posturas de pie laterales. Es una de las posturas recomendadas para mujeres con menstruación- en clase pueden practicar esta postura en vez de Supta padangusthasana I, Urdhva Prasarita Padasana y así sucesivamente.

PRECAUCIÓN

No practique esta postura si su aductor está lastimado.

Supta Pādānguṣṭhāsana II

Variación 1
Estabilizando la pelvis: Sosteniendo el cinturón con dos manos

Efectos

Sosteniendo el cinturón con ambas manos, estabiliza la postura y ayuda a superar el balanceo lateral de la pelvis.

Props

pared
cinturón

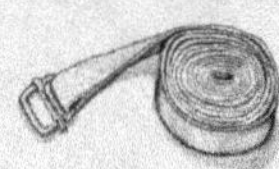

Mostramos la postura en dos estadios: pierna flexionada y pierna extendida.

Para hacer la postura con la pierna derecha:

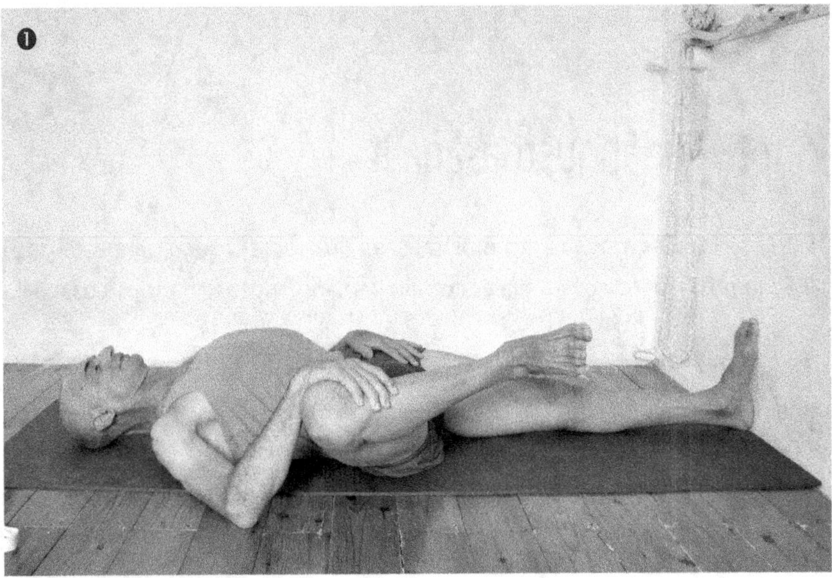

⟶ Tiéndase con sus pies contra la pared. Flexione la pierna derecha, sostenga la rodilla de esta pierna con la mano derecha y ruédela hacia el lado derecho.

> Resista la tendencia de la pelvis de rodar hacia la derecha a través de ajustar el glúteo derecho y rodar la cintura pélvica de derecha a izquierda.

> Coloque la mano izquierda sobre el muslo izquierdo y permanezca un tiempo para experimentar la apertura en la pelvis derecha ❶.

> Ahora tome el cinturón, haga un pequeño bucle y colóquelo en el talón derecho. Pase el extremo suelto del cinturón por debajo de la espalda alta y sostenga el cinturón con ambas manos.

> Tire del cinturón y lentamente extienda la pierna derecha contra la resistencia del cinturón.

> Mantenga la pierna izquierda bien extendida y presione con el pie contra la pared y con la parte posterior abajo hacia el piso ❷.

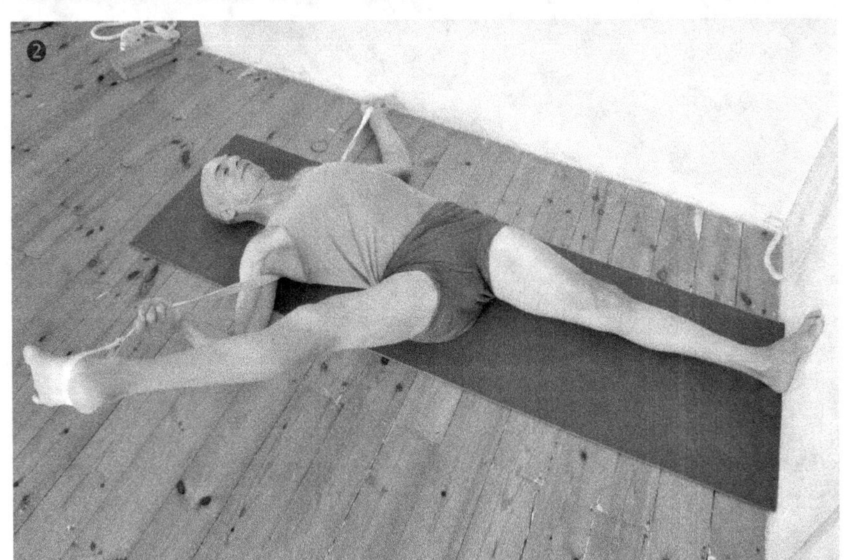

Consejos

✔ No permita que el pie derecho gire hacia afuera; manténgalo paralelo a la pared.

✔ Levante la cabeza para mirar la pelvis y asegúrese que está mirando hacia arriba, no hacia el costado derecho.

✔ Para incrementar el espacio en la pelvis puede mover el pie izquierdo hacia la izquierda y alinearlo con el borde izquierdo de la mat (necesitará acercarse un poco a la pared).

✔ Observe la respiración en la región del bajo abdomen- ¿se expande parejo a ambos lados?

Supta Pādānguṣṭhāsana II

Variación 2
Activando la pierna:
Uniendo el cuerpo y la pierna

El tirón del cinturón activa la pierna que está extendida lateralmente. Se crea compacidad y los huesos se fortalecen. Los brazos están libres, entonces se los puede usar para extender el torso y abrir el pecho.

cinturón largo

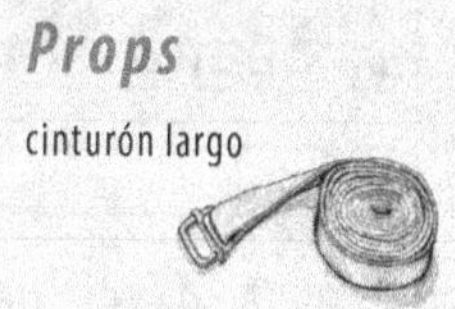

Esta variación es similar a la Variación 3 de Supta Padangusthasana I – un cinturón (largo) se engancha en la pierna lateral y se ancla alrededor de la pelvis, y luego alrededor del pecho.

Para hacer la postura con la pierna derecha:

> Enganche un cinturón largo alrededor de la pelvis y del talón derecho. Con la rodilla flexionada ajuste el cinturón de tal manera que al extender la pierna, el cinturón quede bien estirado.

> Entonces mueva el cinturón para envolver el pecho. Tal vez necesite ajustar el largo del cinturón.

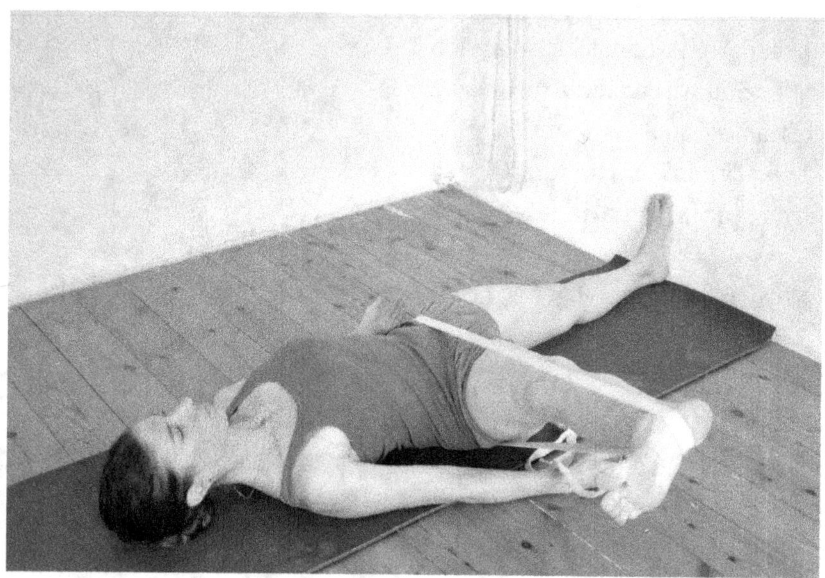

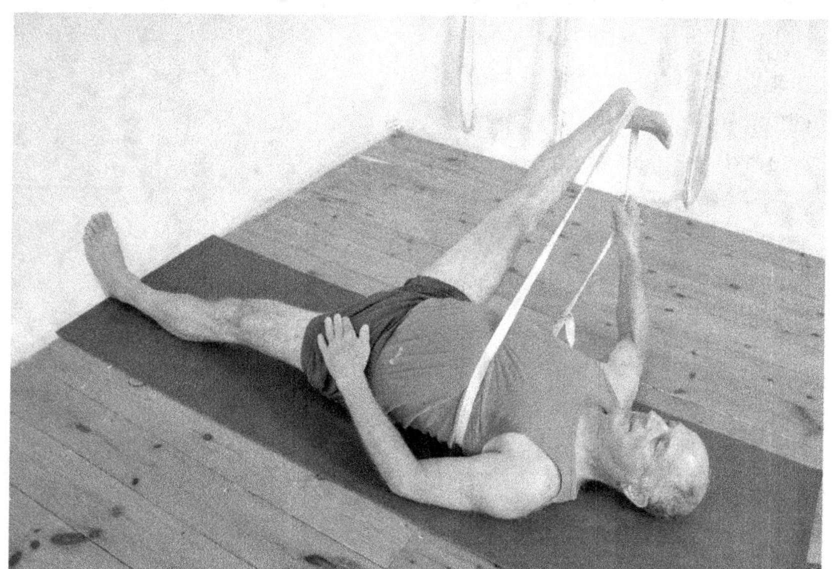

Variación 3
Creando espacio en la pelvis: Atando un cinturón desde el talón a la ingle

Efectos

La resistencia que crea el cinturón genera espacio en la pelvis y enseña a mantener la igualdad en ambos lados. Se crea espacio en el bajo abdomen para la respiración.

Props

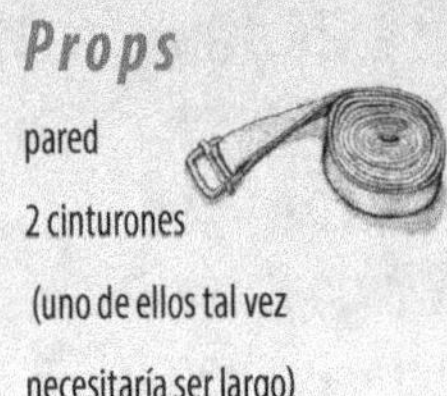

pared
2 cinturones
(uno de ellos tal vez necesitaría ser largo)

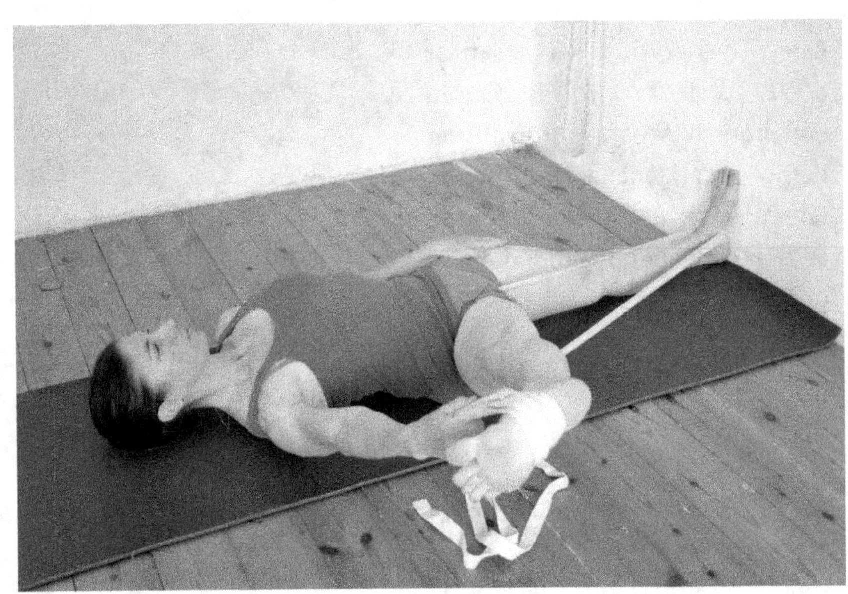

Esta variación es similar a la Varición 4 de Supta Padangusthasana I. Mostramos aquí una opción para usar un cinturón corto. Para hacer la postura con la pierna derecha lateral:

> Envuelve un cinturón desde la ingle derecha al talón izquierdo (normalmente debería ser un cinturón largo).

> Doble la pierna derecha y sostenga la rodilla. Con la pierna izquierda ligeramente flexionada, ajuste el cinturón. Entonces extienda la pierna izquierda para estirar el cinturón de manera que mueva el muslo derecho alejándolo de Ud.

> *Nota:* Mantenga la hebilla accesible para ajustar el cinturón después.

> Pliegue el otro cinturón doble para crear un bucle corto y firme. Enganche el bucle en el talón derecho y extienda la pierna hacia arriba.

> Sostenga el bucle corto con el brazo derecho extienda y mueva la pierna lateralmente hacia la derecha.

> *Nota:* Ajuste el largo del bucle o su agarre como lo necesite.

> Resista la tendencia de la pelvis a rodar hacia la derecha.

Consejos

✓ Cuando mueve la pierna lateralmente hacia el piso extienda la pierna interna desde la ingle hacia talón interno y mueva la pierna externa desde el pie externo hacia la pelvis.

✓ Mueva la pierna derecha hacia abajo desde la pierna interna, pero ajuste la pierna externa y el glúteo derecho para resistir. Esto evita que la pelvis se incline hacia la derecha.

✓ Ruede el hueso púbico de derecha a izquierda.

Supta Pādānguṣṭhāsana II

Variación 4
Creando espacio en el lateral de la pierna extendida: Compañero tira la pierna

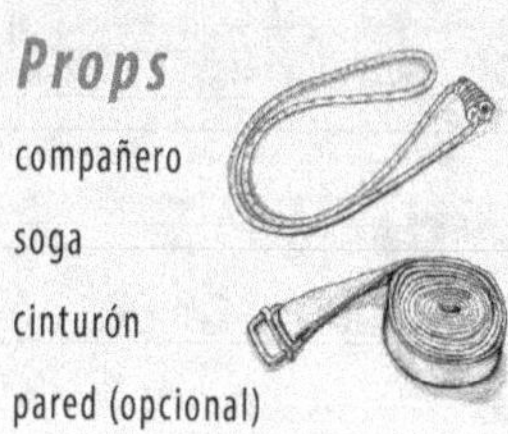

Esta variación es similar a la Variación 5 de Supta Padangusthasana I. Siga las instrucciones que se dan allí.

Otras Opciones:

1. Acción de tijeras ❶

Compañero:

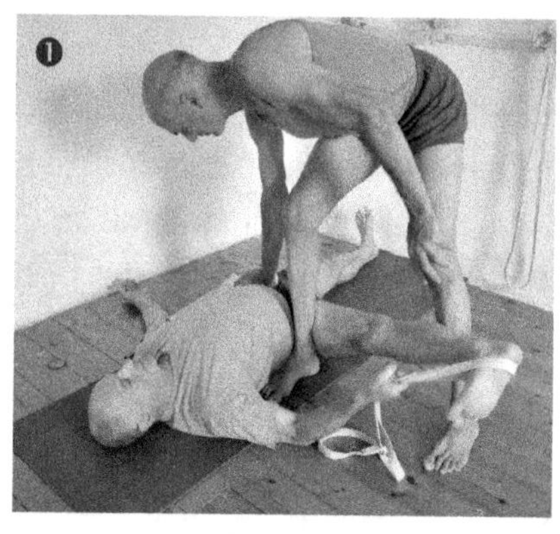

> Coloque su talón derecho contra la parte alta del muslo frontal del estudiante y muévalo hacia Ud. (para extender el lado derecho de su tronco).

> Al mismo tiempo use su pierna izquierda para empujar gentilmente contra la tibia del estudiante de manera de mantener su pierna bien extendida.

> Coloque su mano derecha sobre la cresta ilíaca izquierda del estudiante para mantenerla arraigada.

> Use las tijeras como acción para abrir la rodilla posterior del estudiante.

> *Nota:* Sea sensible a la hora de aplicar su fuerza. No haga esta variación si el estudiante tiene problemas de rodillas.

2. Pie debajo de glúteo ❷

Compañero:

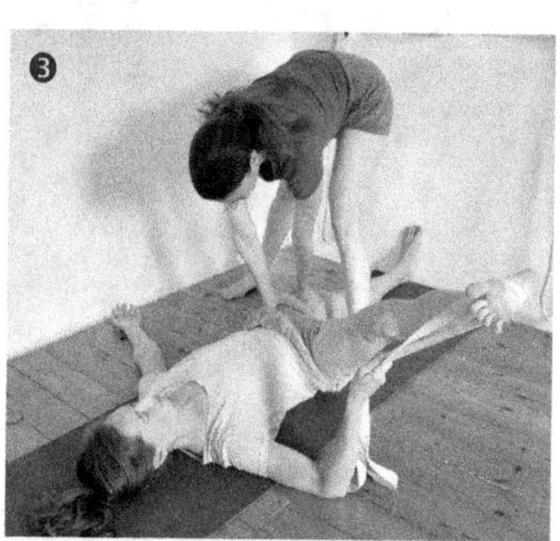

> Después que el estudiante levantó su pierna derecha, párese a su frente e inserte su pie izquierdo debajo del glúteo derecho del estudiante.

> Con su pie y dedos, extienda el glúteo hacia Ud. y sosténgalo ❷.

> Mientras que el (ella) estudiante mueve su pierna hacia la derecha, apóyese con su mano derecha sobre la cresta ilíaca izquierda para prevenir que su pelvis ruede hacia la derecha ❸.

> Coloque su mano izquierda sobre el muslo frontal izquierdo del estudiante y manténgalo anclado hacia abajo. Apoye su mano de manera que los dedos están mirando hacia adentro y ruede el muslo del estudiante de afuera hacia adentro ❹.

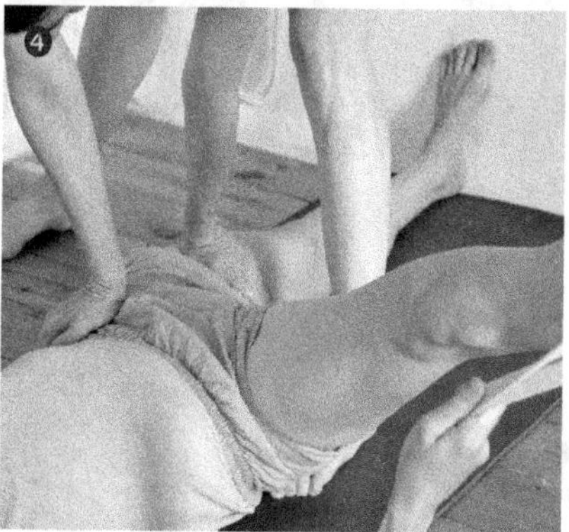

> *Nota:* La protuberancia ósea de la cresta ilíaca es convexa y filosa; curve su mano para coincidir con esta forma y si el estudiante es sensible, no presione fuerte.

Supta Pādānguṣṭhāsana II

Variación 5
Moviendo la cabeza de fémur dentro de la articulación de la cadera: Pie lateral contra la pared

Efectos

Extender la pierna contra la resistencia de la pared mueve el hueso del fémur dentro de la cavidad de la articulación de la cadera- esta es una acción muy saludable para esta articulación. Comenzar con la pierna externa sobre el piso intensifica la apertura lateral de la cintura pélvica.

Props

cinturón,
pared,
bloque (opcional)

Usualmente en esta postura intentamos mantener la pelvis estable y abrir la pierna hacia el lateral sin permitirle a la pelvis que ruede hacia el costado. Algunas veces esto puede ser revertido: comenzar por mover la pierna todo el camino hasta el piso y entonces rodar la pelvis al lado opuesto. Esto crea compacidad en la pelvis, especialmente cuando se apoya el pie contra la pared como se muestra aquí.

Para hacer la postura con la pierna derecha lateral:

⟶ Tiéndase sobre la mat paralelo a la pared, con su lado derecho a unos 75 cm (30 pulgadas) de la misma (la distancia debería ser un poco menos que el largo de su pierna).

› Flexione su pierna derecha y apoye el pie sobre la pared. La rodilla tiene que estar un poco flexionada, el pie externo sobre el piso y la pierna perpendicular a la pared ❶.

› Despacio empuje la pared para extender la pierna.

> *Nota:* la mat es obligatoria, ya que proporciona fricción para resistir el empuje.

› Apoye la mano izquierda sobre el hueso ilíaco izquierdo. Gire la pelvis tanto como sea posible a la izquierda intentando mover el glúteo izquierdo cerca del piso ❷.

Opción: usando una esquina de pared

⟶ Puede hacer esta variación de manera que el pie izquierdo también empuje una pared. Para eso tiene que usar una esquina de pared como se muestra aquí ❸:

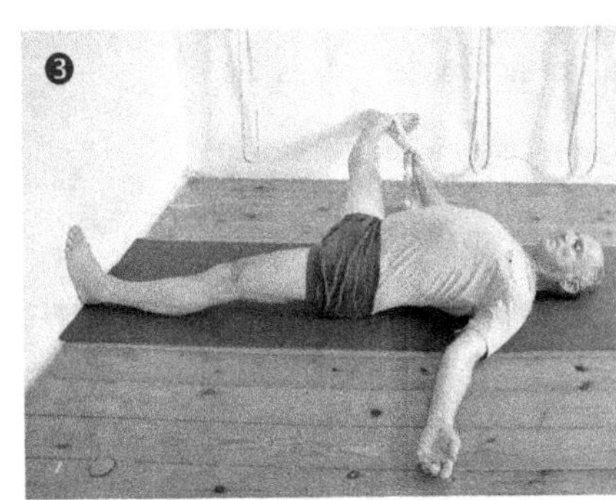

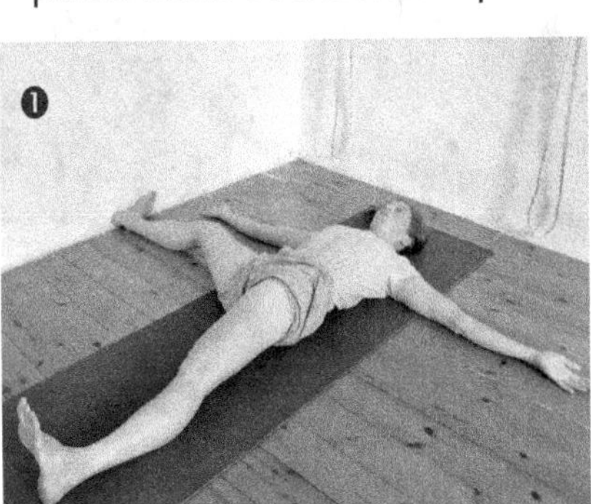

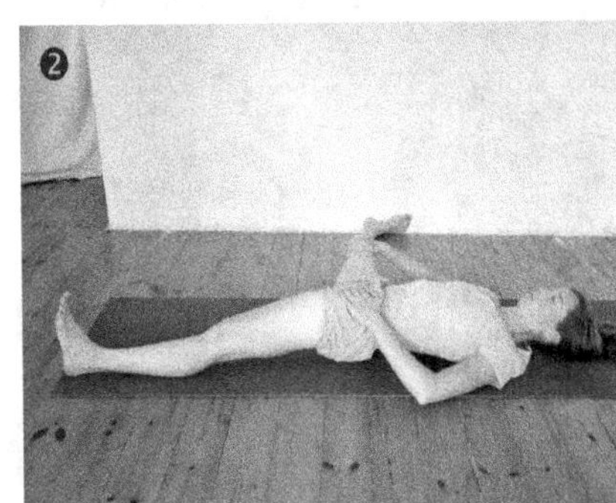

Consejos

✓ Mover la cabeza del fémur dentro de la cavidad es más efectivo cuando el ángulo entre la pierna derecha y la pared es de 90 grados; por lo tanto no mueva el pie derecho más alto que esto.

✓ Puede colocar una manta doblada, o algún otro soporte para llenar el hueco debajo del glúteo izquierdo.

✓ Mueva los glúteos externos hacia adentro, uno hacia el otro, esto ayuda a abrir la pelvis frontal, mantenga el lado izquierdo de la pelvis anclada y arraigue los fémures dentro de la cavidad de la cadera.

Supta Pādānguṣṭhāsana II

Efectos

La acción de la soga estabiliza la pelvis y mantiene el hueso del fémur en su lugar. Esto es muy calmante y permite a los órganos abdominales relajarse y suavizarse.

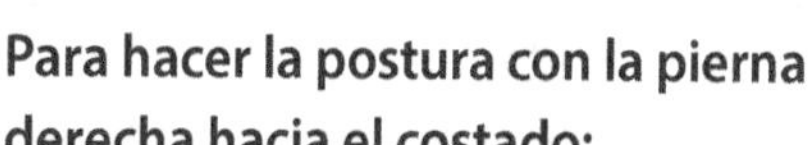

Variación 6
Moviendo la cabeza de fémur dentro de la articulación de la cadera:
Compañero tira de la nalga

Para hacer la postura con la pierna derecha hacia el costado:

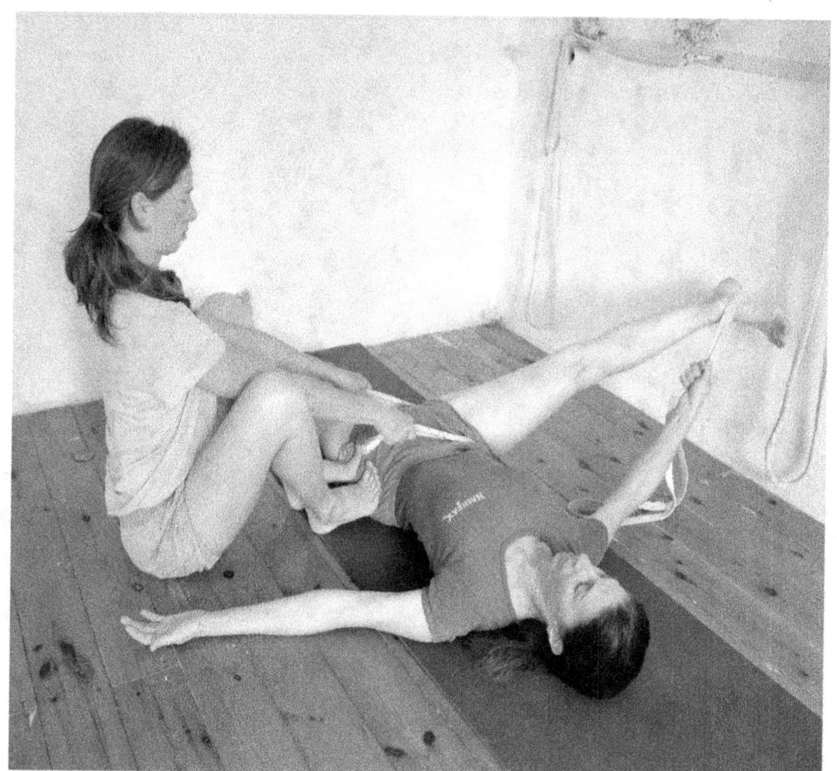

Estudiante: Tiéndase en el piso. Eleve la pierna derecha y sosténgala con un cinturón en el talón derecho.

Compañero: Siéntese en el lado izquierdo del estudiante y envuelve con la soga su glúteo derecho. Coloque sus pies contra el lado izquierdo de la pelvis del estudiante.

Compañero: Mientras que el estudiante mueve su pierna hacia la derecha, tire de la soga para estabilizar su pelvis y mover la carne del glúteo dentro de la pelvis.

Supta Pādāṅguṣṭhāsana II

Variación 7
Supta Padangusthasana II Restaurativo:
Apoyando el muslo externo

El soporte permite estar en la postura sin esfuerzo y disfrutar del efecto de ensanchamiento y relajación de la postura. Esta variación es especialmente útil para mujeres durante la menstruación y embarazo (durante el embarazo use un almohadón).

Props

manta

almohadón o bloque

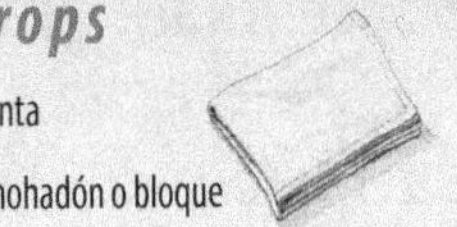

Para hacer la postura con la pierna derecha moviéndose hacia el lateral:

⟶ Coloque una manta enrollada (o un almohadón) longitudinal a su derecha.

› Sostenga el pie derecho con un cinturón y levántelo.

› Mueva la pierna hacia la derecha y ajuste la manta enrollada para sostener el muslo alto derecho.

› Flexione el codo derecho y apóyelo sobre el piso a la altura de los hombros ❶.

Otras opciones: Usando un soporte duro

⟶ Puede usar un bloque de madera ❷ o inclusive un peso de metal plano (no se muestra).

› Coloque el bloque o el peso de manera de sostener el gran trocánter (la eminencia cuadrilátera del fémur lateral superior).

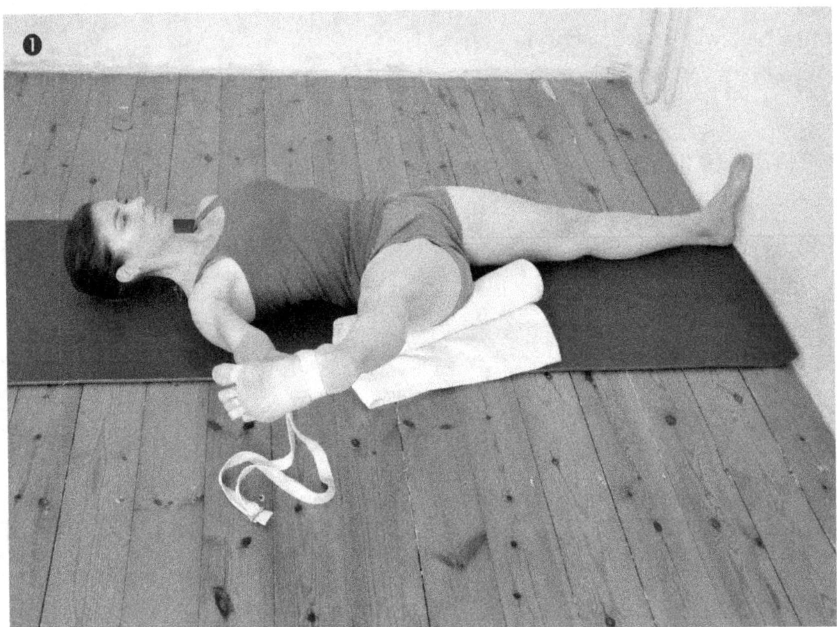

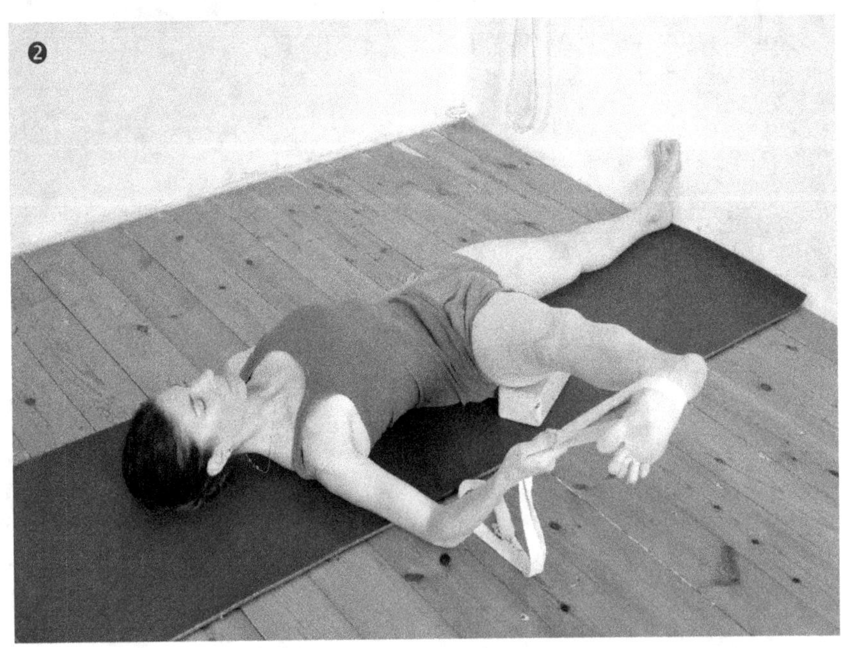

Paschimottanasana es ua importante extensión hacia adelante. Es beneficiosa especialmente para extender las piernas posteriores y la parte posterior del torso, también para una práctica restaurativa y meditativa. Por lo tanto nos dedicaremos a esta postura con cierta extensión. Muchas de las variaciones mostradas para esta postura pueden ser adaptadas fácilmente a otras extensiones hacia adelante básicas (como Janu Sirsasana y Trianga Mukhaikapada Paschimottanasana). Presentamos aquí variaciones para:

- Activar las piernas
- Flexionándose profundamente a la postura a través de alargar los músculos isquiotibiales
- Permanencia restaurativa prolongada en la postura

Las personas con isquiotibiales acortados tienden a flexionarse desde la espalda, lo que provoca una carga no saludable en la espalda. Para hacer la postura de forma saludable primero hay que aprender a alargar los isquiotibiales.

PRECAUCIÓN

Para proteger los músculos isquiotibiales, siempre abra las rodillas completamente, extendiéndolas parejo en todos sus lados. No permita que los muslos se levanten del piso. No practique este asana durante o justo después de un ataque de asma. Evite esta postura si tiene diarrea.

Activando las piernas

A diferencia de las posturas de pie, en las que los pies son la base de la postura, en la mayoría de las extensiones hacia adelante, las piernas posteriores- desde los glúteos hasta los talones- son la base. Cuanto más presiona las piernas hacia abajo y las hace pesadas, más libertad y extensión conseguirá en el tronco. Los cuádriceps (músculos de los muslos frontales) deben estar apretados y chatos sobre los fémures (huesos de los muslos). Debemos aprender como activar y ajustar estos músculos sin inflarlos ni acortarlos, o alejarlos de los huesos.

Las siguientes variaciones ayudan a aprender esta acción.

Paschimottānāsana

Variación 1
Activando las piernas:
Bloque entre los muslos

Efectos

El bloque activa los muslos externos; esto estabiliza las articulaciones de la cadera y ayuda a extender los lados del tronco. También ayuda a rotar los muslos hacia adentro y así a ensanchar la pelvis. Tirar del cinturón con las manos ayuda a extender la columna y ensanchar la espalda, previniendo de esa forma que se abulte hacia arriba (como una "joroba").

Props

bloque de madera

cinturón

opcional: 2-3 mantas (para elevar el asiento y/o para descansar la cabeza

Esta variación es similar a variación 6 de Dandāsana.

Coloque una manta doblada cerca suyo para luego apoyar la cabeza (la altura del soporte se debe ajustar de acuerdo a sus necesidades).

Siéntese en Dandasana. Sostenga el bloque firmemente entre los muslos. Ruede los muslos hacia adentro, de manera de tocar el bloque con el borde superior de los muslos internos (como en la pag.10).

Flexione las rodillas ligeramente. Enlace un cinturón alrededor de los talones y sosténgalo. Tire del cinturón con ambas manos, eleve el pecho, mueva la columna alta hacia adentro, y haga la espalda cóncava. Extienda las piernas contra la resistencia del cinturón y siéntese derecho ❶.

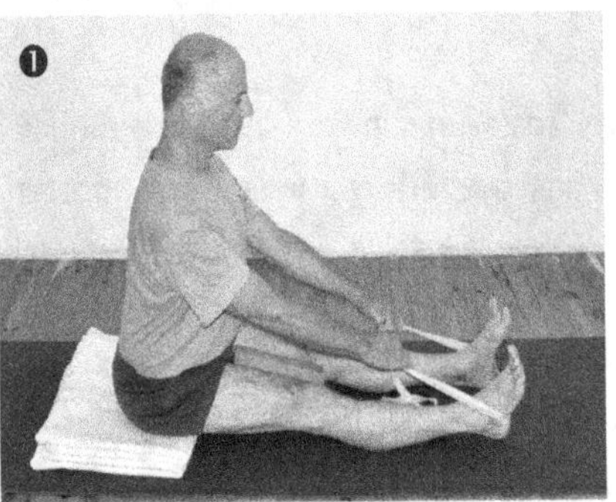

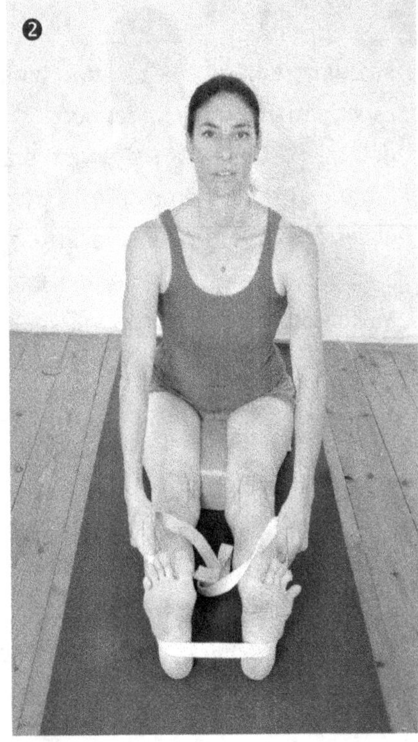

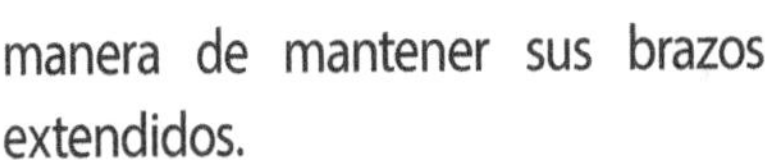

Inhale y eleve los brazos hacia arriba a Urdhva Hasta Dandasana

Pliéguese hacia adelante 45 grados manteniendo la espalda cóncava, levante el esternón; entonces levante el mentón y mire hacia arriba (esto es Padangustha Dandasana) ❷.

Inhale y abra el pecho. Si es necesario, acorte el cinturón de manera de mantener sus brazos extendidos.

Exhale y muévase hacia adelante con la flexión de los codos hacia los costados (si alcanza los pies, tómelos en vez de al cinturón). Separa los codos a los costados para ensanchar el pecho.

Coloque la región del ombligo sobre los muslos, entonces el pecho inferior y finalmente descienda la cabeza.

Suavice el cuello mientras apoya la frente gentilmente entre las tibias shins ❸   o sobre una manta o almohadón, apoyándose en la parte superior del soporte.

Consejos

✓ Aprenda a activar las piernas y presionarlas abajo al piso mientras mantiene el abdomen completamente pasivo.

✓ Cuando un avión aterriza, sus ruedas traseras tocan primero el piso antes que las delanteras; de la misma forma, cuando entra en Paschimottanásana el tronco inferior debe descender antes que el tronco alto (no haga un "aterrizaje forzoso").

✓ Levante los codos para ensanchar el pecho y abrir los lados del tronco y axilas. No deje caer los lados del tronco, pero mueva la columna hacia abajo, dentro de la espalda.

Todas las extensiones hacia adelante tienen tres etapas:

❯ **Ūrdhva Hasta** – extender los brazos hacia arriba para alargar el tronco ❶.

❯ **Ūrdhva Mukha Dandāsana** (o Padagustha Dandasana)- en esta etapa se hace la espalda cóncava lo que crea longitud en la columna frontal. La cabeza está orientada hacia arriba, pero los ojos retroceden para observar mentalmente la columna vertebral ❷.

❯ **Adho Mukha** – Esta es la etapa final en la que se lleva la cabeza hacia abajo. El tronco posterior está largo con una leve curva ❸.

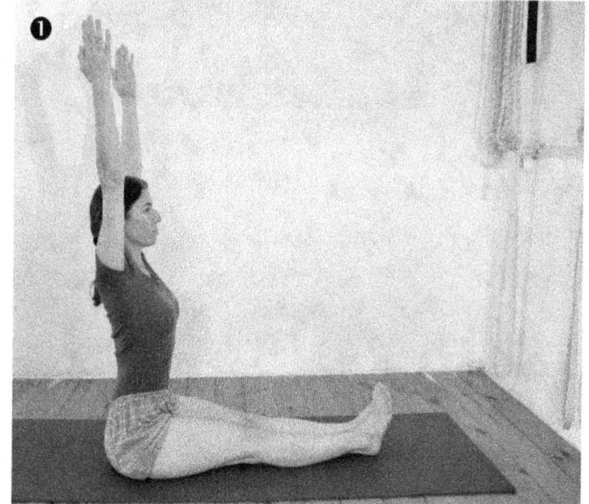

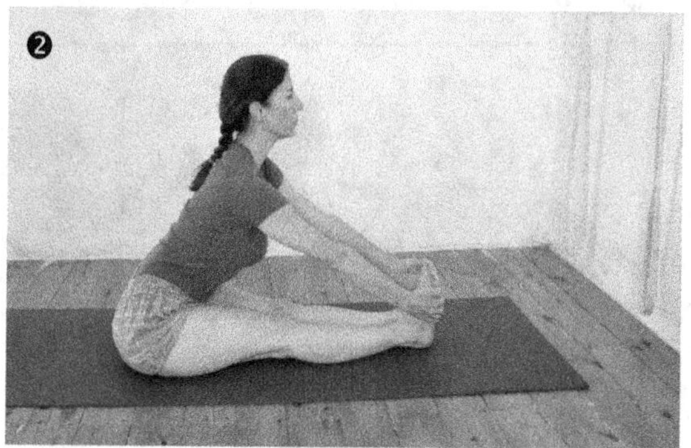

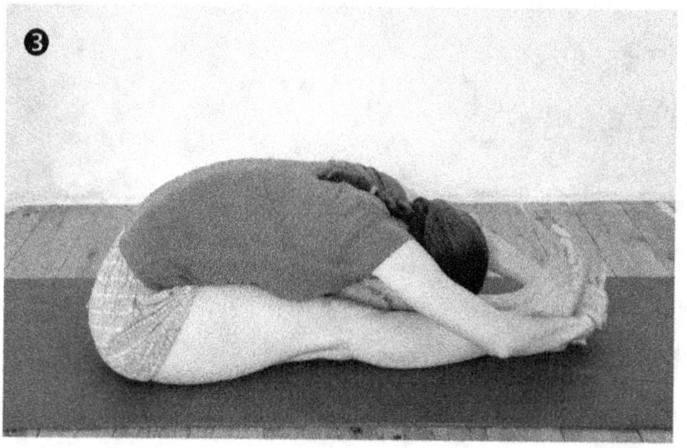

Paschimottānāsana

Variación 2
Activando los pies:
Bloque contra la planta de los pies

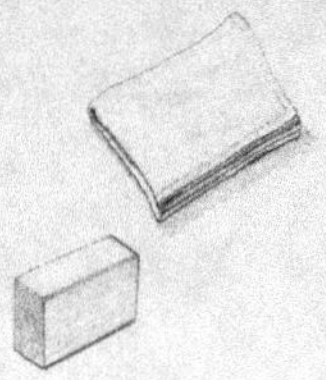

Variación 5 de Dandasana (ver pag. 9) es similar a esta postura, pero acá usamos un bloque para facilitar la extensión hacia adelante.

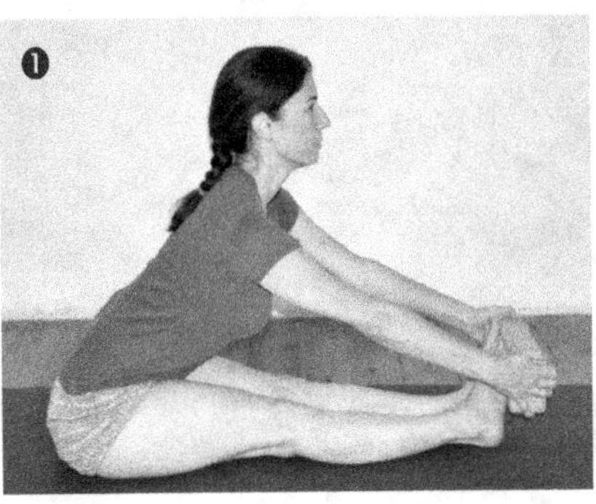

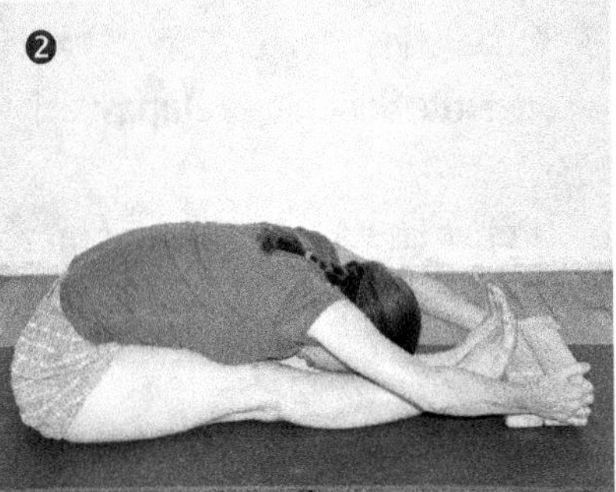

— Siéntese en Dandasana y coloque un bloque contra la planta de sus pies.

> Inhale, levante los brazos y extienda el tronco hacia arriba. Exhale, dóblese hacia adelante desde las caderas, sostenga los lados del bloque y extienda las piernas; mire hacia adelante y hacia arriba para hacer cóncava la espalda ❶.

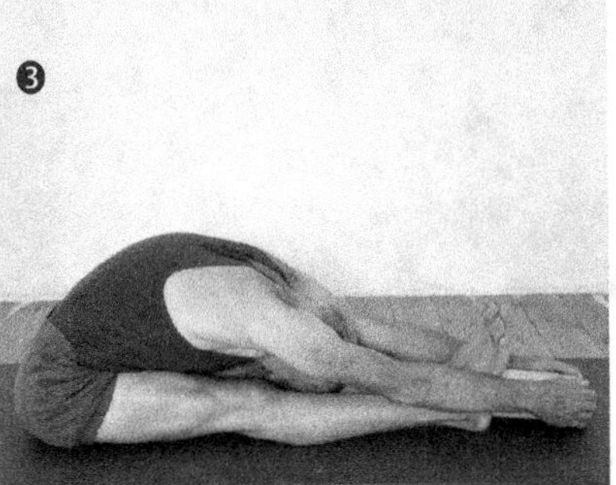

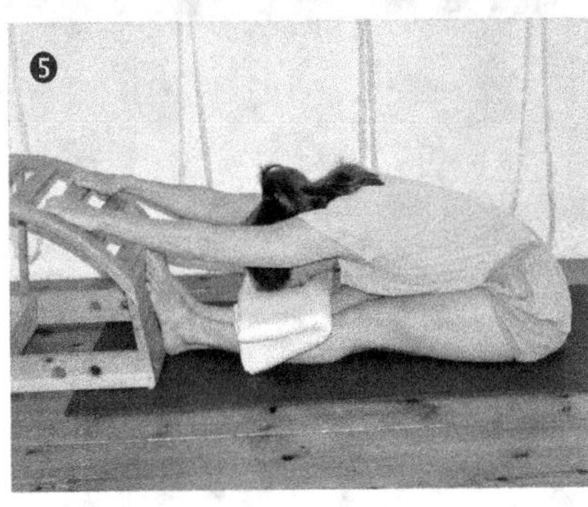

> Inhale, y con la exhalación flexione los codos y extienda el tronco hacia adelante sobre las piernas.

> Descanse su frente sobre las tibias (use una manta doblada, un almohadón o inclusive una silla si se necesita).

> Si es posible, coloque un bloque más ❷, o gire el bloque (a su lado) colocándolo a lo largo ❸.

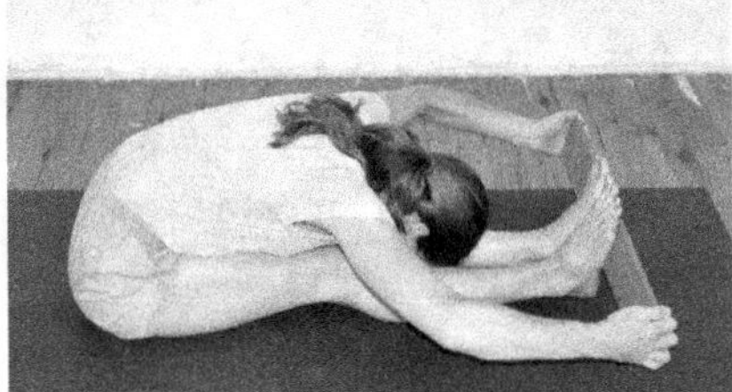

> *Nota:* En vez de un bloque puede usar una tabla ❹;); lo que induce a más ensanchamiento en el tronco. Si hay disponible, puede usar una columna, un gancho de pared, un banco ❺ o cualquier otro objeto estable que pueda agarrar para incrementar la extensión hacia adelante.

Consejos

✓ Apriete los músculos de los muslos externos para estabilizar las articulaciones de las caderas y ensanchar la cintura pélvica. Esto suaviza el abdomen.

✓ Mientras extiende las piernas, observe la línea central superior de las mismas: en cada pierna, el centro del tobillo frontal, rodilla y muslo deben estar en línea mirando hacia arriba.

✓ Ensanche la planta de los pies y separe los dedos.

Aplicabilidad

Todas las extensiones hacia adelante con una o ambas piernas extendidas hacia adelante, ej. Jānu Śirṣāsana, Trianga Mukhaikapāda Paschimottānāsana

Paschimottānāsana

Variación 3
Compactando las piernas:
Usando un cinturón

El cinturón crea compacidad y definición en las piernas y estabiliza la rotación interna de los muslos. Trabajar en contra de la resistencia del cinturón activa las piernas.

2 cinturones (o más)

En la Variación 7 de Dandasana (pag. 11) mostramos como usar 6 cinturones para estabilizar y compactar las piernas. Esta Variación muestra esto mismo para Paschimottanasana. Usamos acá 2 cinturones; puede usar más cinturones para mejorar la compacidad de las piernas como se muestra en pag. 11.

——> Siéntese en Dandasana y ate un cinturón alrededor de los muslos medios, y el segundo cinturón alrededor de la parte media de las tibias.

> Coloque los cinturones de manera que estén ajustados en direcciones opuestas.

> Rote los muslos hacia adentro, y entonces ajuste los cinturones.

> *Nota:* Si después de ajustar hay incomodidad en los huesos de los tobillos, coloque algún acolchonamiento entre los tobillos.

> Pliéguese y extiéndase hacia adelante a Paschimottānāsana.

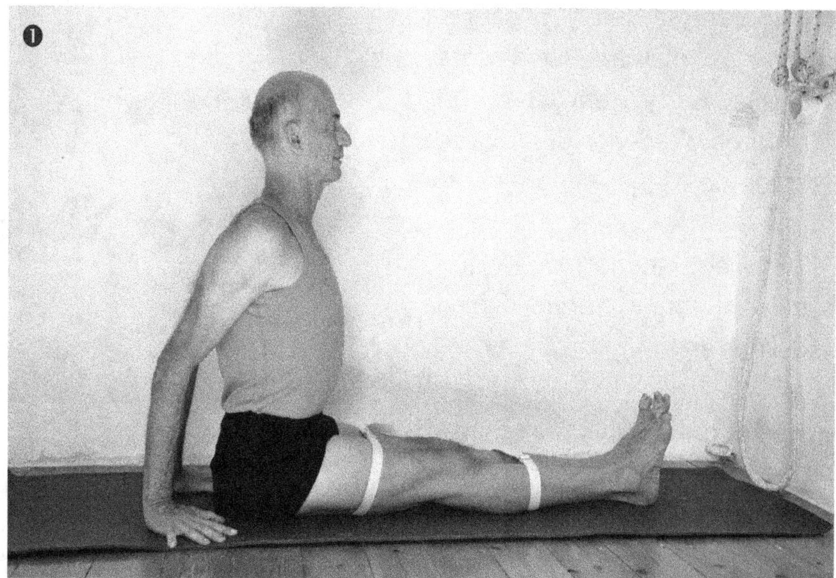

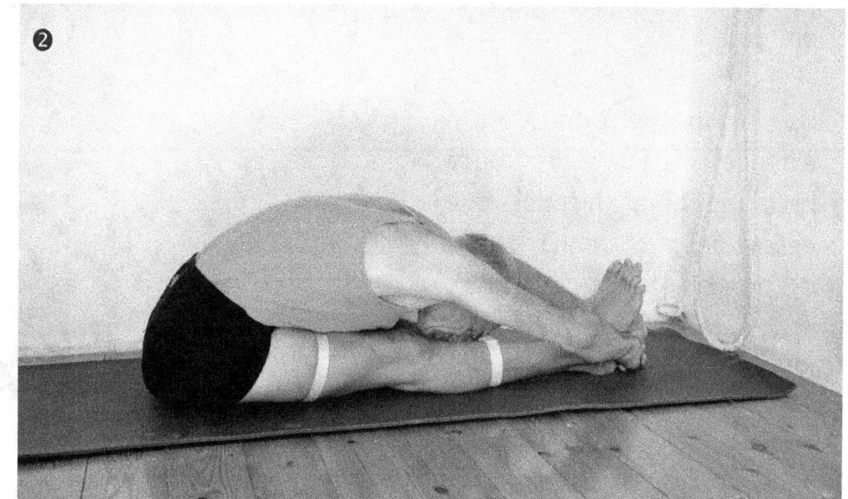

Aplicabilidad

Atar las piernas con cinturones puede hacerse en cualquier postura en la que las piernas están juntas y extendidas. Se puede usar para Tandasana (parados cerca de la pared), para posturas invertidas, ect. Puede hacer el Ciclo de Dandasana Paschimottanasana, Paripurna Navasana, Ardha Navasana, ect., con los cinturones en las piernas.

Paschimottānāsana

Variación 4
Abriendo los lados:
Cinturón alrededor de los pies

Colocar el cinturón en los pies de esta manera activa los pies y las piernas. Las manos están orientadas hacia abajo permitiendo el giro de los brazos y elevación de los codos. Esto abre los lados del tronco y ayuda a extenderlos hacia adelante.

Props

cinturones

—▶ Siéntese en Dandasana con las piernas ligeramente separadas y envuelva un cinturón alrededor de la parte media de los pies ❶.

❯ Tome el extremo más alejado del cinturón y crúcelo debajo del que está más cercano ❷.

❯ Tire del cinturón para flexionarse hacia adelante. Resista con las piernas. Active y abra los pies.

❯ Eleve los codos a la altura de los omóplatos.

❯ Use el tirón del cinturón para extender los lados del tronco hacia adelante mientras que desciende la columna dentro del tronco ❸.

❯ Mientras que tira con los brazos no permita que los hombros y los trapecios se muevan hacia el cuello.

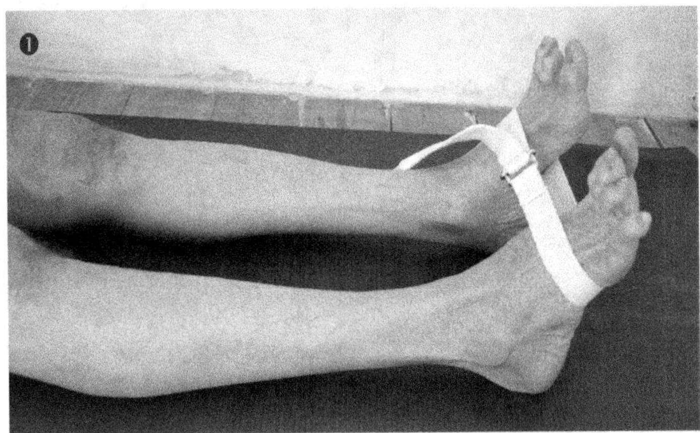

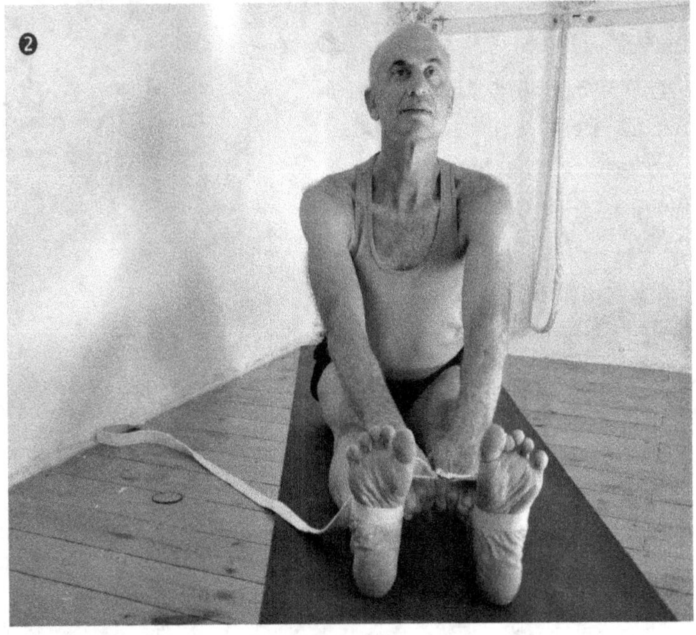

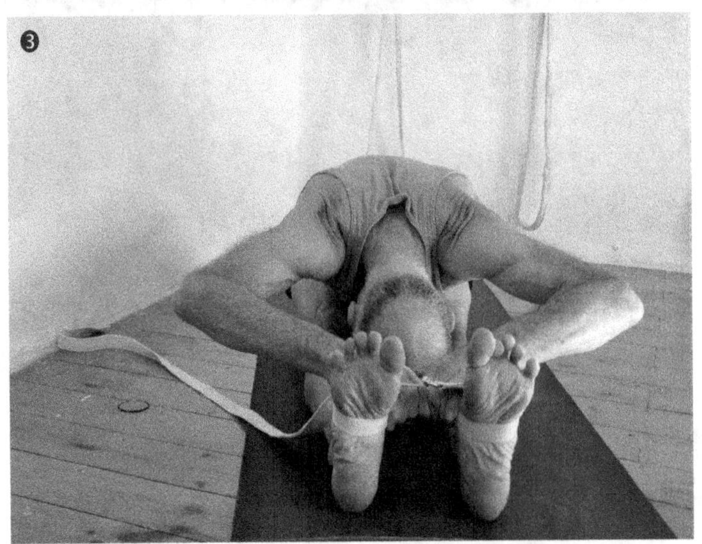

Paschimottānāsana

Variación 5
Abriendo las piernas posteriores: Talones sobre bloque

Apoyando los talones sobre bloque activa y fortalece las piernas. Enseña como presionar los cuádriceps hacia los huesos de los muslos, y a su vez abrir la parte posterior de las piernas y rodillas. También enseña a alargar los tendones de Aquiles.

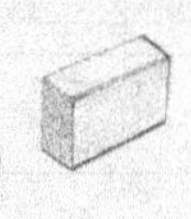

bloque

manta (opcional)

cinturón (opcional)

Variación 4 de Dandasana (ver pag. 8) es similar a esta postura; pero acá agregamos la extensión hacia adelante.

> *Nota:* Si sus rodillas tienen hiperextensión, coloque un soporte en los músculos gemelos como se muestra en Variación 4 de Dandasana.

Siéntese en Dandasana y coloque los talones sobre un bloque.

> Mueva los talones lejos para extender los tendones de Aquiles y presiónelos hacia abajo contra el bloque ❶.

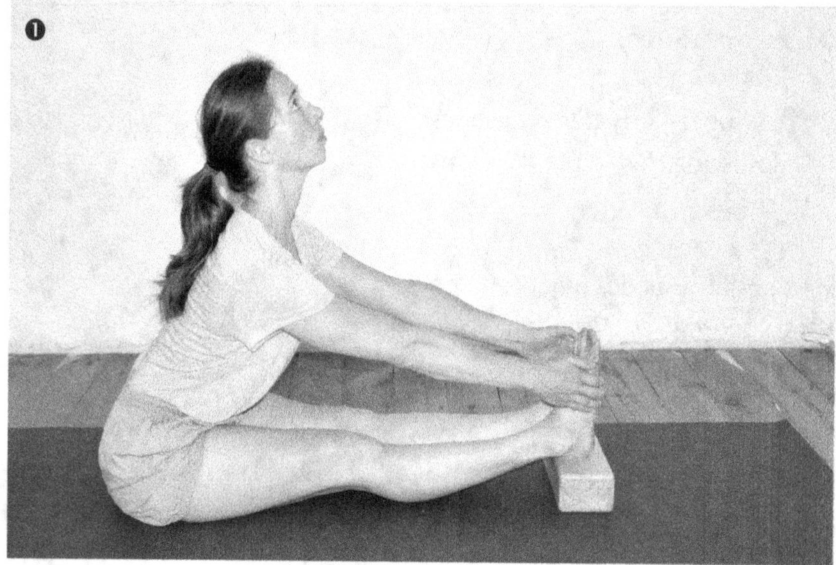

> Inhale, ensanche el pecho y extienda los brazos hacia arriba.

> Exhale y vaya hacia adelante para tomar los dedos de los pies (use un cinturón si lo necesita). Levante los brazos internos, mire hacia arriba y mantenga la espalda cóncava.

> Inhale y con la exhalación pliéguese hacia delante desde las caderas mientras mantiene el tronco largo.

> Entrelace los dedos de las manos (o las manos o las muñecas) alrededor de los pies de acuerdo a su posibilidad ❷.

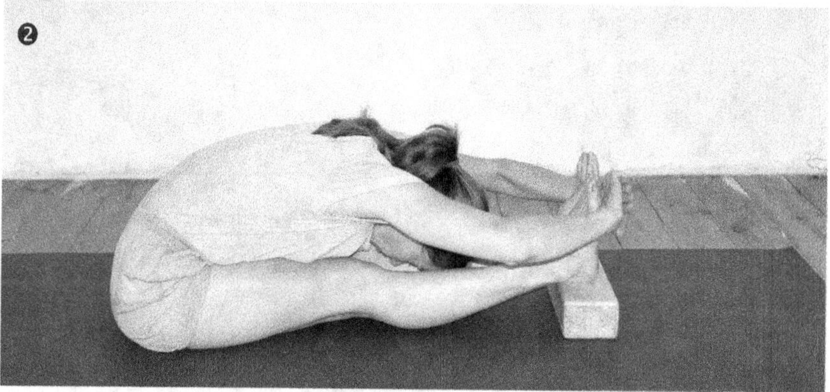

> Empuje las piernas hacia abajo mientras extiende más el tronco.

> Descanse la frente sobre las tibias (use una manta doblada o un almohadón si necesita)

Consejos

✓ No use los músculos de los brazos de forma agresiva; en cambio extienda las axilas hacia los codos internos y permita que el tronco fluya hacia adelante sobre las piernas.

✓ Aplane los músculos de los muslos frontales hacia abajo de manera que toquen los huesos mientras ensancha los músculos de los muslos posteriores. Piense en los muslos como muy pesados, como si tuvieran peso encima (se siente estos efectos poniendo peso real sobre los muslos).

Aplicabilidad
Todas las extensiones hacia adelante con una o dos piernas extendidas hacia adelante.

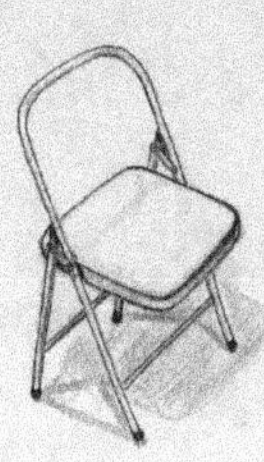

Otras opciones:

→ Apoye los dos isquiones (huesos de los glúteos) y los talones

› Es posible usar dos bloques como se muestra en Variación 4 de Dandasana.

› O usar sillas ❶ & ❷.

Efectos: La elevación del cuerpo sobre dos sillas enfatiza los cuatro huesos que debe presionar hacia abajo (huesos de las nalgas y talones). La silla que sostiene los talones proporciona puntos de anclaje para las manos. Sentarse alto tiene un efecto mental que ayuda a abrir más las rodillas posteriores. En un contexto terapéutico, también permite colgar peso sobre las rodillas (no lo haga sin la guía de un profesor certificado).

Nota: Evite esta variación si sus rodillas son hiper- extendidas.

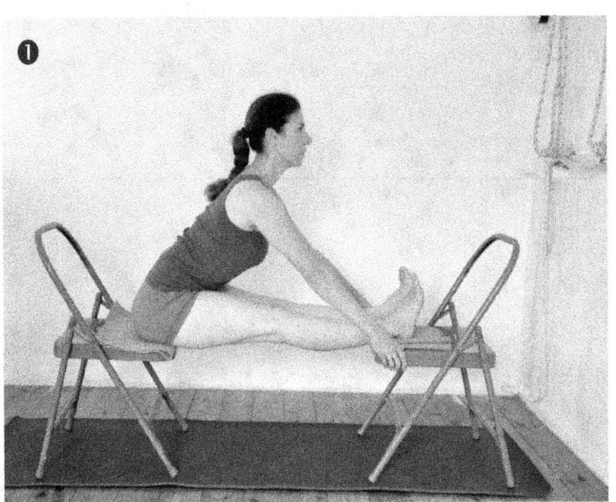

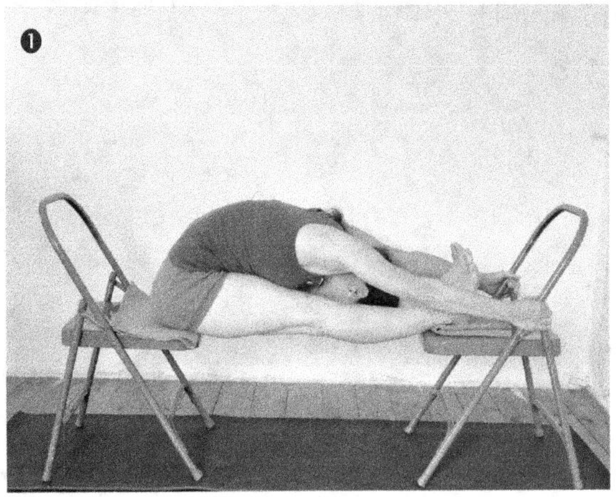

Paschimottānāsana

Variación 6
Anclando las manos:
Pies sobre una silla invertida

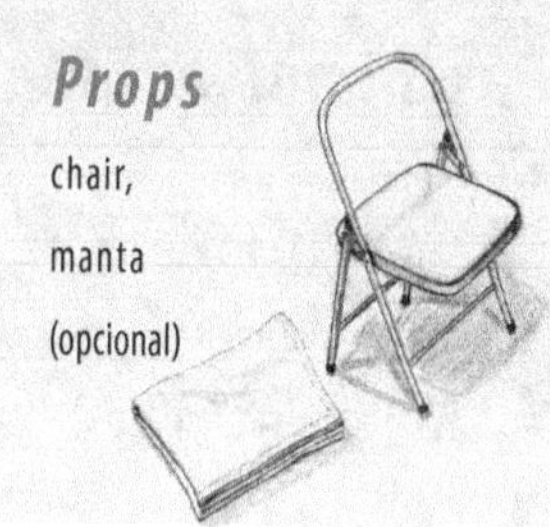

Invierta una silla plegada, de manera que las patas de la silla apunten hacia su lado, y que las patas traseras estén sobre el piso.

Siéntese en Dandasana con los pies apoyados sobre el asiento invertido (coloque un retazo de mat sobre el asiento si es necesario).

Sosteniendo las patas de la silla, ajuste el ángulo del asiento para apoyar las plantas de los pies. Flexione las piernas y tire de la silla ❶. Extienda el cuerpo frontal y haga la columna cóncava.

Con la exhalación entienda las piernas mientras mantiene la espalda cóncava ❷.

Descienda el tronco sobre las piernas en Paschimottanasana. Coloque sus codos sobre las patas de la silla. Apoye su frente sobre el parante de la silla o sobre una manta doblada ❸.

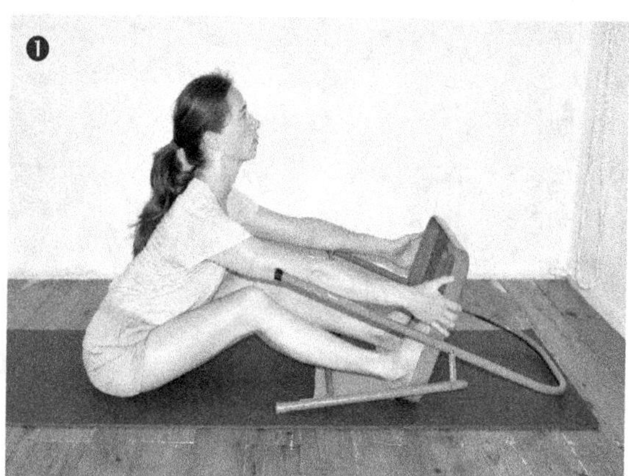

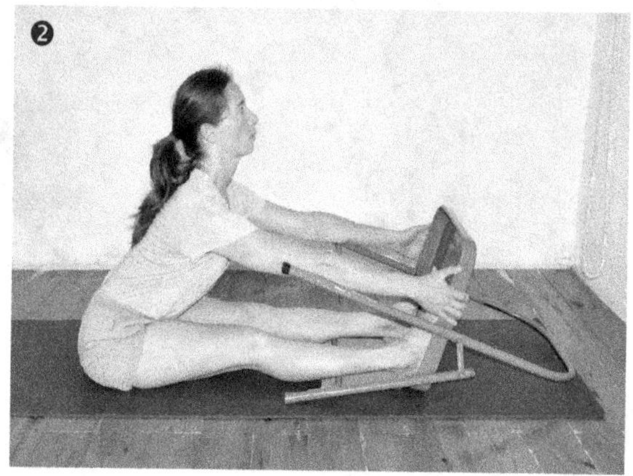

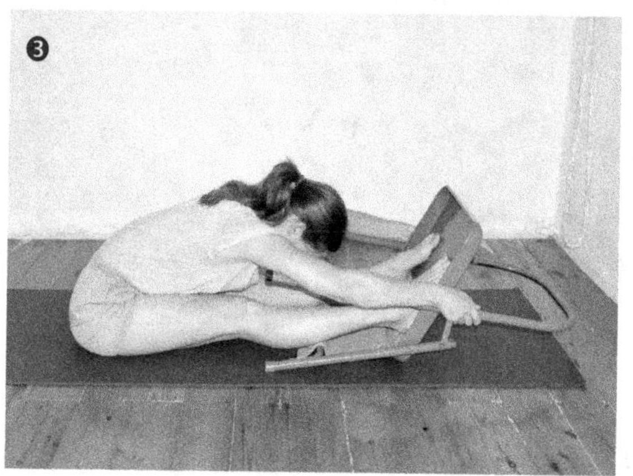

Paschimottānāsana

Variación 7
Elevando los lados:
Apoyando las caderas

El soporte en los lados estabiliza la postura y proporciona resistencia contra la cual se ensancha la cintura pélvica. También eleva el coxis dentro del cuerpo, por lo tanto ayuda a extender la columna.

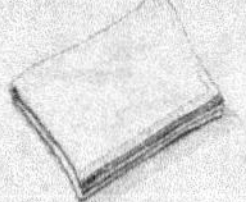

⟶ Siéntese en Dandāsana.

› Coloque dos mantas enrolladas diagonalmente a lo largo de los lados de sus caderas de manera que la cintura pélvica se hace compacta.

› Dóblese hacia adelante a Paschimottānāsana.

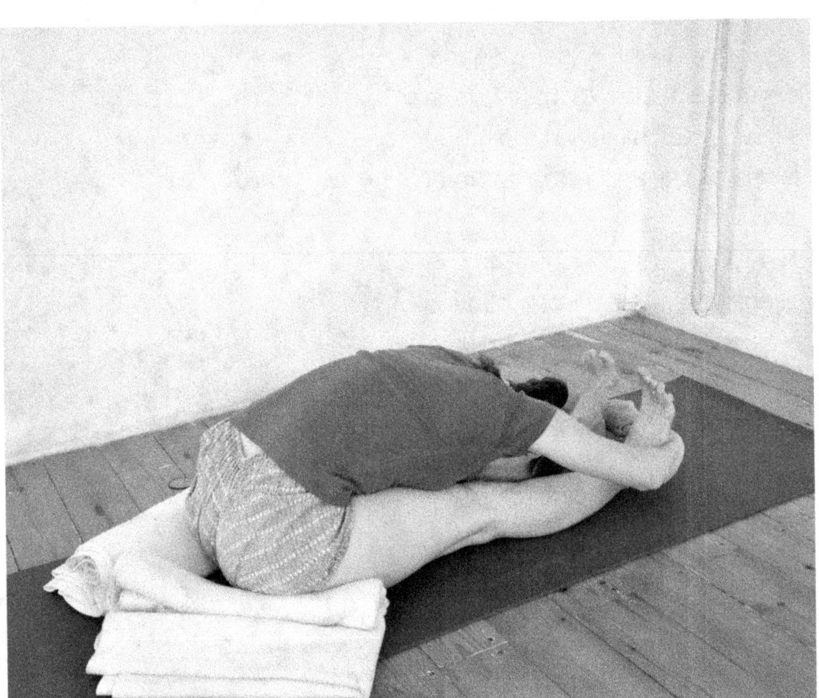

Consejos

✓ Vuelva a Dandasana, quite las mantas y repita la postura. Observe que músculos tiene que activar para re-crear el efecto de compacidad después de haber quitado las mantas enrolladas.

Aplicabilidad

Todas las extensiones hacia adelante con una o dos piernas extendidas (una manta enrollada por pierna extendida).

Entrando
en la postura
con piernas
flexionadas

La manera estándar de entrar en Paschimottanasana es mantener las piernas extendidas y firmes sobre el piso y mover el tronco hacia las piernas, hasta que el cuerpo esté plegado en dos y el tronco frontal descansa sobre las piernas. Si se hace con fuerza, esto puede tornar las piernas rígidas, bloquear la extensión de los isquiotibiales, y ejercer un excesivo tirón en la espalda baja. Para alcanzar comodidad en las extensiones hacia adelante los isquiotibiales deben estar alargados.

Entrar en la postura gradualmente con piernas flexionadas ayuda a alargar los isquiotibiales: Siéntese con piernas flexionadas e incline el tronco sobre los muslos. Entonces, lentamente extienda las piernas, manteniendo el tronco cerca de los muslos. Experimente un plegado suave y profundo del cuerpo dentro de la extensión hacia adelante. Pacientemente trabaje en deslizar los talones hacia adelante (o los glúteos hacia atrás) para extender las piernas.

Las siguientes variaciones demuestran como entrar en la postura con piernas flexionadas sobre el piso. Si se necesita acolchonamiento, coloque los talones y los isquiones sobre una manta en vez de una mat.

Paschimottānāsana

Variación 8
Deslizándose hacia atrás dentro de la postura: Gancho de agarre manual

Deslizar los glúteos hacia atrás alarga los isquiotibiales, esto es clave en las extensiones hacia adelante.

Props

gancho de agarre bajo

dos mantas (opcionales)

Siéntese en el piso o coloque una manta sobre el piso (no la mat adhesiva) y siéntese sobre ella con los pies contra la pared hacia los ganchos (o columna), piernas flexionadas.

> Vaya hacia adelante y sostenga los ganchos de pared.

> Extienda el tronco hacia adelante y apóyelo en los muslos. Flexiones las rodillas tanto como se necesite para tener el tronco en contacto con los muslos.

> Descienda la cabeza y tome algunas respiraciones para relajar en esta etapa intermedia ❶.

> Empuje la pared despacio para deslizar los glúteos hacia atrás.

> Mantenga el tronco sobre las piernas y la cabeza abajo; siga deslizándose hacia atrás hasta que las piernas estén extendidas y la frente sobre las tibias ❷ (si se necesita use una manta doblada o un almohadón para la cabeza)

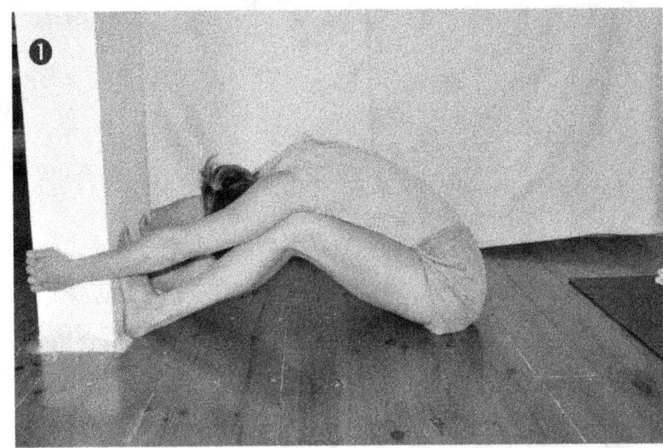

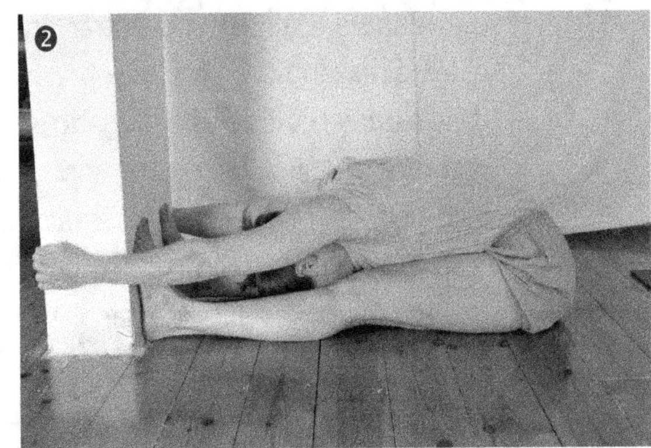

Notas:

Cuando desliza los glúteos, tenga cuidado que no quede la carne de los glúteos atrapada debajo de las piernas, de manera de no tirar de la espalda baja.

Si no tiene un gancho de pared bajo puede usar cualquier objeto pesado que pueda agarrar como una columna o el banco de Viparita Dandasana; inclusive un armario o un piano puede hacer el trabajo.

Consejos

✔ Gradúe su entrenamiento. Tenga cuidado de no sobre extender los músculos y ligamentos de las piernas posteriores y de la espalda baja.

✔ Mantenga el abdomen suave y respire suavemente.

✔ Cuando se desliza mantenga la frente abajo y el tronco pasivo. Trabaje pacientemente para extender las piernas; con la práctica repetida, finalmente será capaz de extender las piernas mientras mantiene el tronco sobre los muslos y la frente sobre las tibias.

Paschimottānāsana

Variación 9
Rodando la pelvis hacia adelante:
Cinturón alrededor de la pelvis y los talones

Efectos

Cuando desliza los talones hacia adelante el cinturón empuja la región de los glúteos altos hacia adelante moviendo el tronco hacia adelante desde su base. La flexión profunda dentro de la postura se hace sin esfuerzo, ya que la fuerza de las piernas mueve el tronco hacia adelante. Una vez que el cinturón está bien estirado le da marco al cuerpo y hace a la postura estable y relajante.

Props

cinturón
largo
2 mantas
(opcional)

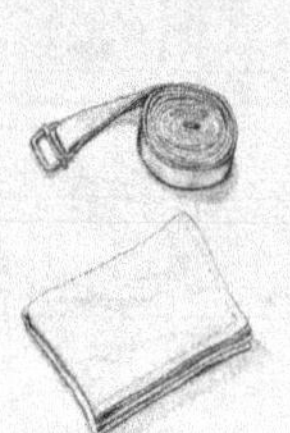

Esta es bastante similar a la variación 3 de Dandasana, pero acá el cinturón se coloca ligeramente por encima del sacro.

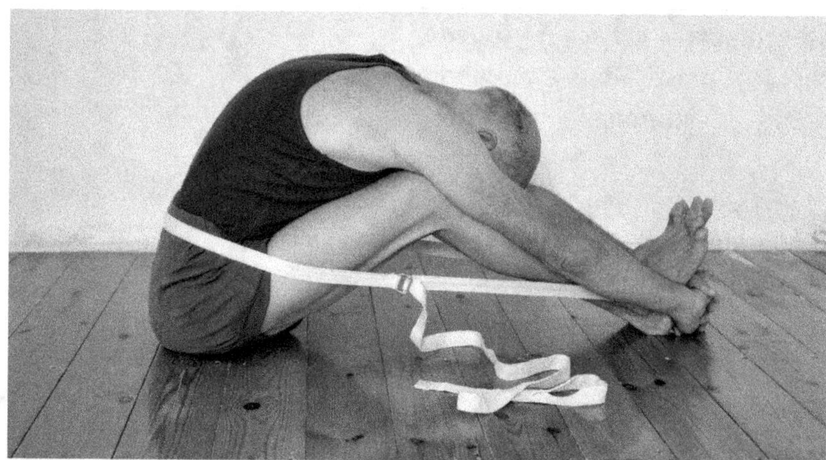

> Siéntese en Dandasana, sobre el piso o sobre una manta doblada. Coloque los talones sobre una superficie lisa, de manera de poder deslizar.

> Flexione las piernas. Ate un cinturón largo desde los talones a la pelvis justo encima de la banda sacra.

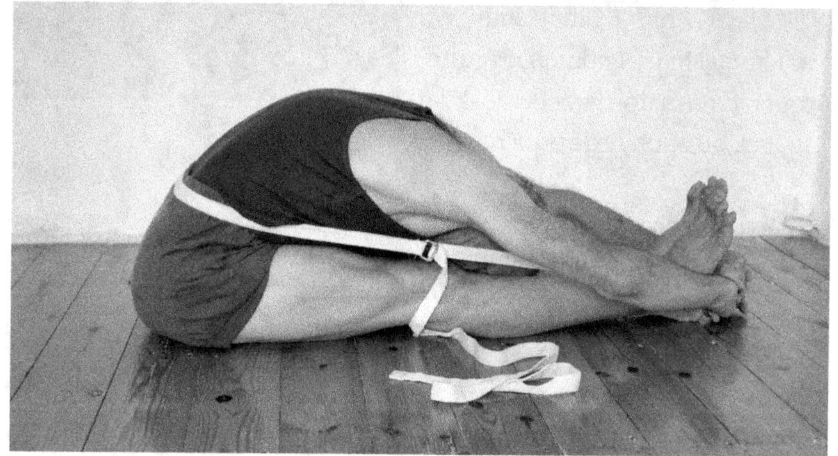

> Ajuste el cinturón con las piernas flexionadas. Ajuste tanto como sea necesario hasta sentirse "sostenido".

> Pliéguese hacia adelante desde la región superior de la banda sacra, tome sus pies y descienda la cabeza (si necesita use una manta doblada para apoyar la cabeza).

> No permita que el tronco se aleje de las piernas mientras desliza los talones hacia adelante.

> Mantenga la cabeza descendida con la frente apoyada sobre las tibias.

> Permanezca en la postura y despacio extienda sus piernas hacia adelante; si es posible extienda las piernas a Paschimottānāsana.

Consejos

✔ Para saborear el efecto calmante de la postura, apoye la frente sobre la manta doblada (colocada sobe las tibias).

✔ Si sus isquiotibiales están cortos, tal vez no pueda extender las piernas y va a tentarse a separar el tronco de las piernas- no lo haga, pero en cambio manténgase sobre las piernas y pacientemente compruebe si puede deslizar los talones ligeramente hacia adelante. Con tiempo y persistencia, sus isquiotibiales se alargarán y será capaz de extender las piernas sin levantar el tronco.

Paschimottānāsana

Variación 10
Rodando la pelvis hacia adelante:
Dos cinturones alrededor
de la pelvis y talones.

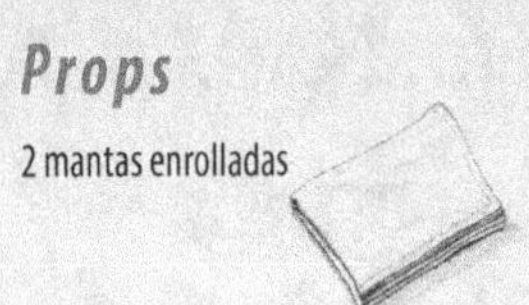

La última variación puede ser practicada usando dos cinturones largos.

Siéntese en Dandasana y flexione las piernas. Ate un cinturón largo alrededor de los talones y la pelvis, y otro cinturón largo alrededor de los talones y la espalda media.

> Dóblese hacia adelante a Padangustha Dandasana. Ajuste el cinturón alto de acuerdo a la nueva posición de la espalda.

> Muévase hacia la postura final y ajuste el cinturón de manera que sostenga la espalda en la nueva posición.

> Manténgase incrementando la flexión hacia adelante, acortando el cinturón para sostener la espalda mientras progresa hacia Paschimottānāsana.

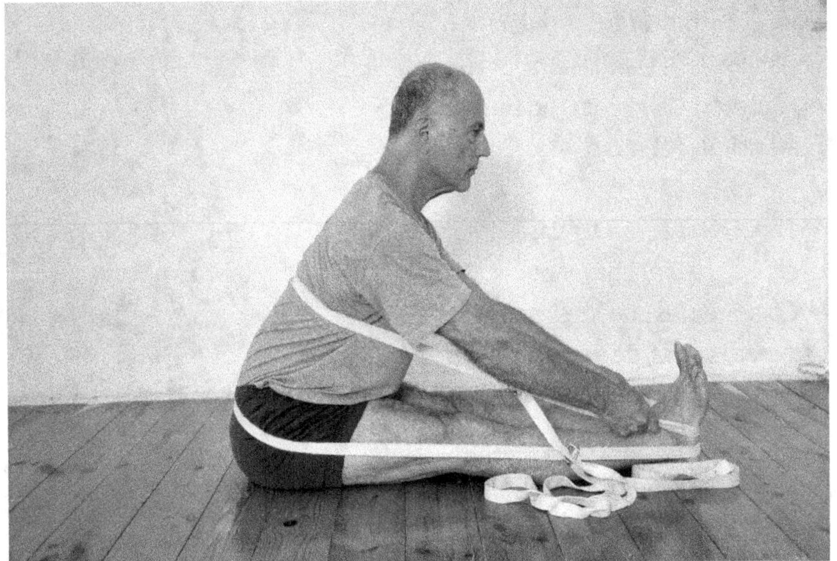

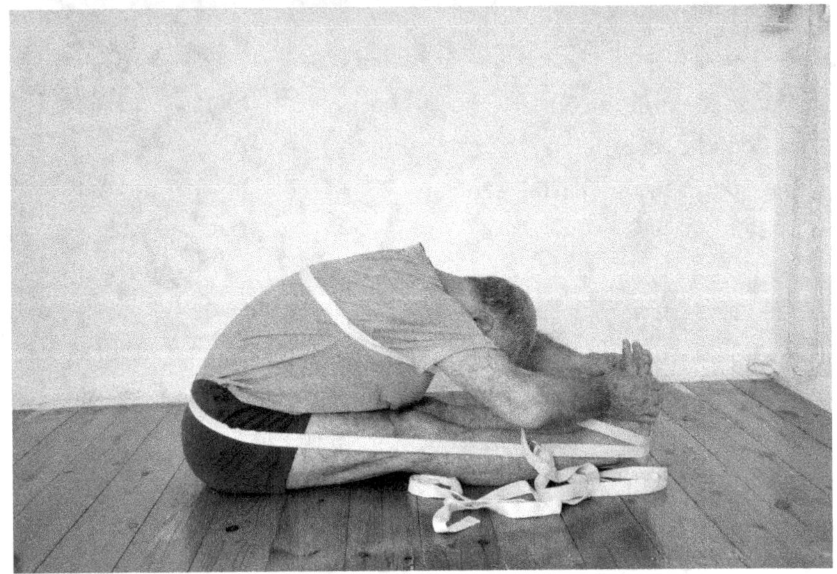

Consejos

✔ Use la respiración para avanzar en la postura: Inhale y ensanche el pecho; exhale y realice un Uddiyana Kriya ligero para ir más profundo en la postura. Repita por algunos ciclos de respiraciones hasta que se asiente en la postura.

Uddiyana Kriyā

Uddiyana Kriyā significa activación de los músculos abdominales para succionar los órganos abdominales hacia adentro y moverlos hacia arriba (hacia el pecho). Note esto no es un Bandha (que significa cierre), pero es un Kriya (que significa activación).

Aplicabilidad

Todas las extensiones hacia adelante básicas.

Paschimottānāsana

Variación 11
Anclando la base: Un compañero tira hacia atrás y abajo

Efectos

La acción de tirar aclara la dirección involucrada en la postura; las ingles deben estar suaves y estables y hacia abajo. Los isquiones no tienen que levantarse. La espalda baja debe permanecer redondeada y tranquila. Desde esta base el tronco puede ser extendido hacia adelante sin perturbar la tranquilidad de la postura

Props

compañero
cinturón

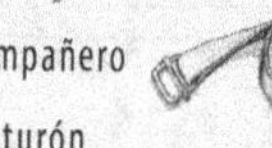
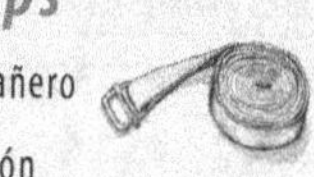

⟶ Siéntese en Dandasana y coloque un cinturón sobre sus muslos altos.

❭ Mientras que el compañero tira de los dos extremos del cinturón diagonalmente hacia atrás y abajo, pliéguese hacia adelante entrando en la postura ❶.

> ***Nota:*** Si tiene un gancho de pared bajo lo puede usar para el anclaje del cinturón y hacer la postura por sí mismo.

❭ Otra opción para el compañero es colocar el cinturón sobre la banda sacra del practicante y empujarlo hacia abajo ❷ (❸ mostramos la colocación del cinturón).

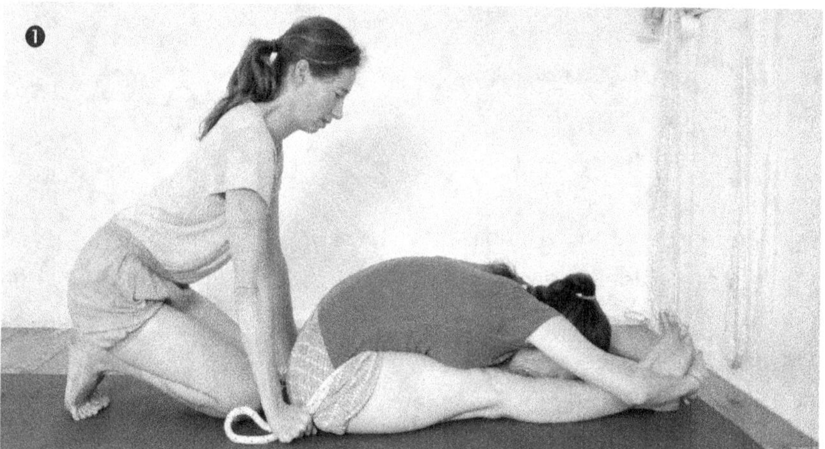

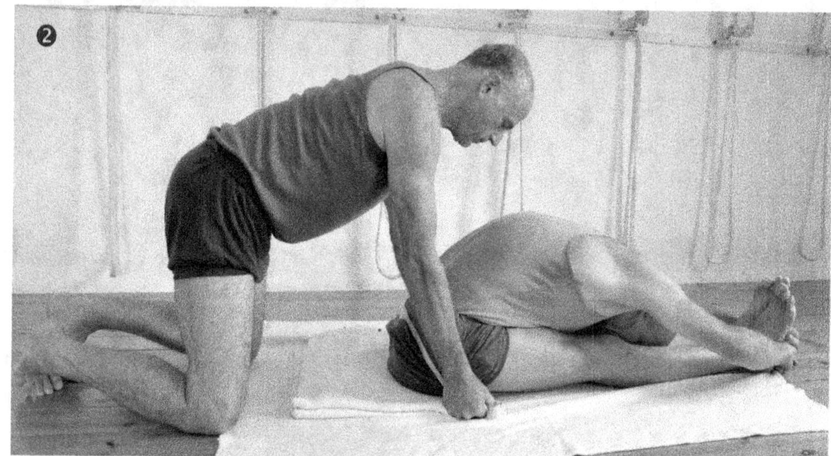

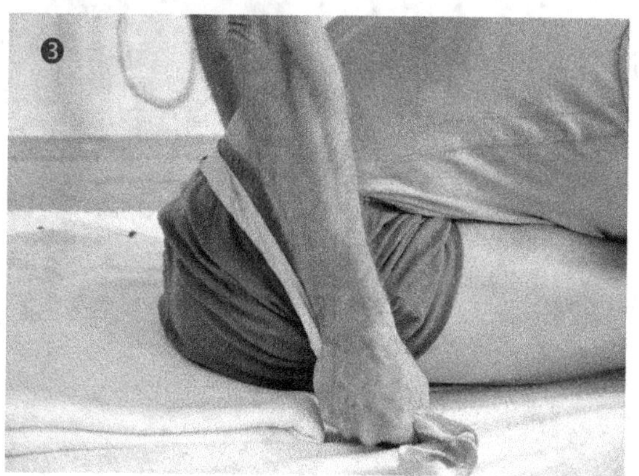

Consejos

✔ Sienta la quietud que la acción de empuje induce; luego pida al compañero que deje de empujar y aprenda a generar una sensación similar por Ud. mismo

Variación 12
Plegándose más profundo en la postura: Cinturón alrededor de los muslos y la espalda

Efectos

El cinturón ayuda a doblarse más profundo en la postura y permanecer sin esfuerzo. Una permanencia prolongada y relajada en la postura alarga los músculos isquiotibiales.

El contacto del cinturón le permite sentir la forma de la espalda.

Props

cinturón 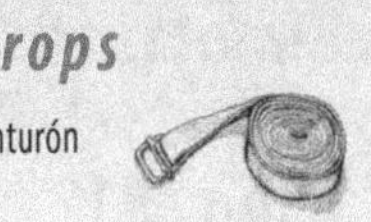

Nota: Esta es una variación avanzada para personas que pueden plegarse fácilmente en la postura.

→ Siéntese en Dandasana; pliéguese ligeramente hacia adelante y flexione las piernas. Entonces ajuste un cinturón alrededor de los muslos y la espalda. Mantenga la hebilla en su costado.

> Despacio extienda las piernas con la espalda alta cóncava (a Pādanguṣtha Dandāsana).

> Dóblese hacia adelante a Paschimottanasana, ajustando el cinturón mientras se mueve hacia adelante y abajo.

Nota: Una alternativa a esta variación es colocar peso pesado sobre la espalda (o tener un compañero haciendo Mayurasana sobre su espalda, como en el famosa lam. 162 de LSY).

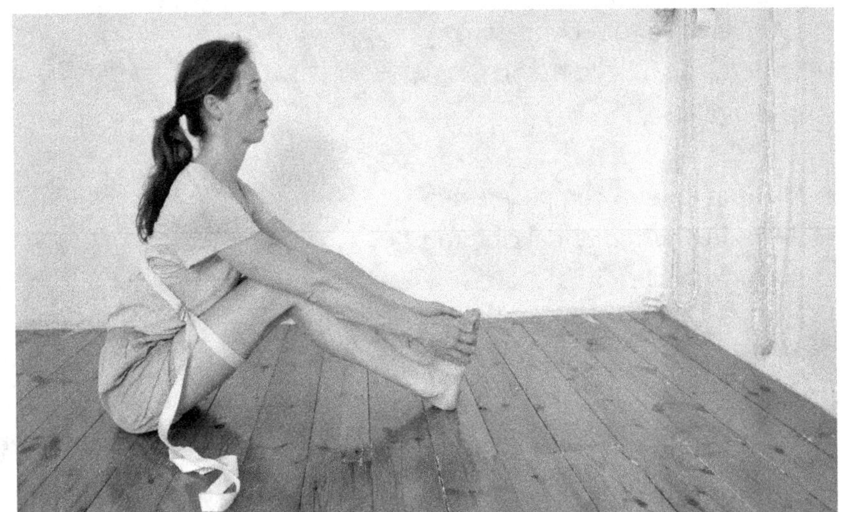

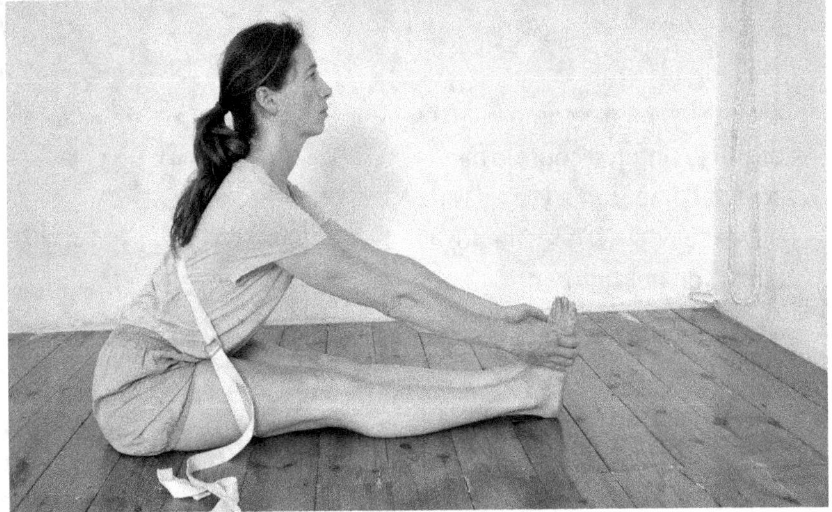

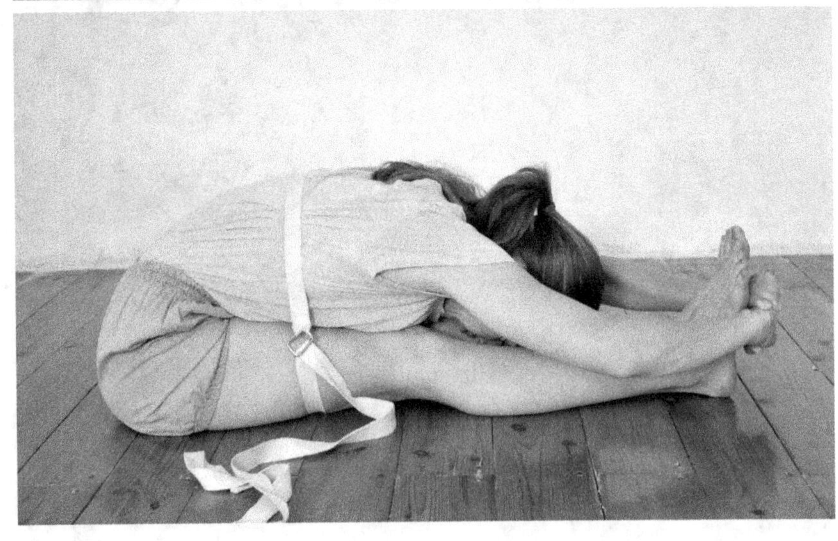

Paschimottānāsana Restaurativa

Efectos

Los bloques sostienen los codos y ayudan a elevar los brazos altos y los hombros. Cuando se hace de esta manera, la extensión de los brazos abre y estira los lados del cuerpo y ensancha la espalda.

Props

2 bloques

manta

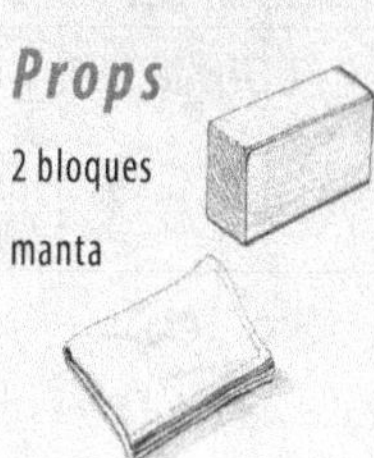

Elevar los codos en Paschimottanasana abre y eleva los lados del tronco y las axilas; esto ayuda a mover las vértebras dentro del cuerpo y aplanar la espalda. Los bloques ayudan a esta acción y proporcionan apoyo a los codos para permanencias largas en el āsana.

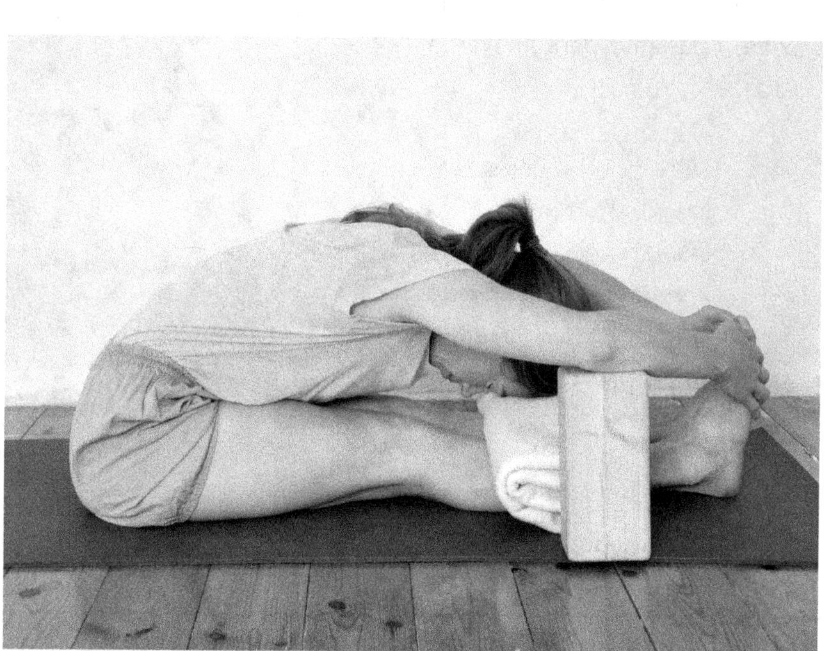

Siéntese en Dandasana y coloque los dos bloques simétricamente a cada lado de cada pierna. Coloque una manta sobre sus tibias.

Flexione los codos, ensánchelos y elévelos mientras va hacia adelante a Paschimottanasana.

Sostenga los pies y coloque cada codo sobre el bloque correspondiente. Ajuste la posición de los bloques como se requiera.

Apoye la frente sobre la manta y permanezca en la postura con una respiración suave.

Nota: Se puede usar una silla invertida para apoyar los codos; esto fue mostrado en la variación 5 anteriormente.

Consejos

Extienda los lados del tronco hacia el medio de las axilas, descienda las axilas hacia abajo. Ensanche los codos por la extensión de los brazos internos desde el centro de las axilas hacia los codos internos.

Para re- crear este efecto sin los bloques, rote los codos hacia arriba mientras que su pecho va hacia abajo. Asegúrese que los codos y los omóplatos estén al mismo nivel.

Efectos

Apoyar la cabeza relaja y enfría el cerebro. Usar una silla da un soporte alto que crea espacio en el tronco y permite respiraciones suaves. La silla también proporciona muchas opciones de agarre con las manos, permitiendo así una gama de experiencias, desde estiramientos activos hasta un reposo pasivo.

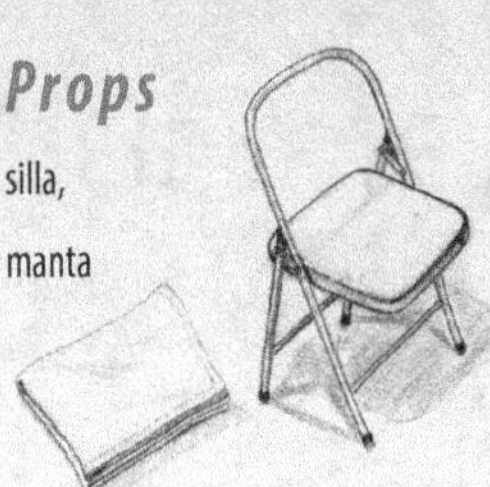

Siéntese en Danasana frente a la silla y coloque sus pies contra el travesaño posterior. Prepare una manta doblada sobre el asiento para apoyar la cabeza.

> ***Nota:*** Si el travesaño posterior está muy alto, coloque un bloque de madera sobre el piso frente al travesaño y presione los pies contra él. Si no hay un travesaño posterior, lo puede remplazar atando un cinturón en las patas posteriores de la silla.

> Sostenga los lados del asiento y tire para extender el tronco hacia adelante.

> Exhale y dóblese hacia adelante. Mueva las manos para tomar el respaldo de la silla.

> Descienda el tronco y apoye la cabeza sobre el asiento ❶.

> ***Nota:*** Si es necesario, puede usar un almohadón o un bloque para apoyar la cabeza.

> Para profundizar la postura, tome el borde posterior del asiento con sus manos.

> Para profundizar más aún la extensión, tome las patas posteriores de la silla y extiéndase hacia adelante, insertando su cabeza y tronco debajo del asiento. Apoye su frente sobre el travesaño frontal ❷.

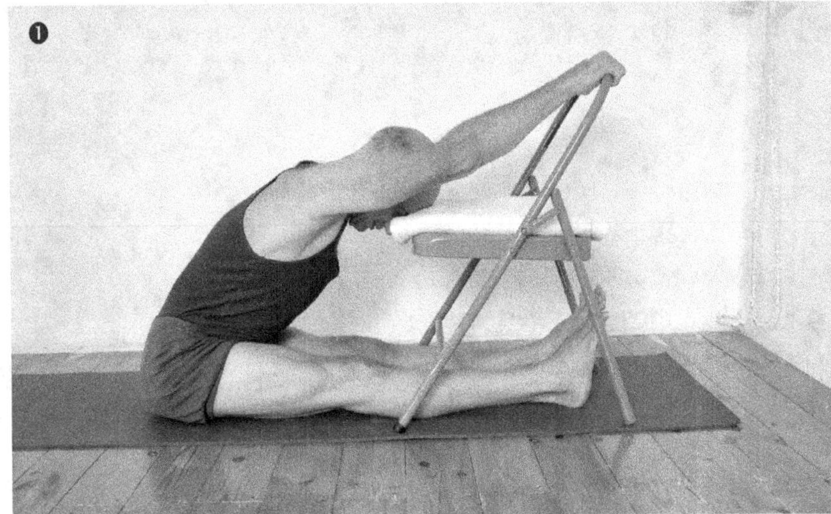

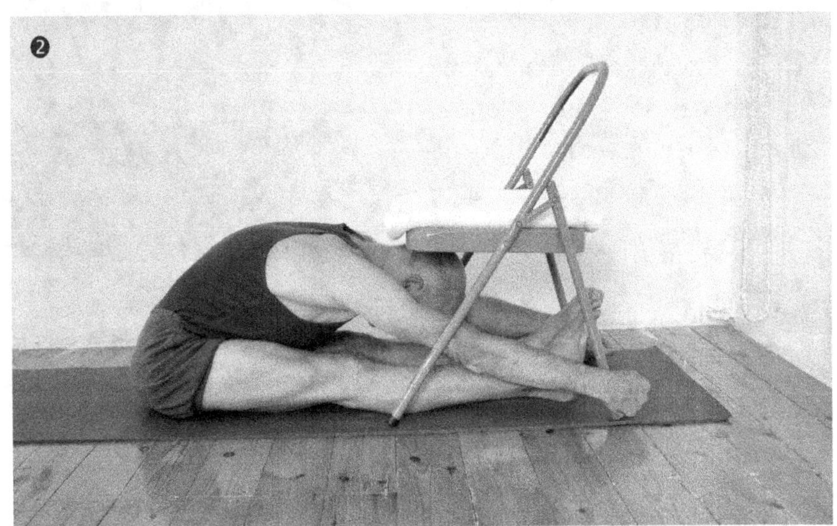

Paschimottānāsana Restaurativa Variación 15
Relajando la cabeza:
Frente sobre el almohadón

Efectos

El almohadón proporciona un soporte muy suave por lo tanto induce a la relajación y placidez. La manta como apoyo para el abdomen y la espalda baja, incrementa el efecto calmante de la postura.

Props

almohadón
2-3 mantas

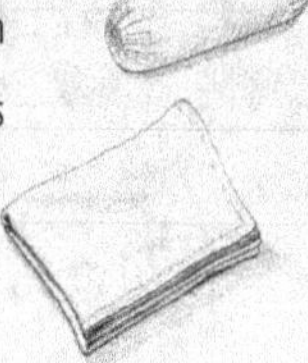

Siéntese en Dandasana sobre una o dos mantas y coloque una manta transversal doblada en tres sobre los muslos altos y un almohadón transversal sobre las tibias.

Pliéguese entrando en la postura y apoye el abdomen bajo sobre la manta doblada y la frente y codos sobre el almohadón.

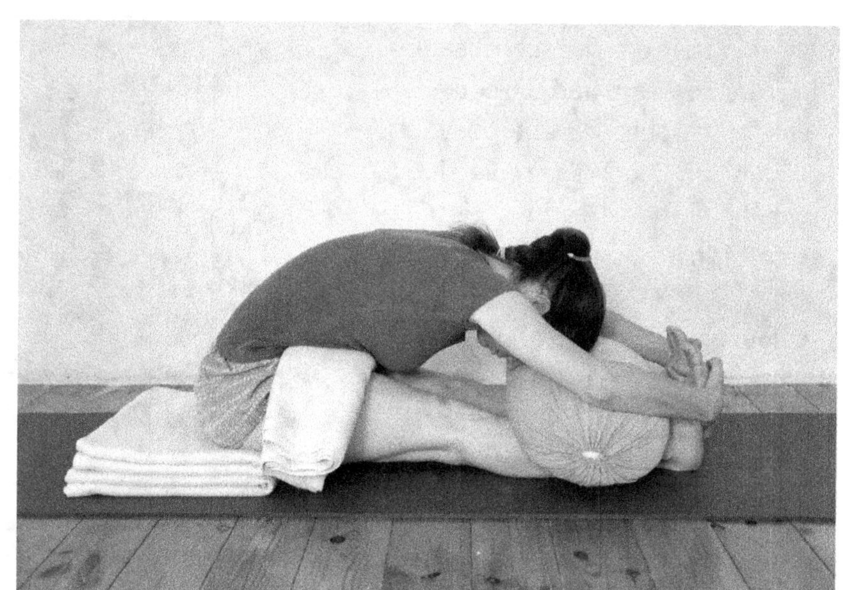

Antes de colocar el abdomen sobre la manta, elévelo y extiéndalo hacia adelante de manera de apoyar el bajo abdomen sobre la manta

Paschimottānāsana Restaurativa Variación 16

Usando la gravedad: Sentándose sobre la silla

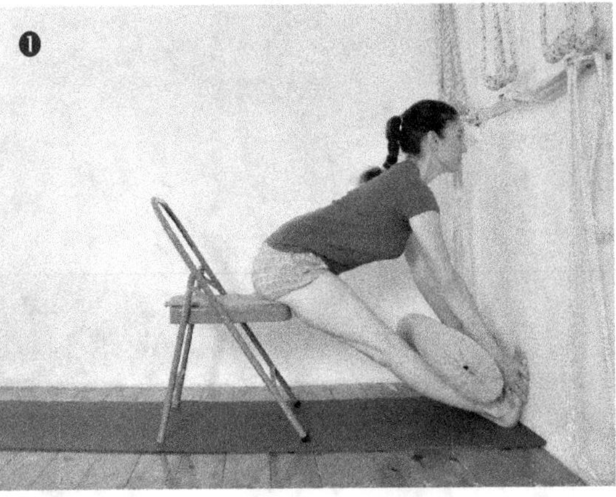

Coloque una silla sobre una mat frente a la pared. Coloque una mat sobre el asiento y siéntese en Dandasana sobre el borde frontal del asiento, pies contra la pared.

Coloque un almohadón sobre la parte superior de las tibias.

Pliéguese hacia adelante, sostenga los pies, haga la espalda cóncava y mire hacia adelante a la pared. Si no alcanza los pies, use un cinturón para enganchar los pies ❶.

> *Nota:* Si por casualidad tiene ganchos de pared altos, puede usarlos para extender el tronco como se muestra en ❷. Esto es especialmente beneficioso para personas que sufren de dolor de espalda debido a la compresión de las vértebras.

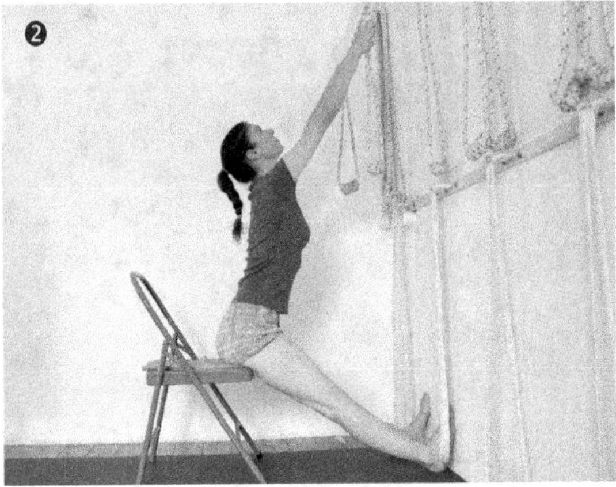

Flexiónese más hacia adelante y apoye la frente sobre el soporte ❸.

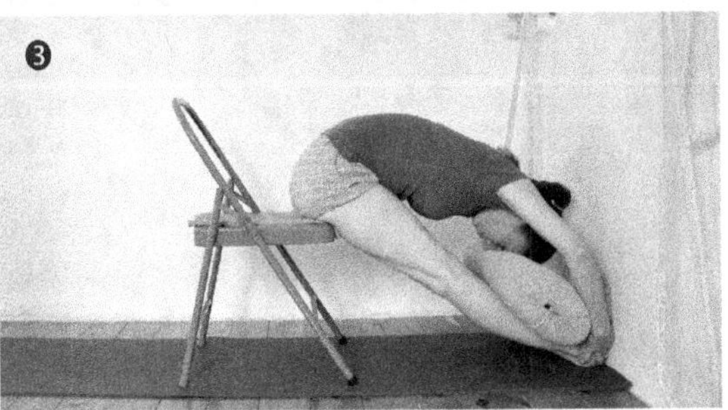

Usando Sogas de Pared

Ūrdhva Mukha Paschimottānāsana Variación 1

Ūrdhva Mukha Paschimottānāsana I
Usando sogas de pared

Nota: Las próximas tres variaciones son avanzadas y requieren buena flexibilidad y coordinación.

Efectos

El peso del cuerpo ayuda a plegarse en la postura; esta variación desarrolla la flexibilidad de la espalda y extiende las piernas posteriores casi sin esfuerzo.

Props

sogas de pared, compañero (opcional)

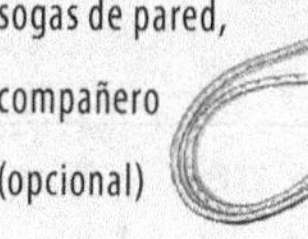

Esta variación es una buena preparación para Paschimottanasana, ya que la gravedad ayuda a doblar el cuerpo.

Se deben doblar las sogas altas de pared estándar en dos para esta variación.

→ Tome las sogas y trepe sobre la pared.

› Opción: trepe hacia arriba hasta que todo el cuerpo esté invertido en Adho Mukha Vṛkṣāsana colgado ❶.

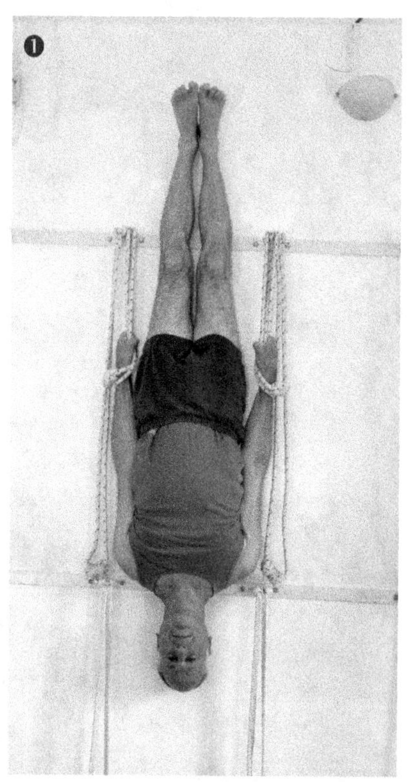

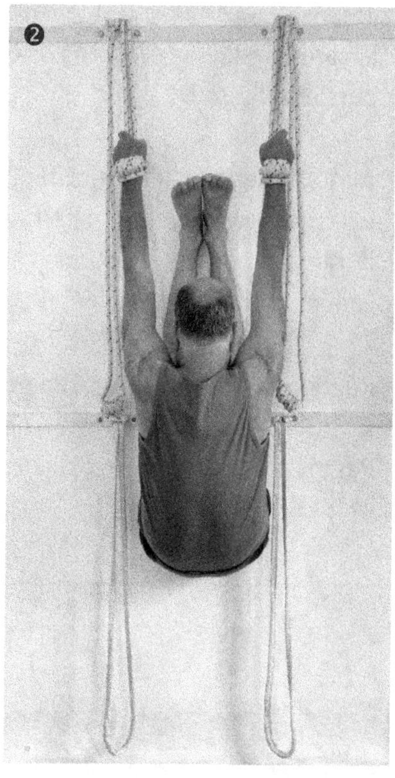

› Entonces deslice los glúteos hacia abajo para doblarse en Urdhva Mukha Paschimottanasana I (LSY lam. 168) ❷.

› Un ayudante sentado sobre una mat puede ayudarlo a doblarse dentro de la postura reduciendo el peso que está en sus brazos. Esto es muy útil ya que libera peso de las manos, y ayuda a doblarse más profundo en la postura ❸.

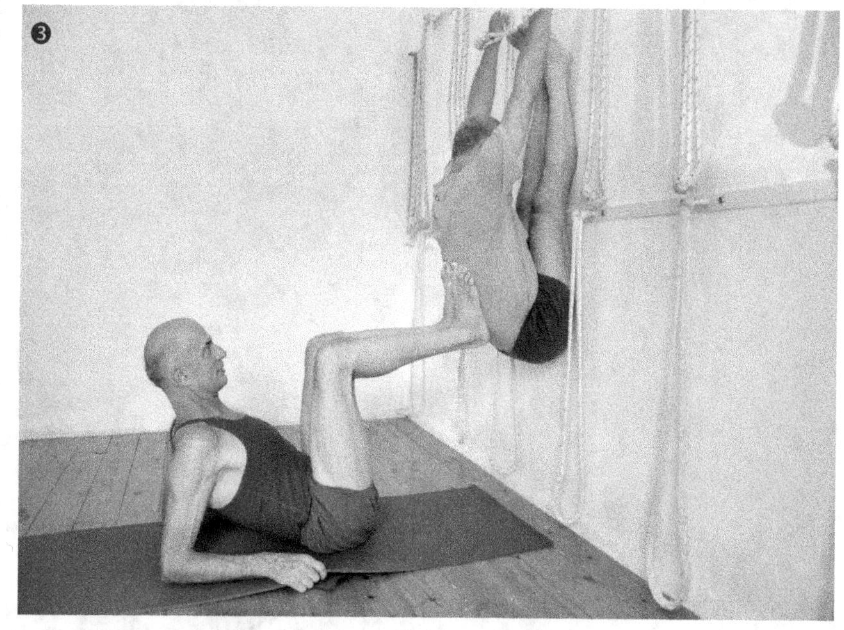

Efectos

La gravedad ayuda a doblar el cuerpo. El desafío de entrar de esta manera en la postura desarrolla coordinación y confianza.

Props

sogas de pared

→ Párese con su espalda contra la pared y tome las sogas de pared altas.

〉 Trepe con sus pies presionando la pared hasta que el cuerpo esté paralelo al piso ❶.

〉 Ahora, simultáneamente, camine hacia abajo sobre la pared y doble el cuerpo- coordine el caminar con el plegarse ❷.

〉 Ruede los glúteos hacia abajo y dóblese a Urdhva Mukha Paschimottanasana II (LSY lam. 170) ❸.

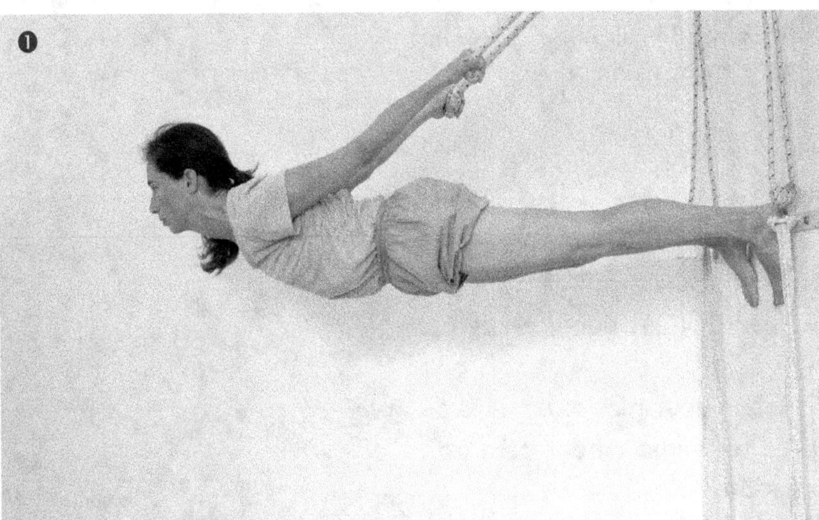

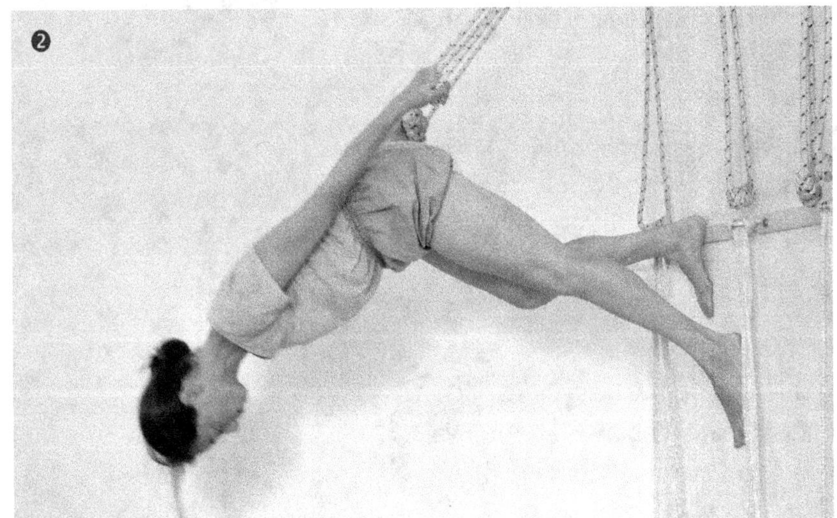

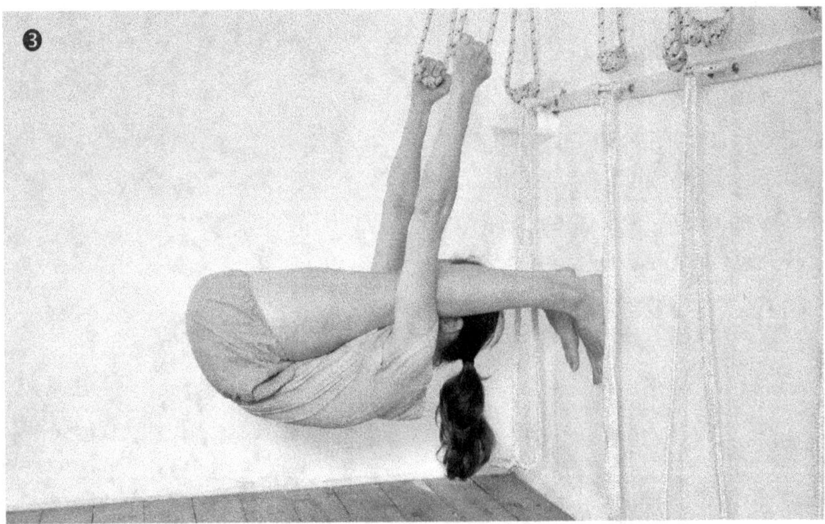

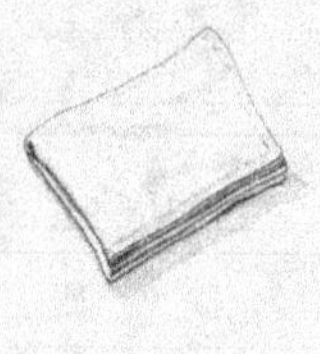

Practicante:

→ Tiéndase sobre su espalda, eleve las piernas y pliegue el cuerpo a Urdhva Mukha Paschimottanasana II (LSY lam. 170); mantenga las piernas extendidas y firmes.

❯ Entrelace los dedos de las manos detrás de los pies y simultáneamente descienda los glúteos y los pies hacia el piso, manteniendo las piernas paralelas al piso.

Nota: Si sus manos no alcanzan los pies, use un cinturón.

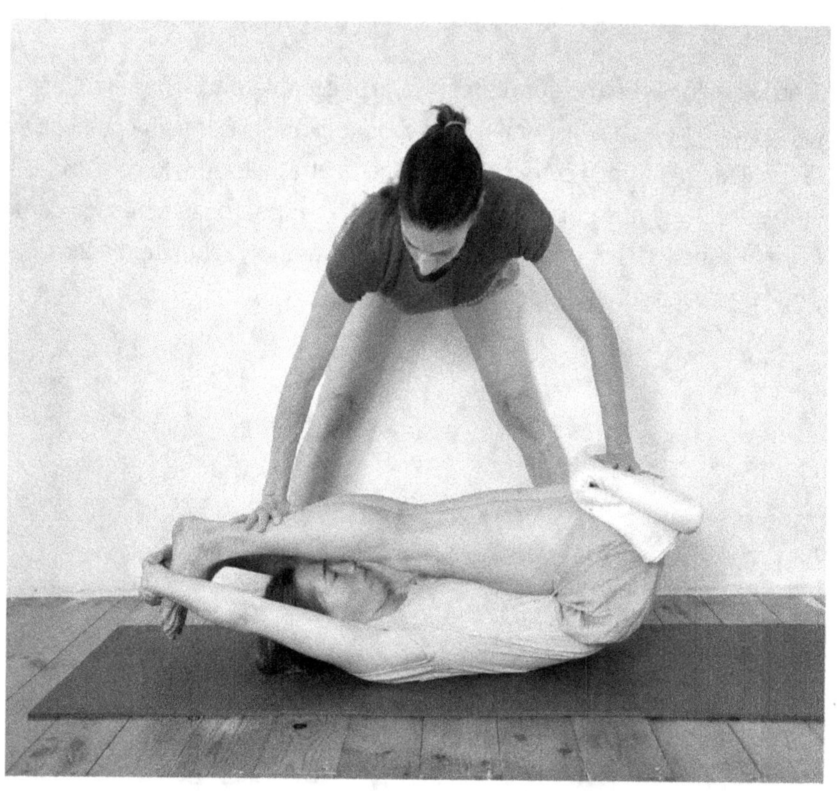

Ayudante:

→ Coloque una manta doblada sobre los glúteos del practicante.

❯ Simultáneamente y con suavidad empuje los glúteos del practicante y sus talones hacia el piso, manteniendo las piernas paralelas al piso.

Nota: elija un compañero del mismo género.

Consejos

✓ Abra las rodillas posteriores y extienda bien las piernas mientras el compañero lo empuja hacia abajo.

✓ Mantenga su espalda sobre el piso tanto como sea posible (no vaya a Halasana).

Jānu Śīrṣāsana
Sobre Jānu Śīrṣāsana

Jānu Śīrṣāsana es una postura asimétrica, lo que requiere acciones simultáneas en diferentes ejes. Doblar una pierna y rodar el muslo hacia afuera, tiende a tirar el lado del tronco correspondiente hacia atrás haciéndolo convexo. Sin embargo, seguimos inspirados en mantener la espalda tan simétrica como la espalda de Paschimottanasana. Esto es un desafío y requiere práctica. Las siguientes variaciones ayudan a aprender estas acciones.

PRECAUCIÓN

Para proteger los músculos isquiotibiales, siempre abra la rodilla de la pierna flexionada hacia afuera completamente, extendiéndola en todos los lados de forma pareja. No permita que el muslo de esa pierna se levante del piso.

Si tiene la rodilla lastimada o sufre dolor evite hacer esta postura o pida consejo a un profesor entendido.

Si tiene isquiotibiales hiper-extendidos y siente dolor trabaje suavemente para evitar lastimarse.

Jānu Śīrṣāsana

Variación 1
Girando hacia los lados:
Usando un cinturón

El cinturón proporciona anclaje para la acción de girar.

cinturón

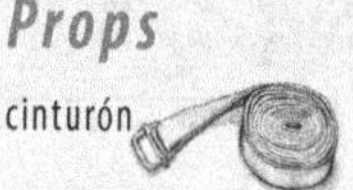

Este es un estadio preparatorio en el que aprendemos a girar el cuerpo hacia el lado hasta quedar enfrentados con la pierna extendida.

Para hacer la postura con la pierna derecha flexionada:

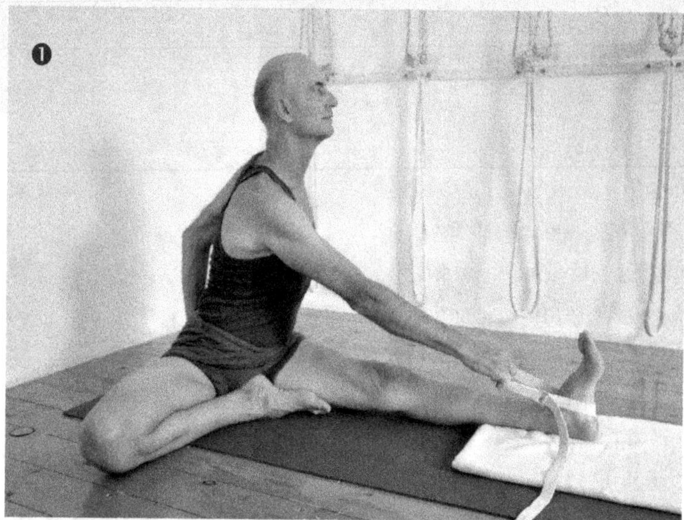

— Siéntese en Dandasana flexione la pierna derecha hacia la derecha.

⟩ Coloque un cinturón en el pie izquierdo y tómelo con la mano derecha.

⟩ Coloque la mano izquierda en el piso y use las manos para girar el tronco de derecha a izquierda ❶.

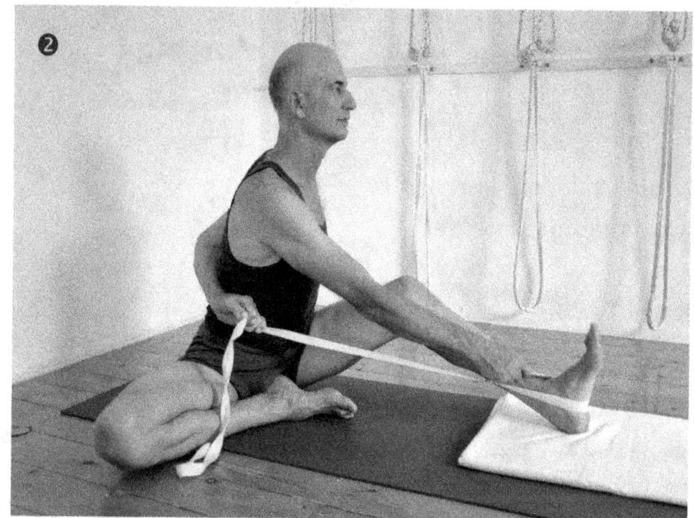

⟩ Ahora haga un pequeño bucle y tome el extremo largo suelto del cinturón rodeando el lado derecho del tronco hacia su espalda.

⟩ Flexione ligeramente la rodilla izquierda, mueva el brazo izquierdo detrás de la espalda y tome el cinturón con su mano izquierda. Tómelo tan lejos y profundo como pueda detrás de la espalda ❷.

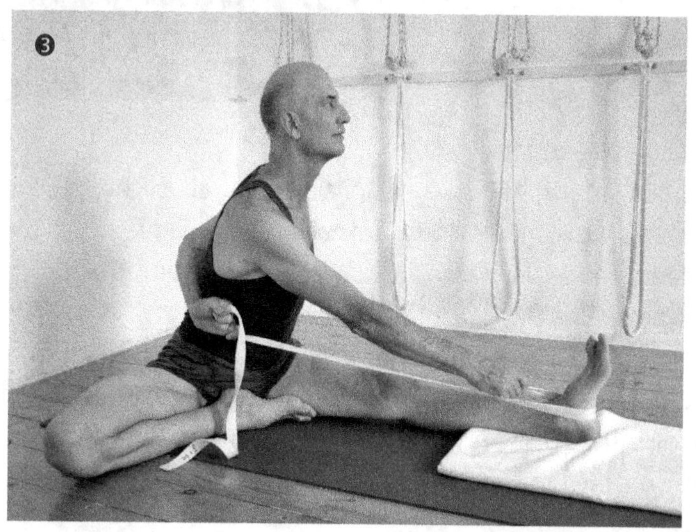

⟩ Mientras extiende la pierna izquierda, ruede el hombro izquierdo hacia atrás y gire el tronco de derecha a izquierda ❸.

Ardha Padma Paschimottānāsana,
Triaṇga Mukhaikapāda Paschimottānāsana,
Marīchyāsana

Jānu Śīrṣāsana

Variación 2
Rodando la pierna flexionada hacia afuera: Usando un almohadón contra el talón

Girar hacia el lado como se muestra en variación 1, atrás, es desafiante cuando la pierna flexionada está rotada hacia afuera y direccionada hacia atrás. Luz sobre el Yoga dice: "El ángulo entre las dos piernas tiene que ser obtuso." (párrafo 3 de la Técnica para esta postura). Esto significa que el muslo derecho debe moverse más de 90 grados hacia el lateral y el talón derecho debe colocarse cerca de la ingle derecha.

Este estadio preparatorio enseña a colocar la pierna flexionada en el ángulo correcto.

Para hacer la postura con la pierna derecha flexionada:

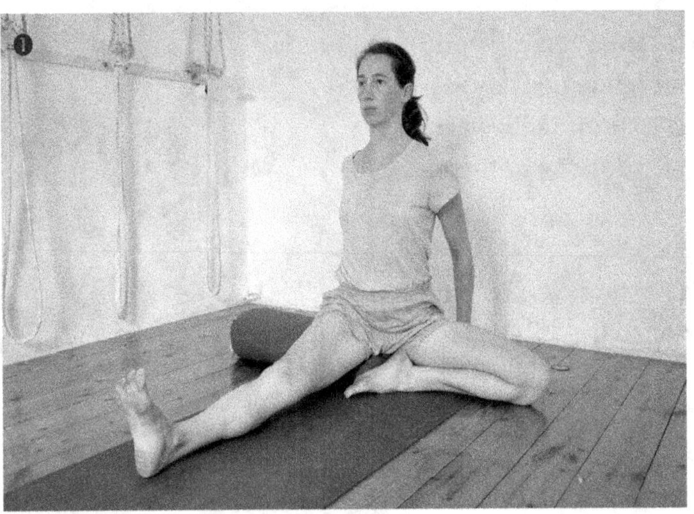

➤ Coloque un almohadón transversal a la mat y siéntese en Dandasana sobre el borde derecho del mismo.

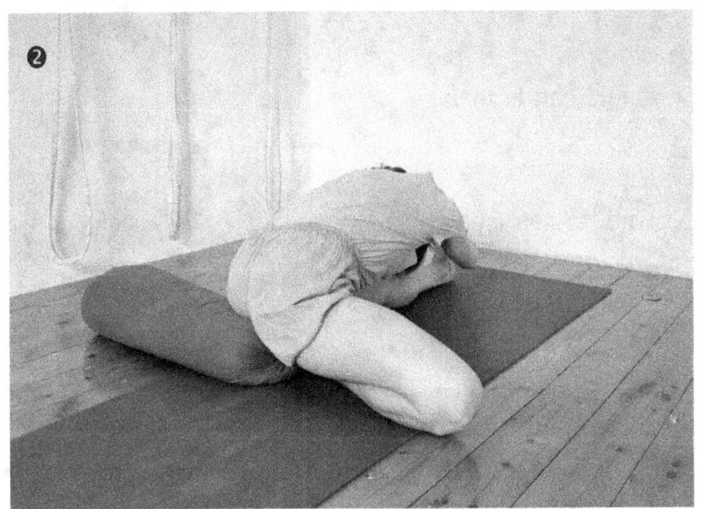

› Flexione la pierna derecha doblándola desde la rodilla interna. Mueva la rodilla hacia atrás y coloque el talón contra el lado derecho del almohadón, cerca de la ingle derecha ❶.

> *Nota:* Si no puede mantener la rodilla sobre el piso apóyela sobre una manta doblada.

› Usando sus manos, rote su cintura y pecho hasta que todo su tronco esté enfrentado a la pierna izquierda.

› Inhale, abra el pecho, y con exhalación pliéguese hacia adelante a la postura ❷.

> *Notas:* Si necesita coloque una manta doblada u otro almohadón debajo de su frente.

Para girar más a la izquierda, intente apoyar su mejilla derecha sobre el soporte de la cabeza.

Jānu Śīrṣāsana

Variación 3
Rodando la pierna flexionada hacia afuera: Compañero tira el muslo hacia atrás

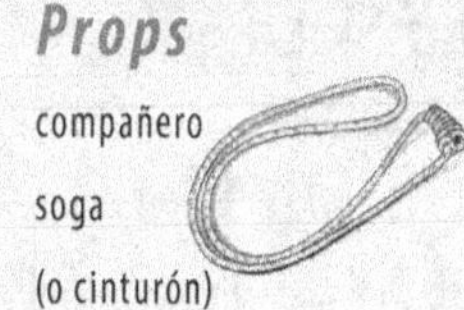

Para hacer la postura con la pierna derecha flexionada:

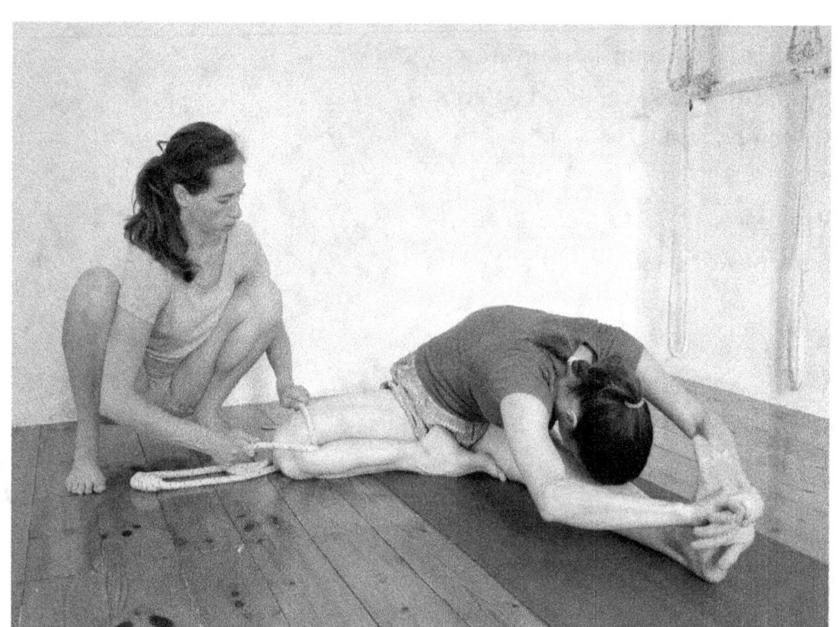

➤ Siéntese en Dandasana y flexione la pierna derecha hacia la derecha mientras coloca una soga detrás de la rodilla.

› Su compañero, encontrándose a su derecha, tira de la soga para rodar el muslo hacia afuera y hacia atrás.

› Extienda el lado derecho del tronco, desde la cintura derecha hacia la axila.

› Mueva el lado derecho del abdomen hacia la izquierda.

› Ruede el frente del tronco hacia la pierna izquierda y extiéndase hacia adelante en la postura.

Jānu Śīrṣāsana

Variación 4
Manteniendo atrás la rodilla
flexionada: Rodilla contra la pared

Colocando la rodilla contra la pared ayuda a evitar que la rodilla se deslice hacia adelante; y también ayuda a extender el muslo.

pared

manta

o almohadón

(opcional)

Esta variación consigue el mismo propósito que la variación anterior, sin compañero.

Para hacer la postura con la pierna derecha flexionada:

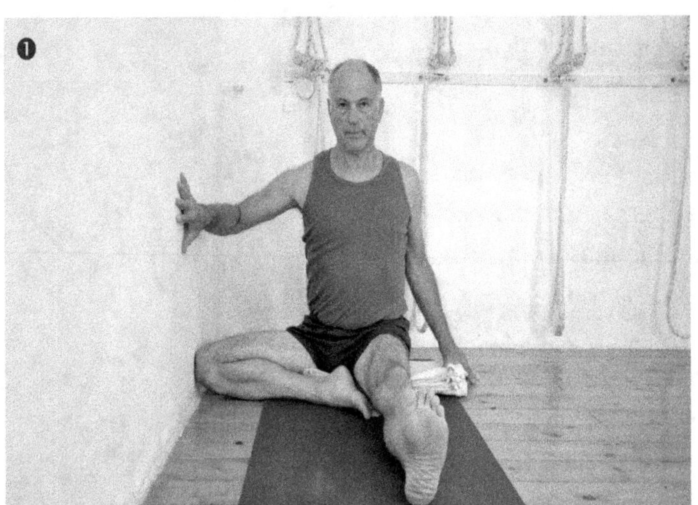

> Siéntese con su lado derecho mirando la pared a unos 50 cm (20 pulgadas) de la misma.

> Flexione la pierna derecha y muévase a la derecha hasta que la rodilla derecha se coloque contra la pared.

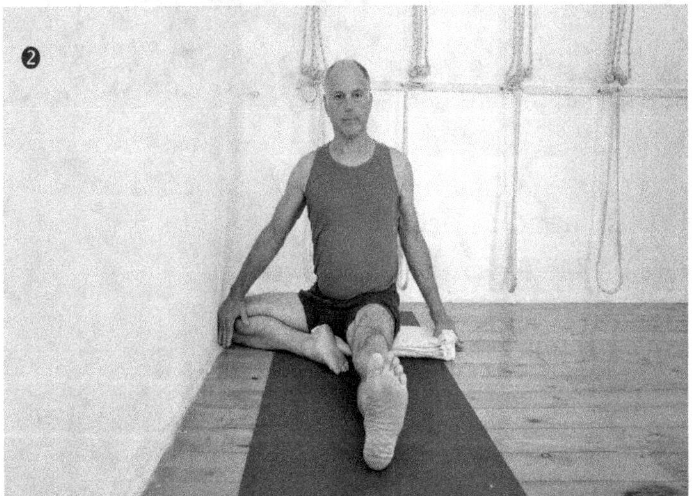

> Muévase ligeramente hacia adelante. La pared previene que la rodilla se mueva; por lo tanto, a medida que avanza, el ángulo entre los muslos se incrementa.

> Siga extendiendo el muslo derecho de manera de presionar la rodilla contra la pared mientras se pliega hacia adelante en la postura.

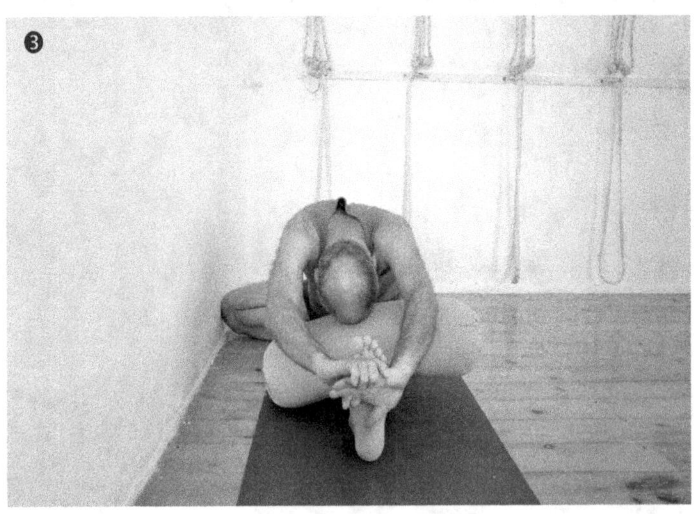

Nota:
Si la presión de la rodilla contra la pared se siente desagradable, coloque un trozo de mat entre la rodilla y la pared.

Jānu Śīrṣāsana

Variación 5
Manteniendo atrás la rodilla flexionada:
Envolviendo la pierna recha

Efectos

El cinturón envolviendo a la pierna mantiene la cabeza del fémur dentro de la articulación de la cadera. La acción de tomar el pie ayuda a girar el tronco hacia el lado. Estas acciones agudizan la conciencia de la pierna flexionada y ayuda a rodarla hacia afuera y atrás.

Props

cinturón 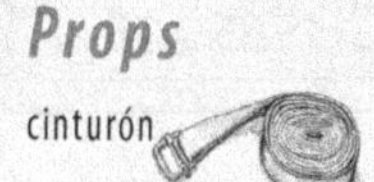

Para hacer la postura con la pierna derecha flexionada:

—▷ Siéntese en Dandasana y flexione la rodilla derecha hacia el lado.

▷ Inserte el bucle del cinturón por encima de la cabeza y ajústelo alrededor de la pelvis y de la rodilla flexionada.

▷ Mueva el hombro izquierdo y brazo hacia atrás y tome el cinturón con la mano izquierda. Úselo para girar el tronco hacia la izquierda ❶.

▷ Manténgase extendiendo el cinturón con la rodilla flexionada mientras va a Jānu Śīrṣāsana ❷.

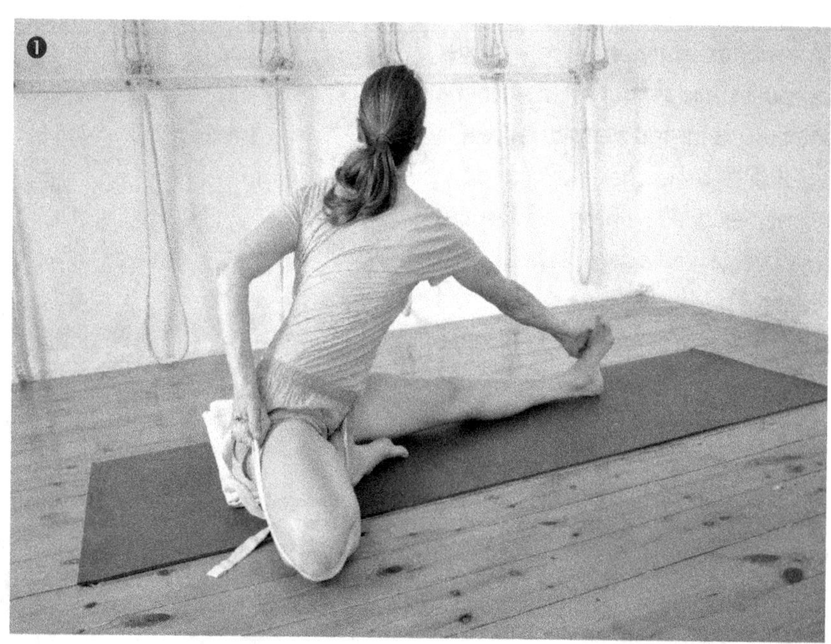

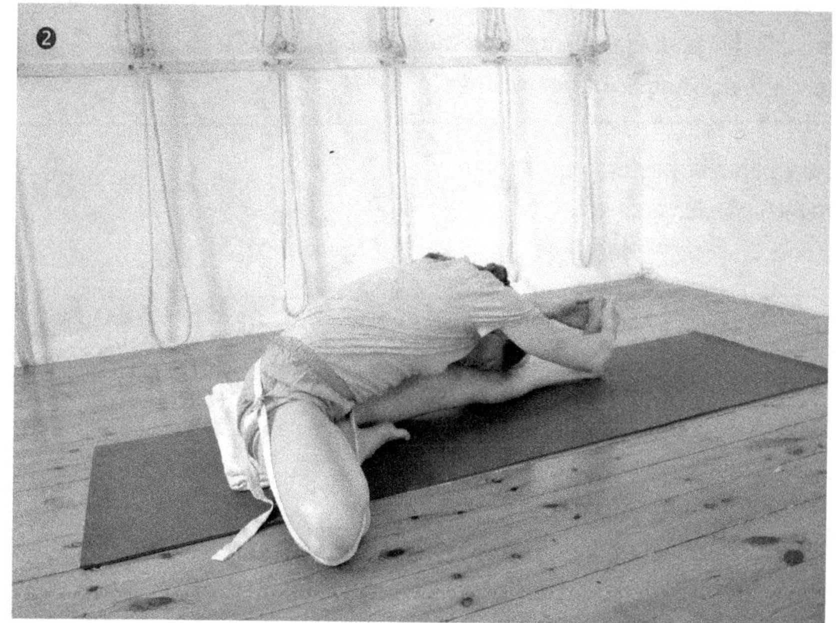

Jānu Śīrṣāsana

Variación 6
Una manera diferente de entrar en la postura: Deslizando la rodilla hacia atrás

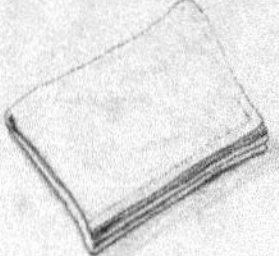

La variación anterior ayuda a mover la rodilla hacia atrás y mantenerla allí, pero al mismo tiempo, tal vez, la espalda se tuerce hacia el lado de la pierna flexionada. Entonces, después de mover la rodilla derecha hacia atrás tenemos que luchar para descender y aplanar el lado derecho de la espalda.

Esta variación tiene un enfoque opuesto: primero entre en la postura llevando la rodilla a solo unos 60 grados lateralmente; entonces, manteniendo la "espalda de Paschimottanasana" (mire la sección acerca de Janu Sirsasana atrás) deslice la rodilla hacia atrás a un ángulo de 90 grados o a un ángulo mayor inclusive.

Para hacer la postura con la pierna derecha flexionada:

➤ Despliegue una manta (no use mat) y siéntese sobre ella en Dandasana.

❯ Flexione la pierna derecha; mueva la rodilla unos 60 grados hacia la derecha.

❯ Gire de derecha a izquierda y pliéguese hacia adelante manteniendo los dos lados de la cintura moviéndose parejos hacia adelante ❶.

❯ Descienda el tronco hacia abajo y permanezca un tiempo.

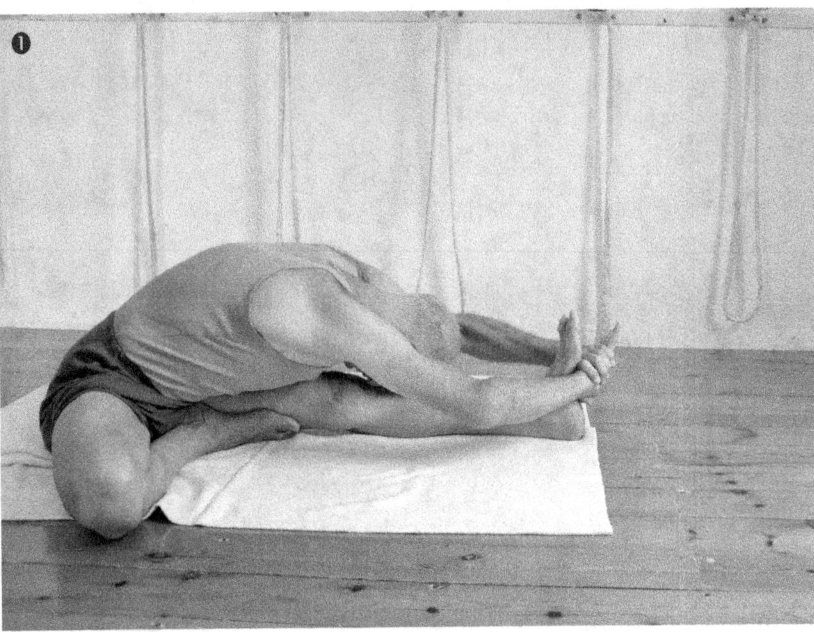

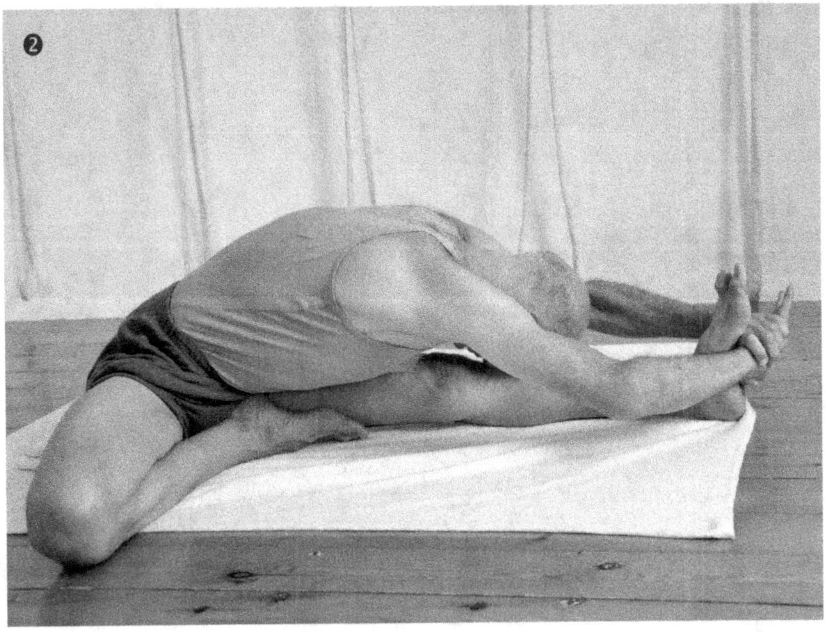

❯ Entonces, sin que el lado derecho se torne convexo o se mueva hacia el lateral, deslice la rodilla derecha hacia atrás para formar un ángulo obtuso entre los muslos ❷.

Jānu Śīrṣāsana

Variación 7
Plegándose en la postura: Comience con la flexión de la pierna de Dandāsana

Manteniendo el cuerpo frontal en contacto con la pierna extendida, clarifica como el lado posterior del cuerpo necesita ser extendido en la postura final.

Props

manta,
gancho de
pared bajo

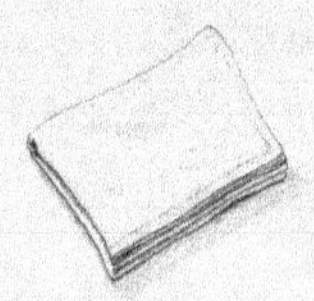

Personas con isquiotibiales rígidos a menudo luchan con las extensiones hacia adelante y nunca parecen disfrutar los efectos suavizantes y calmantes de estas posturas. Esta variación nos familiariza con este importante aspecto de las extensiones hacia adelante.

Para hacer la postura con la pierna derecha:

Siéntese en Dandasana sobre una manta (no en una mat) y flexione la pierna derecha a la derecha.

Flexione la rodilla de la pierna izquierda.

Pliéguese hacia adelante, apoye su cuerpo frontal sobre el muslo izquierdo de la pierna flexionada y tome el gancho de pared.

Notas:
Si no alcanza el gancho, use un cinturón.
Puede usar una columna (como se muestra acá) o cualquier otro objeto estable que se pueda agarrar.

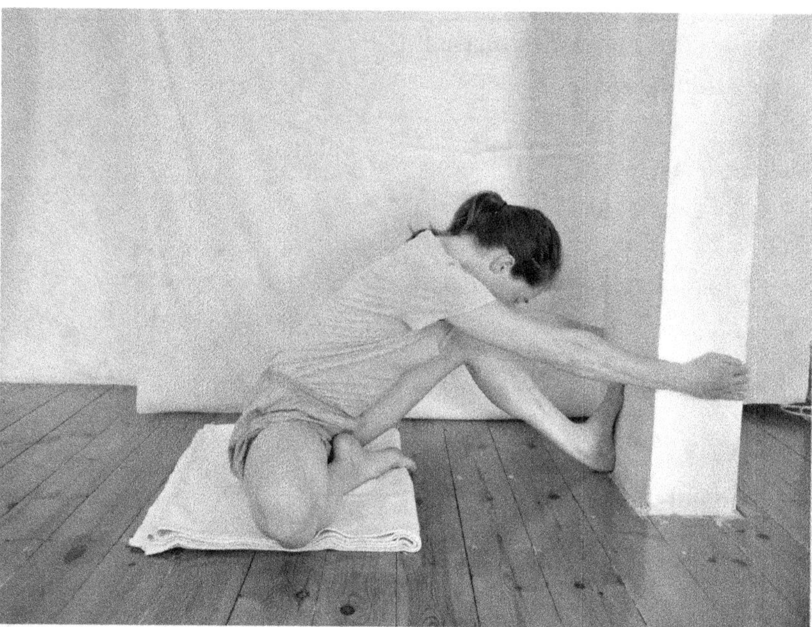

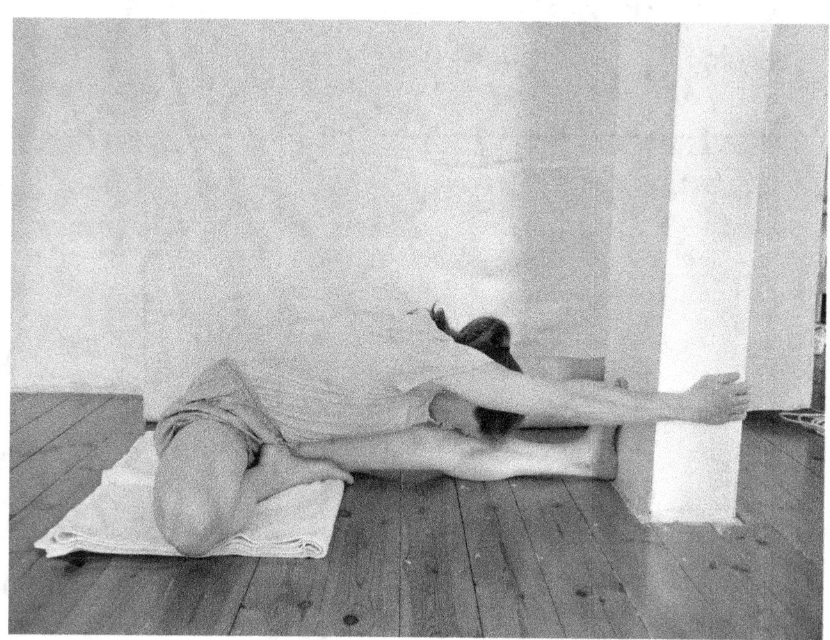

Tome el gancho con firmeza y gradualmente extienda la pierna izquierda empujando contra la pared y deslizándose hacia atrás. Siga extendiendo sin que el tronco pierda el contacto con el muslo.

Nota:
Si no puede extender la pierna, manténgala flexionada y trabaje lentamente en deslizarse hacia atrás.

Apoye su frente sobre la tibia izquierda (agregue una manta si necesita).

Consejos
Mantenga el abdomen cerca de la columna mientras se extiende hacia adelante. Esto va a ayudar a extender la espalda baja y respirar con más facilidad.

Jānu Śīrṣāsana

Variación 8
Activando la pierna extendida: Pie contra un bloque

Tirar del bloque ayuda a activar la pierna de Dandasana. El bloque también proporciona un anclaje mejor para las manos y ayuda a sensibilizar el pie.

Props

bloque

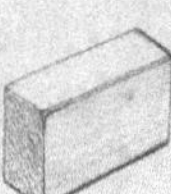

Esta Variación es similar a Variación 2 de Paschimottānāsana.

Para hacer la postura con la pierna derecha flexionada:

> Siéntese en Dandasana con el bloque contra el pie. Flexione la pierna derecha.

> Tome el bloque con sus manos y tire del mismo hacia Ud. Resista el tirón de las manos a través de apretar la pierna izquierda.

> Haga la espalda cóncava y mire hacia arriba.

> Tire del bloque para extender el tronco hacia adelante y vaya a la postura.

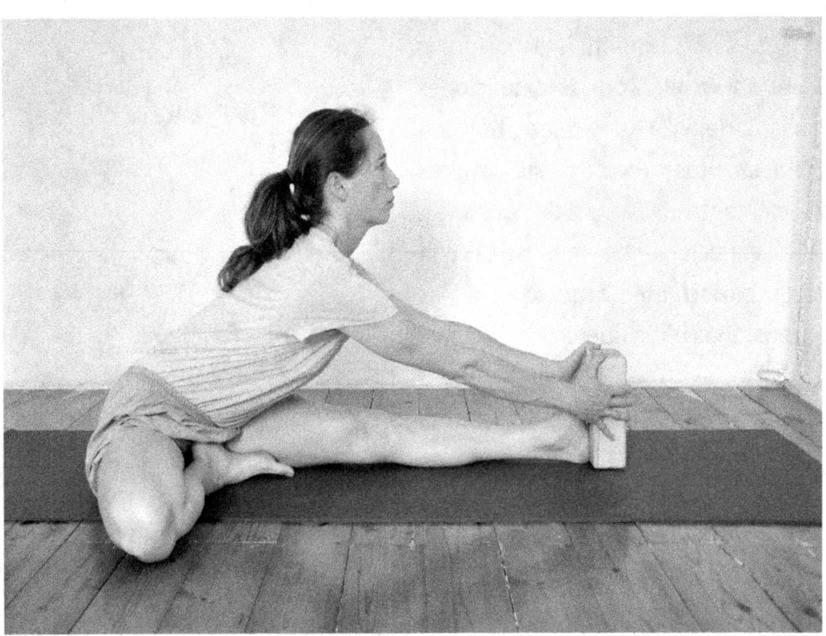

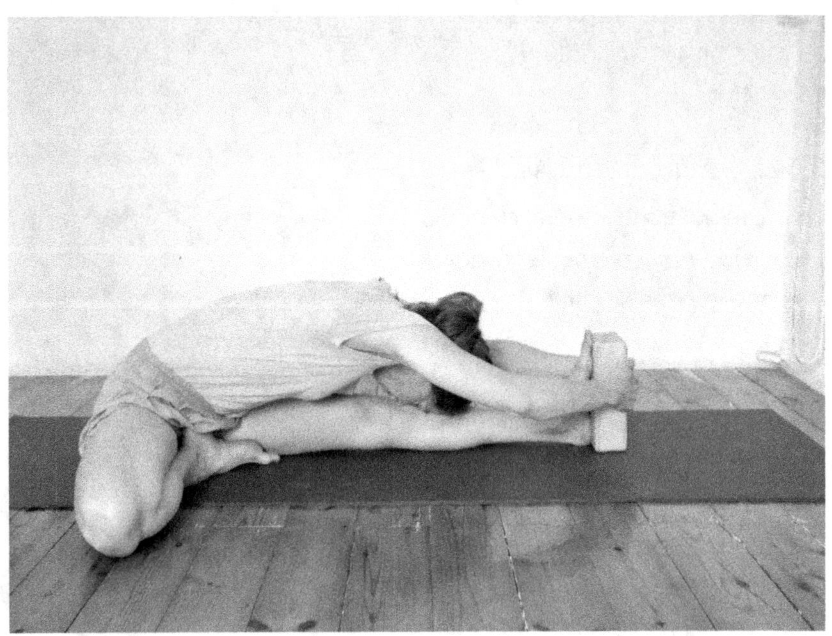

Jānu Śīrṣāsana

Variación 9
Alineando el tronco:
Manta enrollada sobre el muslo alto

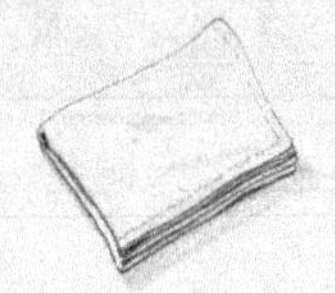

Idealmente, en esta postura la espalda tiene que estar pareja y simétrica, similar a Paschimottanasana. Cuando se hace la postura con la pierna derecha flexionada, el lado izquierdo del tronco tiende a acortarse, y el lado derecho tiende a abultarse. Esta variación ayuda a darle a la espalda una forma más pareja.

Para hacer la postura con la pierna derecha flexionada:

➤ Siéntese en Dandasana.

> Enrolle en 4 pliegues una manta en unos de sus extremos para formar un rollo cónico 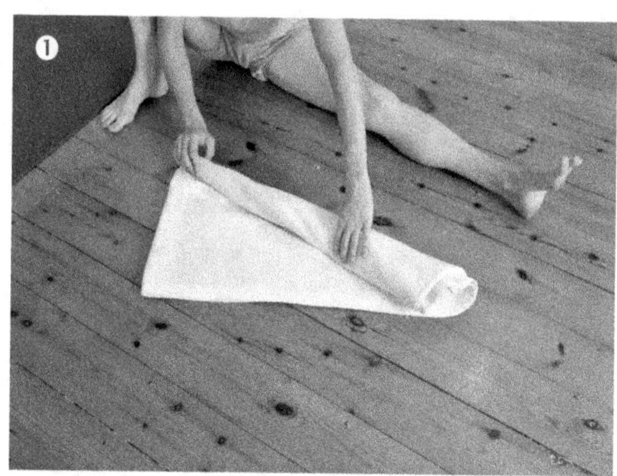.

> Flexione la pierna derecha y coloque la manta enrollada en su regazo. Inserte el extremo angosto en la ingle izquierda del lado izquierdo, con el extremo ancho colgando hacia la izquierda.

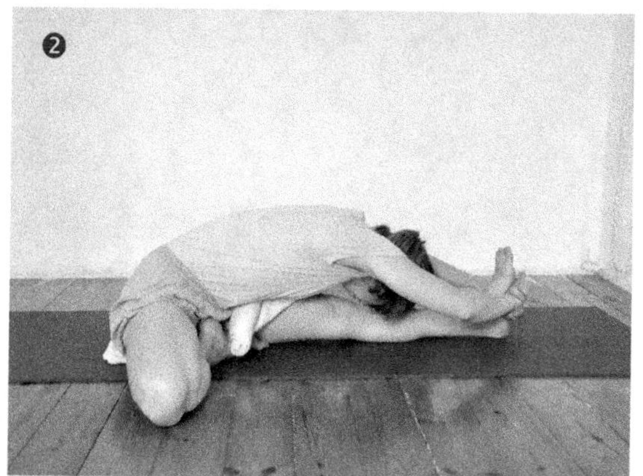

> Gire la cintura de derecha a izquierda; y entonces pliéguese hacia adelante, permitiendo que el rollo de apoyo al lado izquierdo del bajo abdomen.

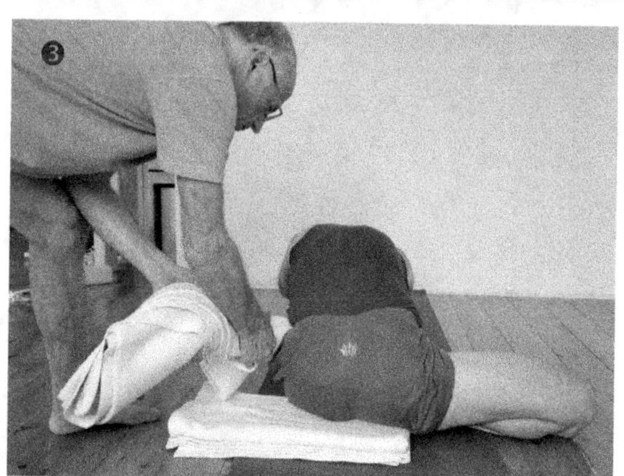

> Tome el pie izquierdo, mueva el abdomen hacia la izquierda y aplane el lado derecho de la espalda.

> Apoye la frente sobre la tibia izquierda (o una manta doblada) y permanezca en la postura ❷.

> Si tiene un compañero cerca, él o ella puede tirar de la manta desde el lado izquierdo para ayudar a rotar el abdomen de derecha a izquierda ❸.

Upaviṣṭha Koṇāsana

En el Cápitulo 2, presentamos variaciones para Upavistha Konasana como postura sentada (o Utthita Upavistha Konasana). Aquí presentamos variaciones de la postura como una extensión hacia adelante (o Adho Mukha Upaviṣṭha Koṇāsana).

Upaviṣṭha Koṇāsana

Variación 1
Estabilizando la base:
Apoyando el bajo abdomen

El soporte para el bajo abdomen ayuda a mantener la forma redondeada de la espalda baja e induce a la tranquilidad en la postura.

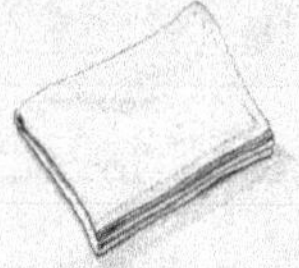

El movimiento de flexión hacia delante del tronco en esta postura tiende a rodar los muslos hacia adelante. Esto crea presión en la espalda baja y abdomen y torna la postura agresiva. En una postura relajada la banda sacra debería mantenerse convexa y el bajo abdomen debería mantenerse suave y próximo a la columna anterior (frontal). Esta variación enseña esta acción.

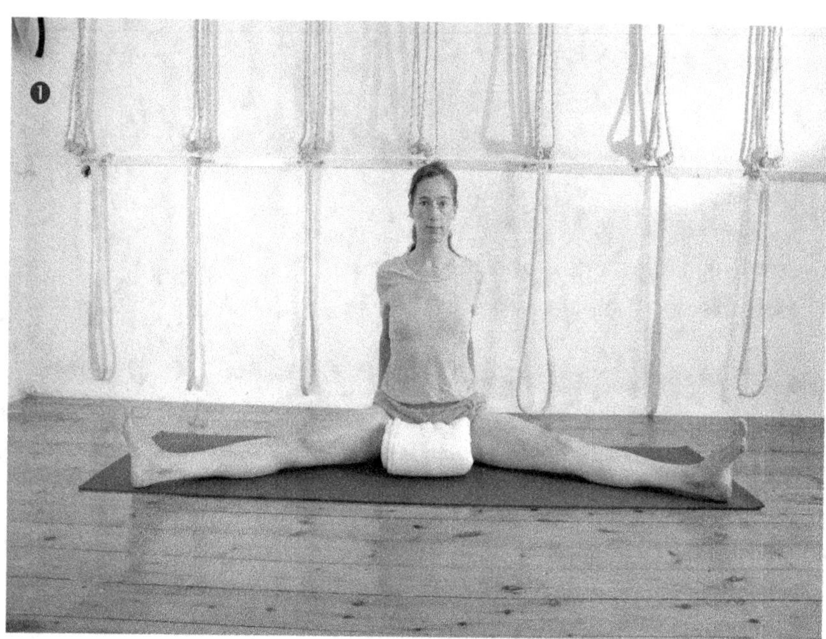

Siéntese en Upavistha Konasana.

Prepare una manta doblada en 8 y colóquela en el piso contra su hueso púbico ❶.

> *Nota:* Puede incluso probar remplazar la manta por un soporte más fuerte como un bloque.

Pliéguese hacia adelante, apoyando el bajo abdomen sobre el soporte.

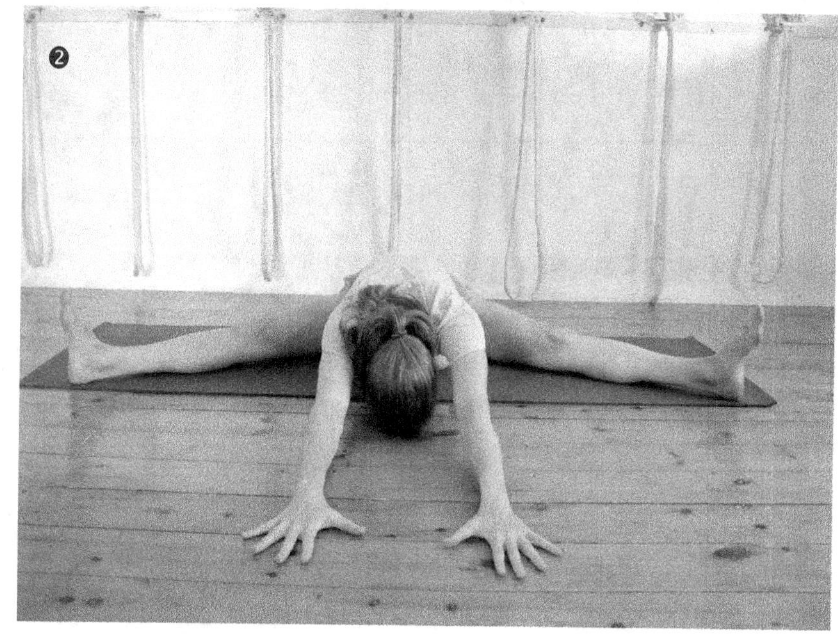

Apoye su frente sobre el piso (o sobre una manta doblada).

✓ Mantenga su abdomen suave y largo.

✓ Grave las sensaciones que tuvo en la parte baja del tronco con el soporte y repita la postura sin la manta doblada.

Upaviṣṭha Koṇāsana

Variación 2
Extensión hacia adelante
Restaurativa: Apoyando del troco

Upavistha Konasana es una postura muy relajante por el ensanchamiento de las piernas y de la pelvis. Este efecto relajante de la postura puede profundizarse por una permanencia más larga y con el uso de apoyo.

1 o 2 almohadones, mantas

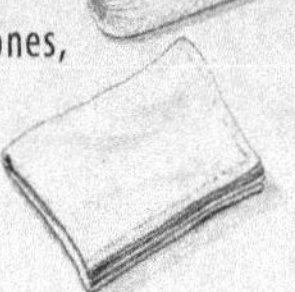

→ Siéntese en Upavistha Konasana.

› Coloque un almohadón longitudinal entre las piernas. Coloque una manta doblada sobre al almohadón para apoyar la frente.

› Extienda el tronco hacia adelante y apoye el abdomen y pecho sobre el almohadón.

> ***Nota:*** Si el almohadón como soporte es muy bajo para Ud. coloque otro almohadón sobre el que está.

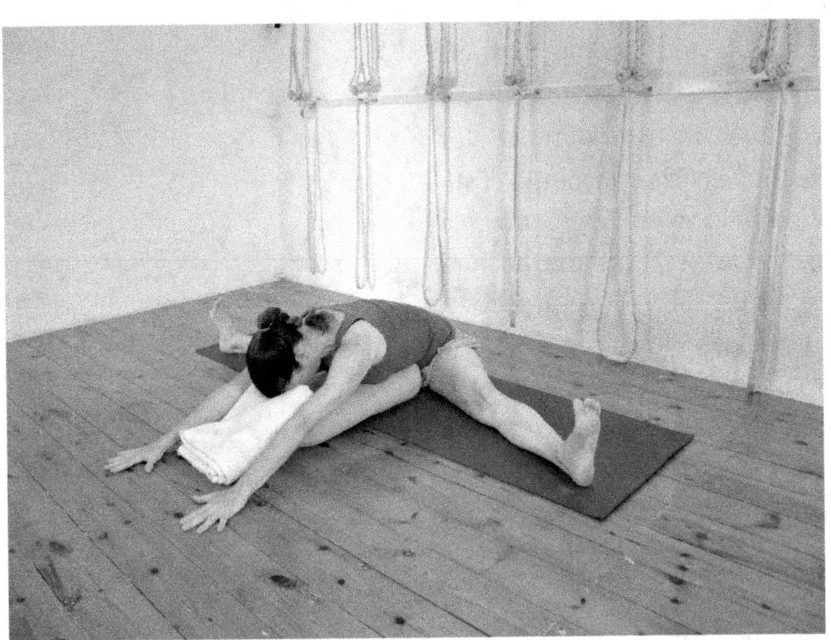

Mālāsana
Acerca de Mālāsana

Mālāsana (LSY lam. 321 & 322) es una postura de extensión hacia adelante tranquila y avanzada. La incluimos acá por dos razones: primero es la única extensión hacia adelante hecha desde cuclillas a cambio de hacerse desde posición sentada, lo que desarrolla flexibilidad en las caderas, rodillas, tobillos y pies. La posición de cuclillas ofrece también únicos beneficios en relación a la digestión, eliminación y relajación del suelo pélvico. Segundo, en su estado preparatorio (se muestra en LSY lam. 317) es fácil de realizar. Esta postura hecha con props es adecuada y benéfica para la mayoría de los estudiantes incluyendo a los iniciantes.

En el mundo moderno las personas raramente se colocan en cuclillas, entonces las tibias y las rodillas pierden su flexibilidad; también es muy común la constipación y la digestión pobre. Muchos occidentales encuentran difícil colocarse en cuclillas con los talones en el piso; las tibias no pueden moverse hacia adelante lo suficiente por lo tanto el cuerpo tiende a rodar hacia atrás. Las siguientes variaciones ayudan a mejorar la flexibilidad y preparase para la postura final.

PRECAUCIÓN

No practique esta postura si sus tobillos están lastimados. Evite esta pose si está menstruando (ya que se tiende a contraer el bajo abdomen).

Mālāsana

Variación 1
Preparación: Usando silla

Efectos

Sentarse en altura sobre una silla hace más fácil doblar el cuerpo hacia adelante. Los tirantes frontal y posterior de la silla proporcionan puntos estables de agarre para las manos, que se usan para intensificar la extensión.

Props

silla

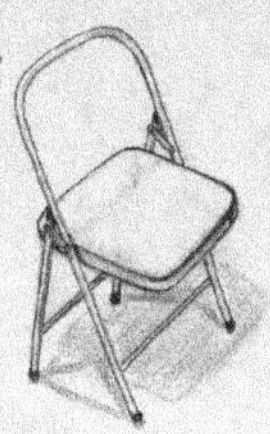

> Siéntese sobre la silla con sus huesos isquiones cerca del borde frontal del asiento.

> Separe los pies y las rodillas.

> Extienda el tronco hacia adelante y entonces lentamente desciéndalo entre los muslos. Relaje los músculos de la espalda mientras que la gravedad lo tira hacia abajo.

> Apoye las manos sobre el piso a una distancia que le resulte confortable y permanezca en la postura por un minuto o dos ❶.

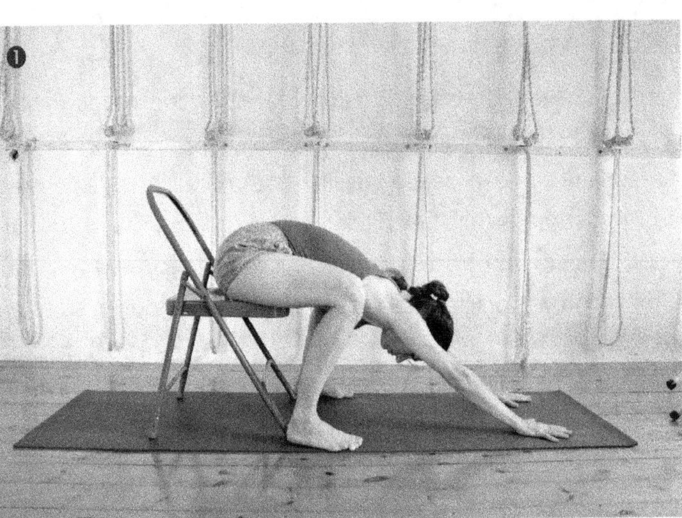

> Ahora, descienda, tome el tirante frontal de la silla y tire para incrementar la extensión hacia adelante. Permanezca un tiempo.

> Si desea descender más, tome el tirante posterior de la silla, tire para descender más ❷. Permanezca por un tiempo y luego suelte el agarre e incorpórese lentamente.

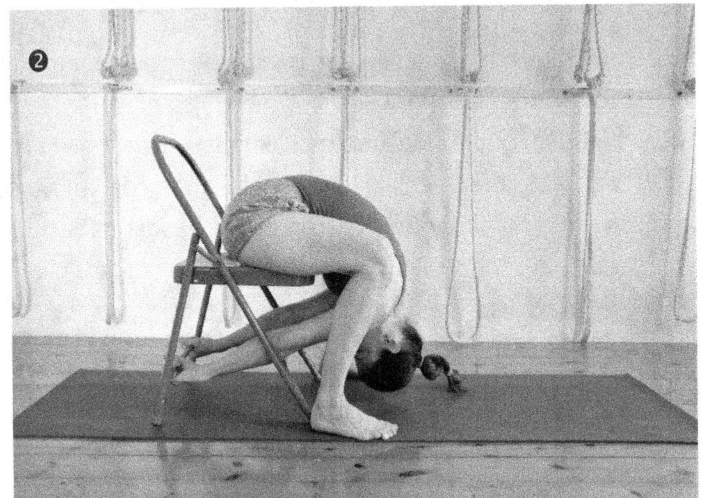

Nota:
Esta variación es también una preparación para Kurmasana (LSY lam. 363 &364).

> Otra opción es girar y apoyar las rodillas posteriores sobre el respaldo de la silla y apoyarse sobre las rodillas ❸.

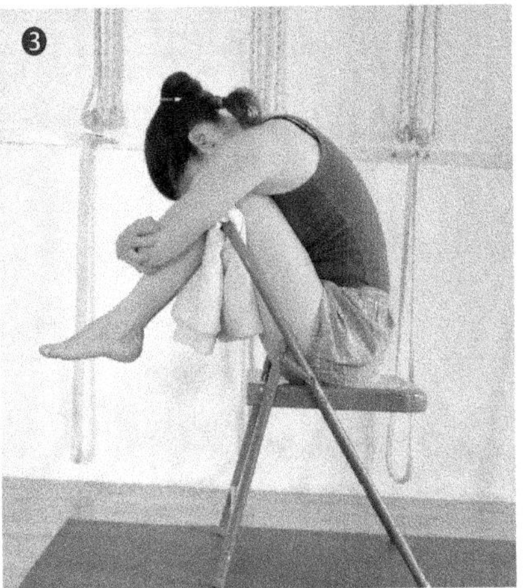

Consejos

No se apresure para el estadio final de la postura. De a sus músculos de la espalda tiempo para relajarse en la extensión hacia adelante y experimentar la quietud a la que esta induce.

Mālāsana

Variación 2
Preparación:
Apoyando los talones

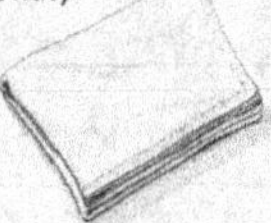

Las preparaciones que se muestran en esta y las siguientes variaciones son muy beneficiosa para las personas que encuentran difícil ponerse en cuclillas con los talones en el piso.

— Párese en Tadasana con sus talones sobre una manta doblada.

› Mantenga las piernas unidas y dóblelas a la posición de cuclillas.

› Extienda los brazos hacia adelante ❶ o abrace las rodillas y permanezca en la postura.

Nota: Esta etapa intermedia está representada en LSY lam. 317.

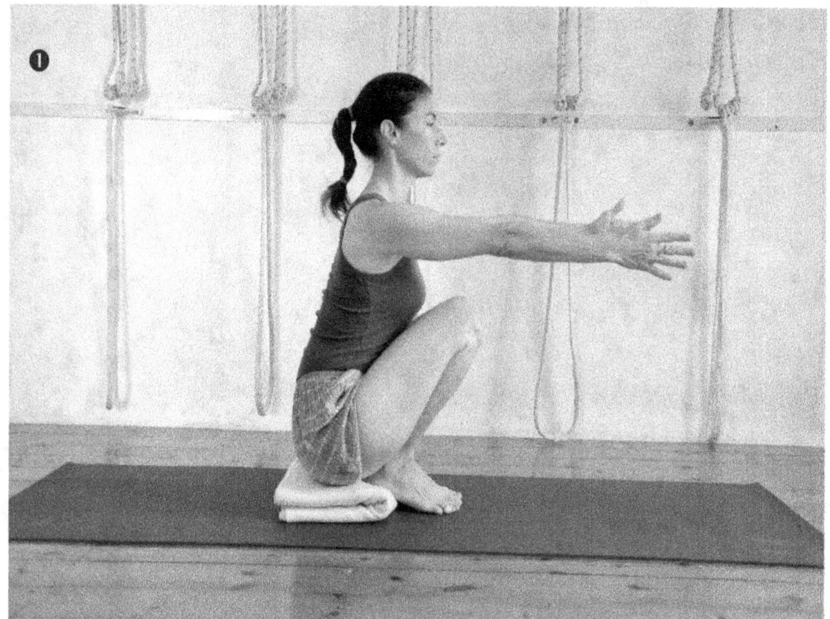

Mālāsana

Variación 3
Preparación:
Sentándose sobre un almohadón

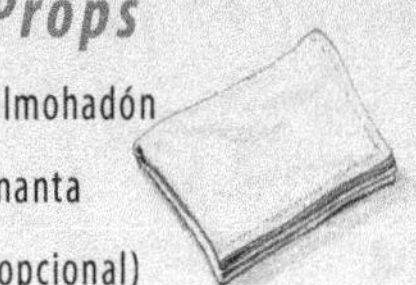

—> Coloque un almohadón en el piso y párese por delante del mismo.

> Agáchese descendiendo los glúteos hasta sentarse sobre el almohadón. Si necesite use una manta doblada para elevar la altura del soporte.

> Extienda los brazos hacia adelante o abrace las rodillas y permanezca en la postura.

> Si es posible mueva los brazos hacia atrás y tome los tobillos posteriores. Esto es Malsana II (LSY lam.322).

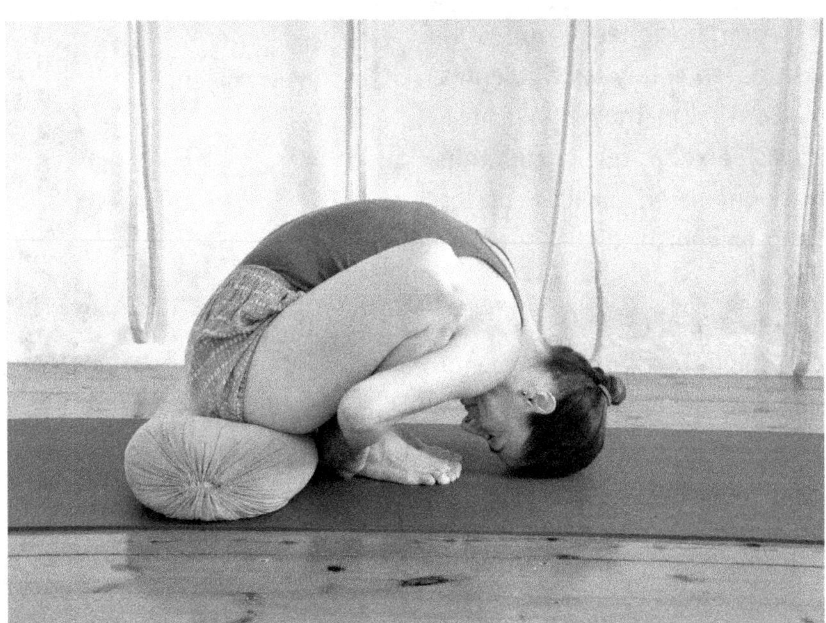

Mālāsana

Variación 4
Preparación:
Sacro contra la pared

Efectos

La pared empuja el sacro hacia adelante y ayuda a mover las tibias y el tronco hacia adelante. Esto permite desarrollar gradualmente flexibilidad en los tobillos.

Props

pared

En las dos variaciones anteriores se usa soporte para los talones o glúteos que permiten colocarse en cuclillas. Pero para mejorar la flexibilidad e independizarse del soporte, practique la siguiente variación.

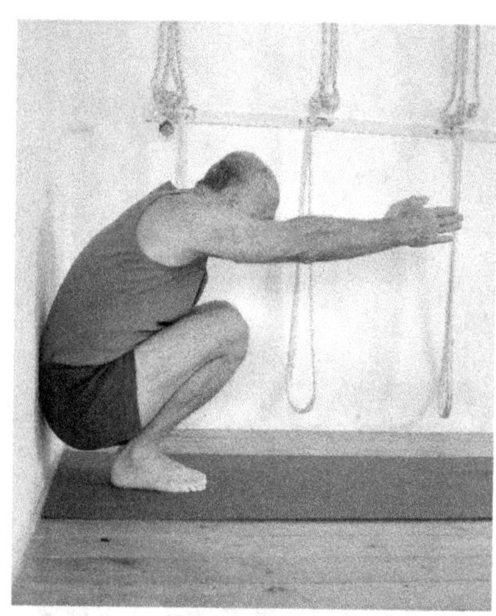

Colóquese en cuclillas con la espalda contra la pared, pies juntos, las rodillas ligeramente separadas, talones sobre el piso.

Presione el sacro contra la pared, eleve la espalda hacia arriba y lejos de la pared, extienda los brazos hacia adelante y mire hacia adelante. Permanezca por un minuto o dos.

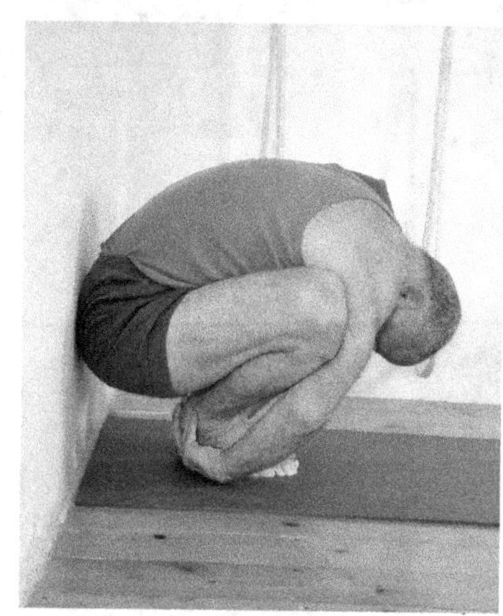

Luego envuelva los brazos alrededor de las piernas que están flexionadas y mueva las axilas externas para tocar las tibias.

Extienda el cuerpo hacia adelante y lleve la cabeza hacia abajo.

Empuje las tibias con la parte alta de los brazos para doblar más el tronco hacia abajo.

Consejos

Si encuentra difícil mantener los talones sobre el piso mientras se mueve hacia adelante- separe ligeramente los pies. Puede también agarrar los talones y colocar los pulgares por debajo para proporcionar apoyo, como se muestra acá.

Usar la pared, enseña a descender ambos la pelvis y la cabeza al mismo tiempo. Puede usar una manta o almohadón para apoyar la cabeza.

Para avanzar en la postura, levántese y muévase ligeramente fuera de la pared. Colóquese en cuclillas nuevamente y haga la postura con el sacro apenas tocando la pared.

Mālāsana

Variación 5
Flexionando los tobillos:
Sosteniendo una pared como ancla

Efectos

Anclar las manos reduce el esfuerzo de las piernas y ayuda a desarrollar flexibilidad en los tobillos gradualmente. Esta variación es especialmente efectiva para personas que no pueden agacharse en cuclillas con los talones sobre el piso y tienden a caerse hacia atrás cuando intentan descender los talones.

—➤ Agáchese frente al gancho de pared, un marco de una ventana (o cualquier otro sostén a la altura de la cintura), pies juntos, rodillas separadas, y talones sobre el piso.

❯ Sosténgase con los brazos extendidos.

❯ Mueva el sacro hacia adentro, y descienda los glúteos hacia el piso mientras extiende el tronco hacia adelante y arriba ❶.

✔ *Consejo* Si tiene una columna o una escalera (como en ❷ y ❸), gradualmente descienda el agarre hasta que finalmente esté listo para la postura final de Malasana I (LSY lam. 321) ❹.

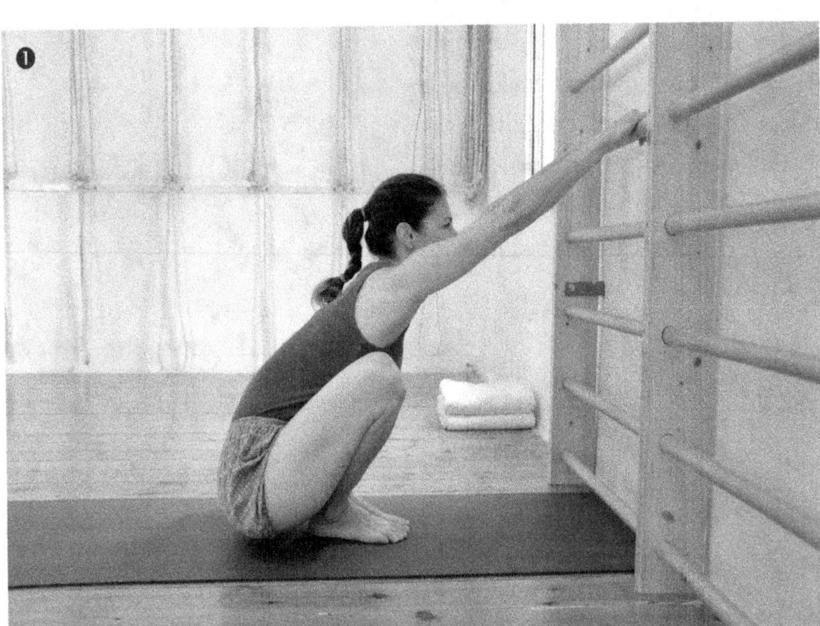

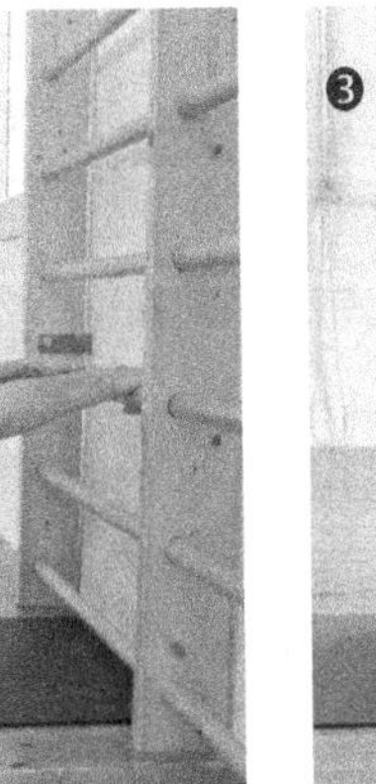

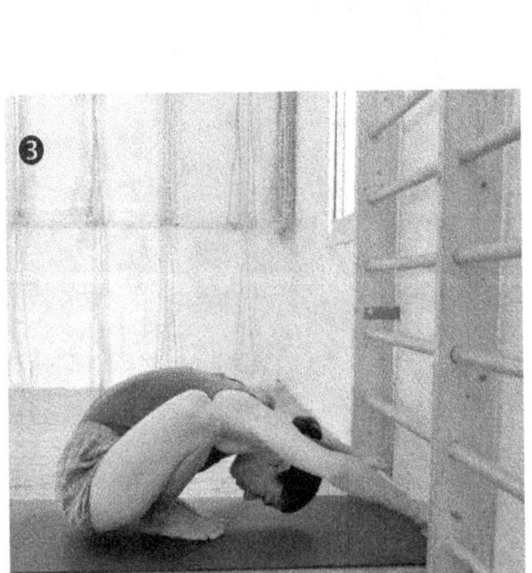

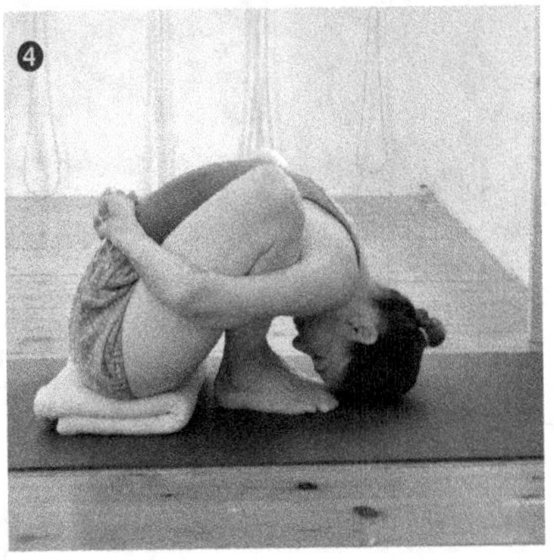

Consejos

✔ Suavice las axilas y permita que el peso de su cuerpo extienda los brazos y los músculos de la espalda mientras baja hacia el piso.

✔ Si tiende a caerse hacia atrás, apoye los glúteos como se muestra en ❹.

✔ En la postura final, los brazos están tomados alrededor de las piernas y espalda, creando una Mala o guirnalda ❹

Mālāsana

Variación 6
Preparación:
Compañero empujando las rodillas

Estabilizar las rodillas libera las ingles y ayuda a desarrollar flexibilidad en las caderas, rodillas y tobillos.

compañero

manta (opcional)

> Párese en el medio de la sala con un compañero por detrás.

> Comience a agacharse.

> Pida al compañero que sostenga sus rodillas y que las empuje hacia adelante y abajo mientras eleva el tronco. Extienda los brazos hacia adelante y mire adelante ❶.

> Ahora extienda el tronco y brazos hacia adelante, mientras que el compañero presiona suavemente sobre su banda sacra y espalda alta ❷.

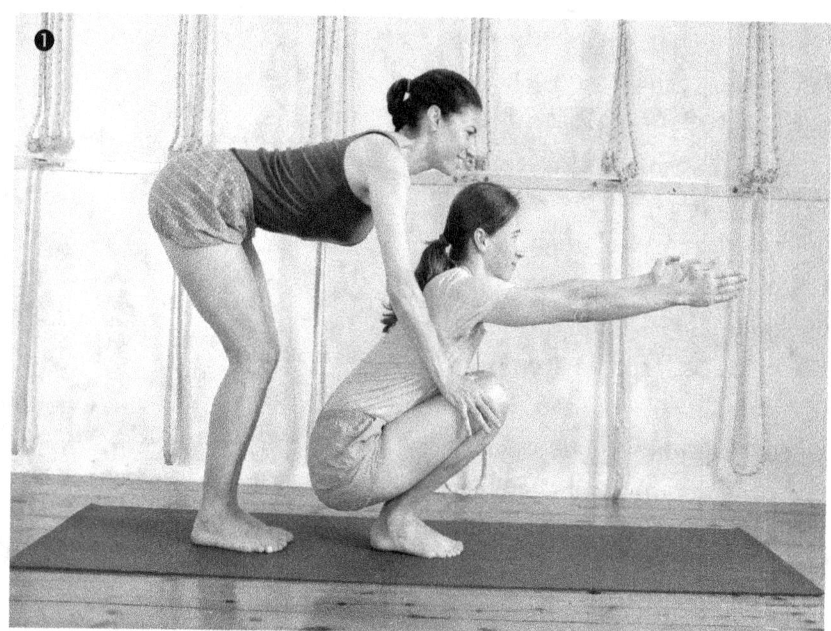

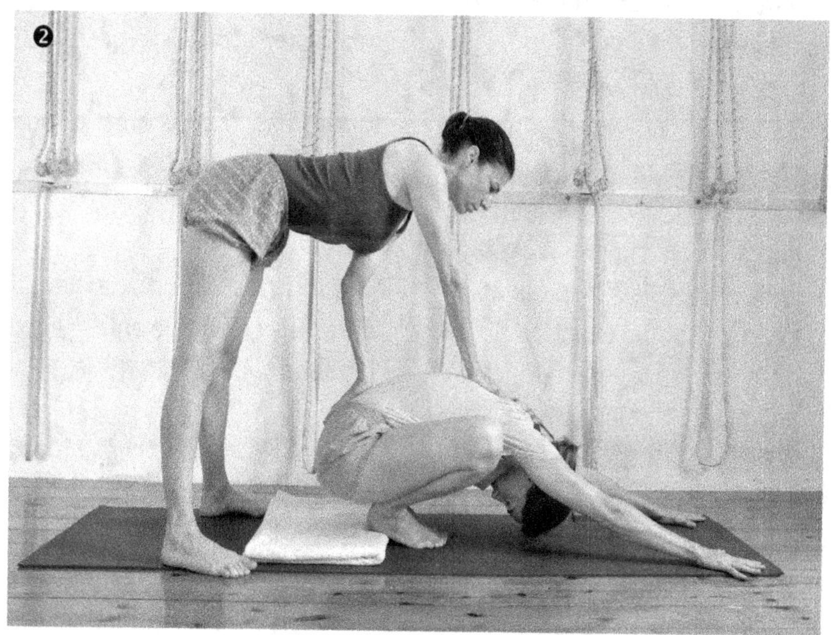

Consejos

En esta variación sus talones deben estar firmes sobre el piso. Si es necesario use una manta doblada, una tabla o una mat enrollada debajo de los talones.

Mālāsana

Variación 7
Mālāsana I con cinturón

Efectos

El agarre de las manos con la ayuda del cinturón le permite recibir los efectos de Malasana I, incluso si no puede juntar los dedos detrás de la espalda. Esta presión tonifica los órganos abdominales y energiza todo el cuerpo.

Props

cinturón

manta

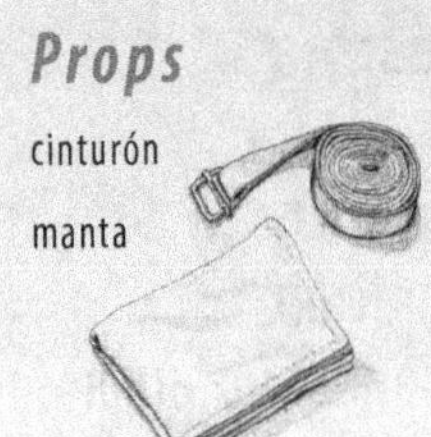

Esta es una variación más avanzada para personas que intentan Mālāsana I.

La palabra *Mālā* significa guirnalda. En Malasana I los brazos rodean el cuerpo como una guirnalda. Juntar lo dedos detrás de la espalda (como en LSY lam. 321) crea un fuerte efecto exprimidor que tonifica los órganos abdominales. Sin embargo, muchas personas no alcanzan a tomarse las manos detrás de la espalda y necesitan un cinturón para beneficiarse de este efecto.

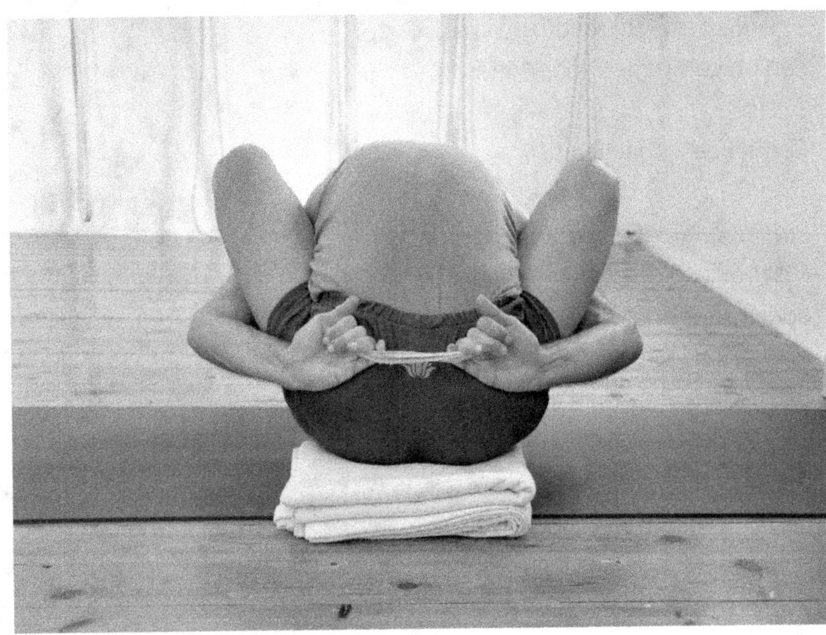

➤ Envuelva un cinturón alrededor de la pelvis.

➤ Póngase en cuclillas con pies juntos, rodillas separadas y talones sobre el piso. Si es necesario apoye los talones en una manta doblada.

➤ Envuelva los brazos alrededor de las piernas flexionadas y mueva las axilas externas para tocar las tibias.

➤ Apoye las manos sobre el piso y descienda el cuerpo hacia abajo tanto como sea posible.

➤ Mueva las manos una a una detrás de la espalda y tome el cinturón.

➤ Tire contra el cinturón, extienda el tronco hacia adelante y lleve la cabeza abajo.

➤ Mueva las manos acercándolas una a la otra tan cerca como sea posible. Empuje las tibias con sus brazos superiores para plegar más el tronco hacia abajo.

Apéndice 1:
Secuencia de practica

El efecto de la práctica de yoga es altamente influenciado por el orden en que se hagan las asanas en una sesión particular. Se elige una secuencia correcta de acuerdo al propósito e intención de la sesión; teniendo en cuenta la condición física y mental actual, el propósito por el que se hace la secuencia, así como las características del medio en el que la práctica tiene lugar.

De vez en cuando es interesante y agradable conducir una sesión alrededor de un tipo de prop. Por ejemplo, una secuencia con silla, con bloques, con cinturón largo, con sogas de pared, o cualquier otro prop que se elija. Este apéndice presenta cinco secuencias con diferentes propósitos.

1. Una secuencia corta para un principiante ocupado

2. Una secuencia de posturas de pie y extensiones hacia adelante, usando un cinturón largo

3. Una secuencia de larga permanencia en extensión hacia adelante también apropiada para mujeres con menstruación

4. Posiciones sentada y extensiones hacia adelante para principiantes

5. Extensiones hacia adelante, torsiones e invertidas para estudiantes avanzados e intermedios

Para cada asana indicamos el número de página donde se encuentra la variación en este volumen o en los anteriores. Se proporciona comentarios explicativos para aquellas variaciones que no se encuentran en los dos volúmenes anteriores.

1. Una Secuencia corta para Principiantes

*Las características
de esta secuencia son:*

> **Duración:** 15-20 min

> **Nivel:** Principiante

> **Tipo:** Una secuencia corta para personas ocupadas

> **Tipos de Asanas incluidas:** Posturas de Pie, inversiones suaves

Esta secuencia corta puede ser un punto de inicio para la práctica personal. Su duración es de 15 a 20 minutos compuesta por 7-10 minutos de posturas activas y 10 minutos de poses relajantes. Una vez que conoce la secuencia puede cambiar algunas de las posturas de pie y expandir su contenido y duración que se ajuste a sus necesidades. Dado que esta secuencia involucra un mínimo de props, puede hacerse en cualquier lugar.

1. Vṛkṣāsana – Próximo a la pared

2. Utthita Trikonāsana – Pie posterior contra la pared y mano sobre un bloque

3. Virabhadrāsana II – Pie posterior y mano contra la pared

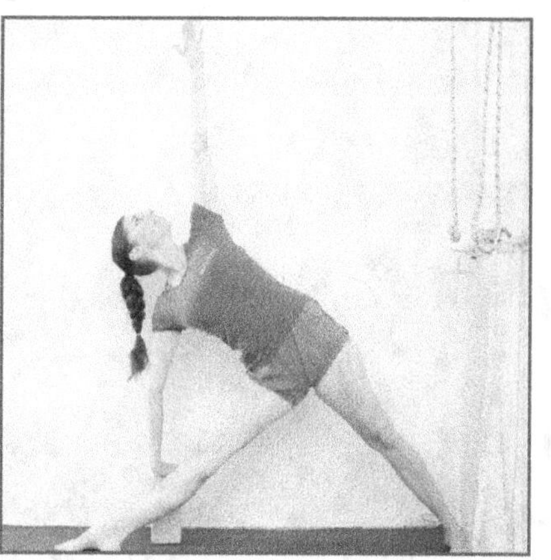

30 seg. Dos veces de cada lado

Ver Vol I, pag. 69

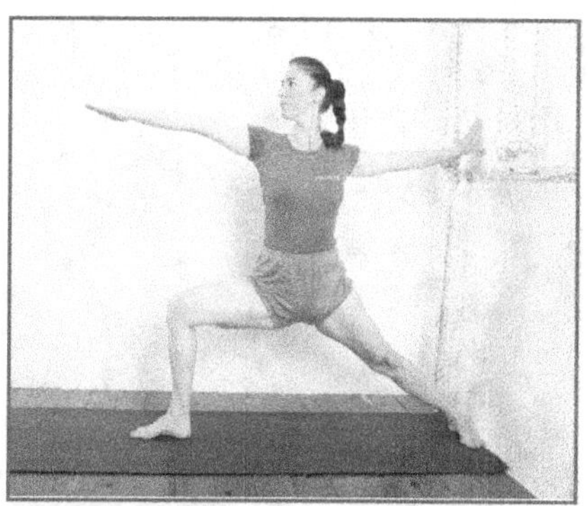

30 seg. de cada lado

Ver Vol I, pag. 99

30 seg. 2 veces de cada lado

Ver Vol I, pag.25

4. Adho Mukha Śvānāsana- Palmas de las manos sobre bloques

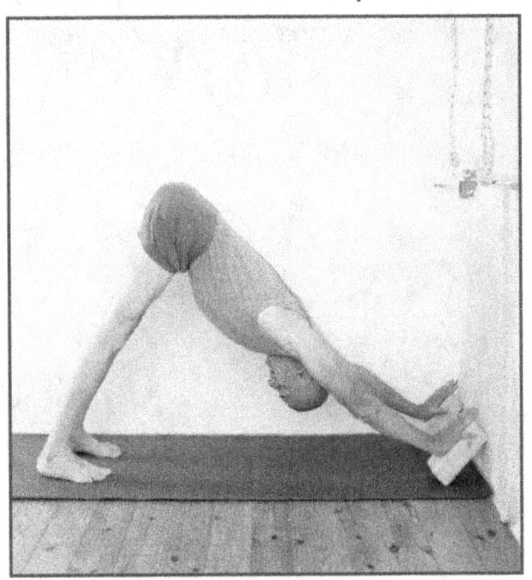

1 min.

Ver Vol I, pag. 32

5. Adho Mukha Śvānāsana- Cabeza apoyada

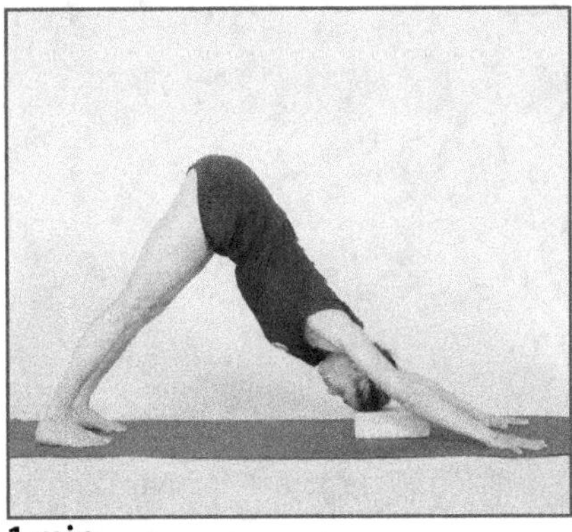

1 min.

Ver Vol I, pag. 52

6. Ūrdhva Prasārita Pādāsana – En la pared

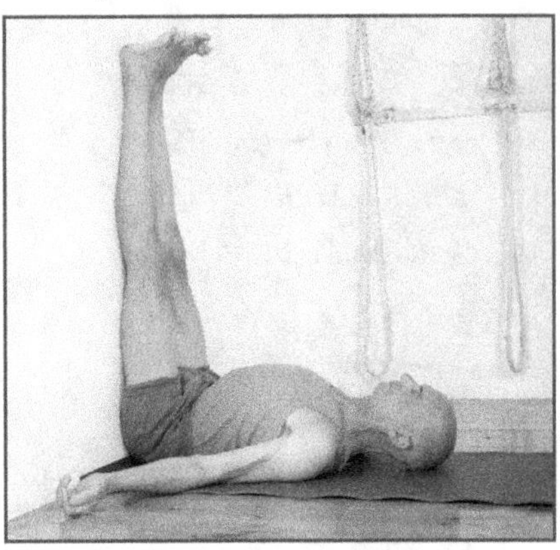

1-3 min.

Siéntese con su lateral tocando la pared y ruede hacia el costado. Mantenga su pelvis cerca de la pared. Para moverse cerca de la pared, coloque los pies sobre la misma y empuje para elevar la pelvis; entonces mueva sus hombros hacia la pared. Cuando desciende la pelvis, intente mover los isquiones tan cerca de la pared como le sea posible. Si no puede mover los glúteos hacia la pared, puede colocar una manta doblada para sostener la banda sacra.

7. Sālamba Chatushpādāsana – en la pared

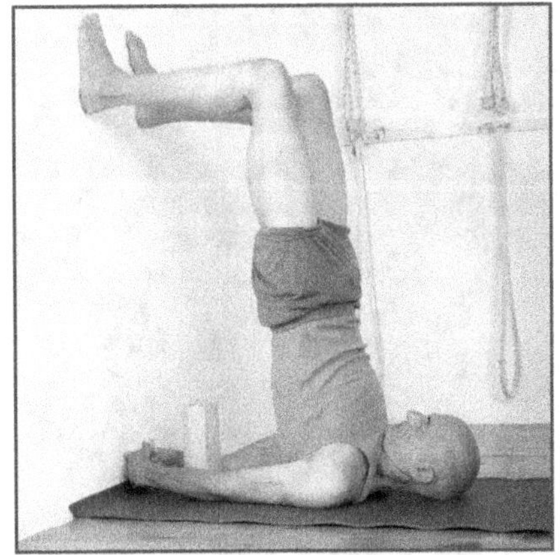

30 seg.

Flexione las rodillas para colocar los pies sobre la pared. Empuje para elevar los glúteos y la espalda. Entre cruce los dedos de las manos y extienda los brazos y hombros hacia atrás. Lleve el pecho hacia adelante de manera que el pecho alto se mueva cerca del mentón. Antes de soltar la postura, coloque un bloque a la distancia aproximada de 10 cm de la pared.

8. Viparita Karaṇi – Con pared y bloque

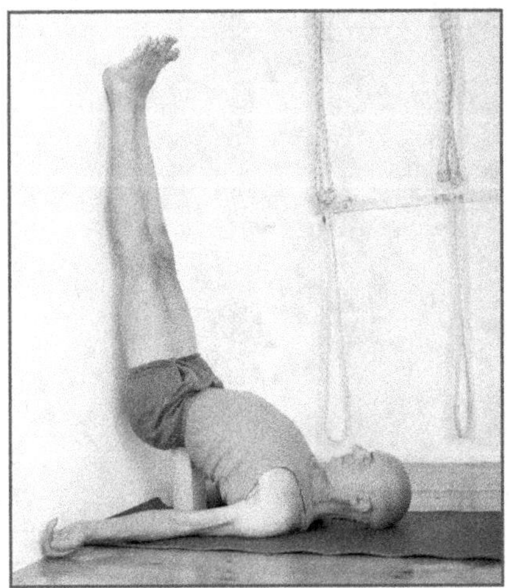

3-5 min.

El lado ancho del bloque debe estar paralelo a la pared. Manténgase elevando el pecho alto mientras desciende la pelvis hasta que el sacro se apoya sobre el bloque. El sacro debe estar paralelo al piso. Permanezca en la postura observando su respiración.

9. Śavāsana – Con ojos cubiertos y bloque sobre el abdomen opcional

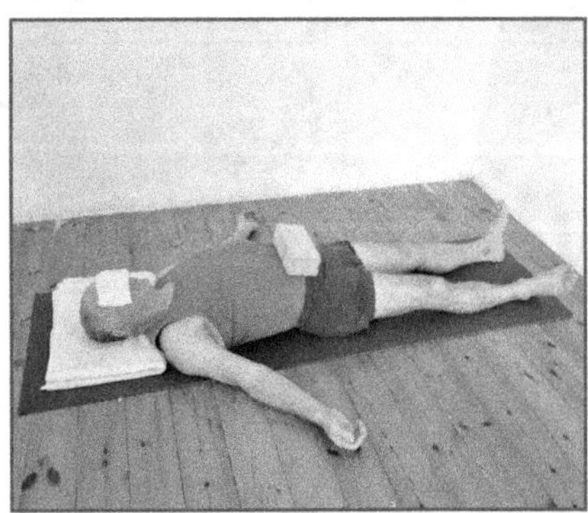

5 min.

Observe la respiración suave y natural en el abdomen

2. Secuencia con cinturón largo

> **Duración:** 60 min

> **Nivel:** Intermedio a avanzado

> **Tipo:** relajante, enfriante

> **Tipos de Asanas incluidos:** Supino & Posturas de Pie, extensiones hacia adelante, inversiones restaurativas.

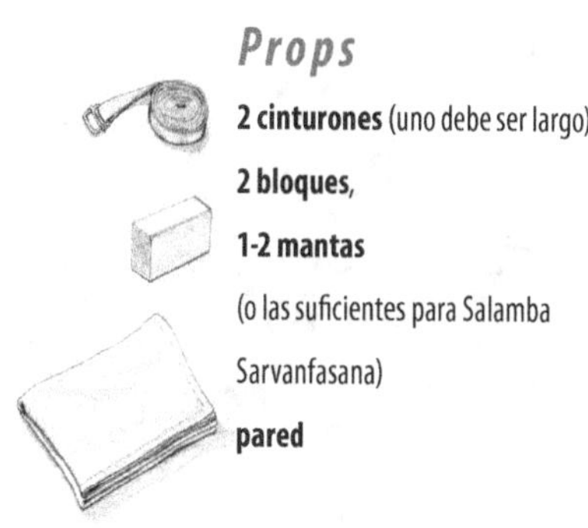
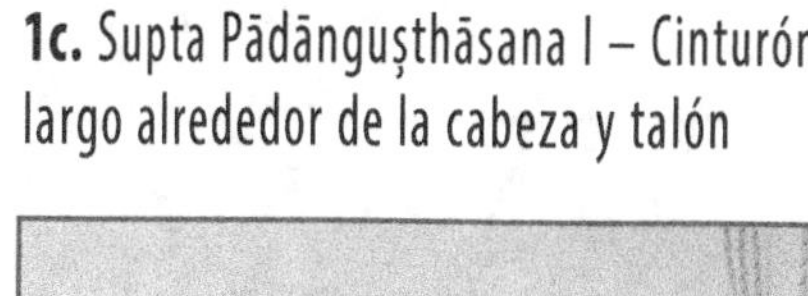

Props

2 cinturones (uno debe ser largo)

2 bloques,

1-2 mantas

(o las suficientes para Salamba Sarvanfasana)

pared

1a. Supta Pādāṅguṣṭhāsana I – Cinturón largo alrededor de la pelvis y talón

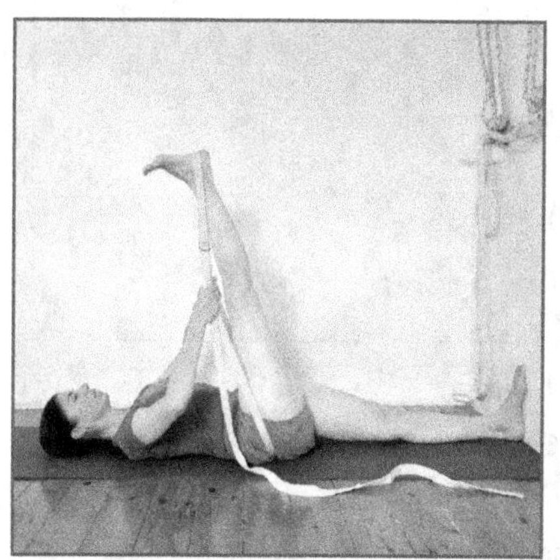

45 seg.

Ver Vol II, pag. 84

Comience con un cinturón enlazado alrededor de la pelvis y el talón de la pierna derecha.

1b. Supta Pādāṅguṣṭhāsana I – Cinturón largo alrededor del pecho y talón

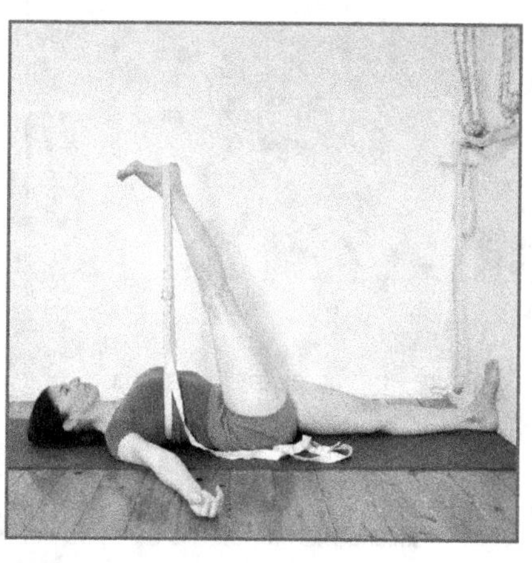

45 seg.

Ver Vol II, pag. 84

Después de 45 seg mueva el cinturón a la espalda media.

1c. Supta Pādāṅguṣṭhāsana I – Cinturón largo alrededor de la cabeza y talón

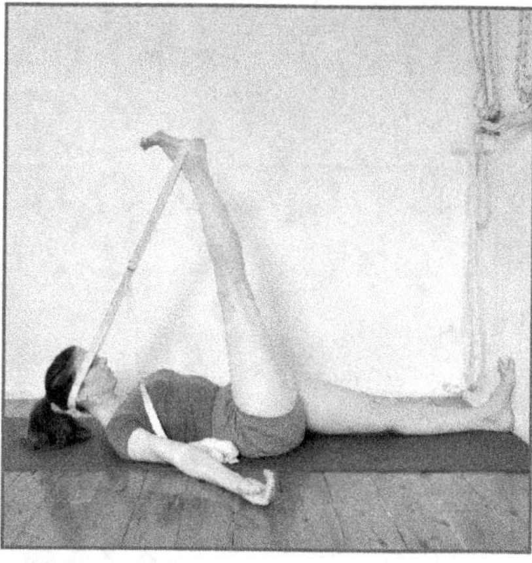

45 seg.

Ver Vol II, pag. 84

Luego mueva el cinturón a la parte posterior de la cabeza. Luego suelte y haga lo mismo con la pierna izquierda.

Nota: Antes de cambiar a la pierna izquierda, quédese un momento en Supta Tadasana o párese en Tadasana y compare la sensación de las piernas

2a. Supta Pādāṇguṣṭhāsana II – cinturón largo alrededor de la pelvis y talón

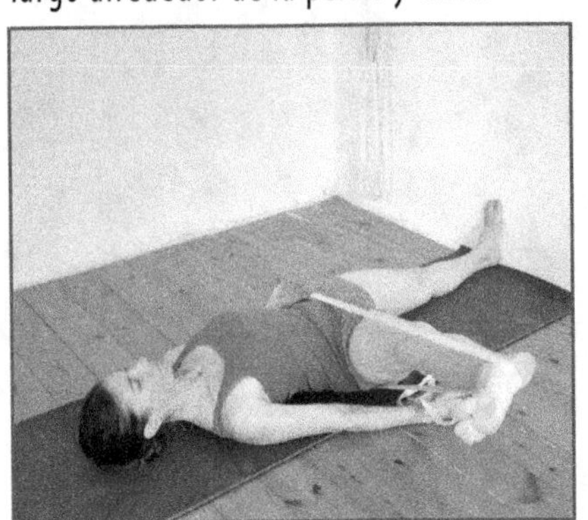

30 seg.

Ver Vol II, pag.90

2b. Supta Pādāṇguṣṭhāsana II – Cinturón largo alrededor del pecho y talón

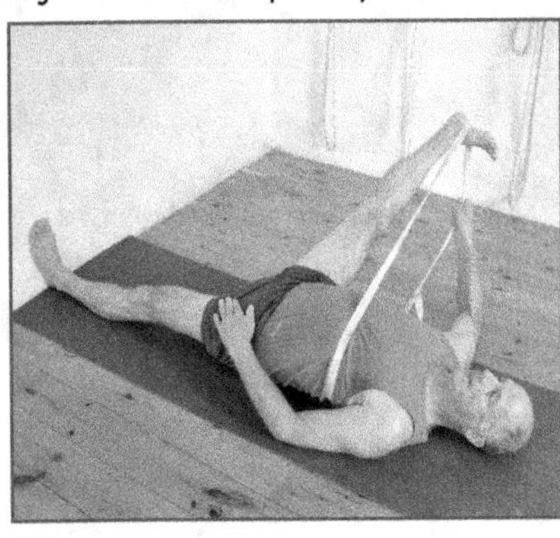

30 seg.

Ver Vol II, pag. 90

3. Ūrdhva Prasārita Pādāsana - Cinturón largo alrededor de pies y pelvis

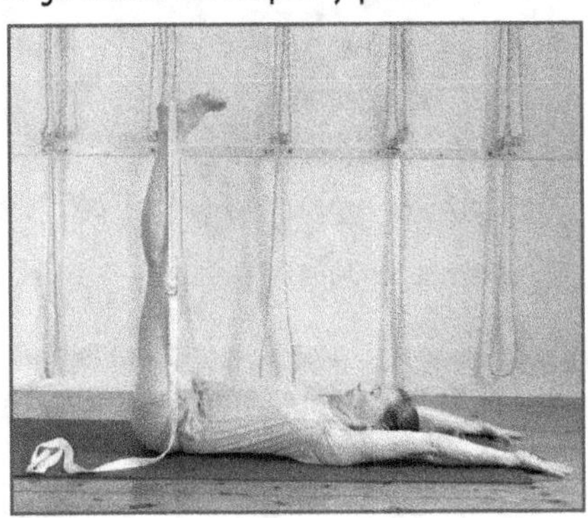

1 min.

Nota: Repita la misma secuencia de colocación del cinturón en la pelvis, espalda media y cabeza. Antes de cambiar a la pierna izquierda, permanezca un momento en Supta Tadasana o párese en Tadasana para comparar la sensación en las piernas.

4. Paripūrna Nāvāsana - Cinturón largo alrededor de la espalda media y pies

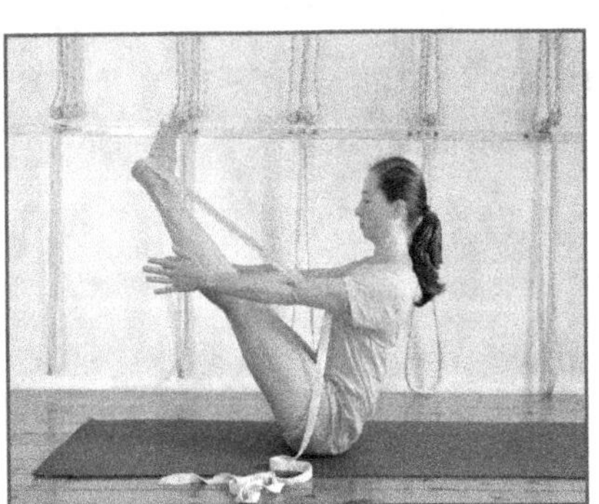

1 min.

Coloque el cinturón alrededor de la espalda media y use esto para hacer la espalda cóncava.

5. Utthita Trikonāsana - Cinturón largo desde el pie izquierdo a la ingle derecha

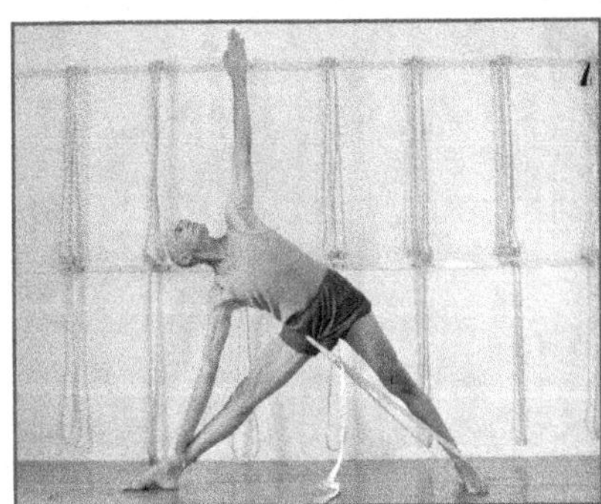

1 min.

Comience con las piernas separadas a una distancia media; ajuste el cinturón desde el talón izquierdo a la ingle derecha, y luego deslice la pierna derecha hasta que el cinturón esté bien estirado. Ajuste el cinturón y la distancia de separación como necesite.

6. Ardha Chandrāsana - Cinturón largo desde el pie izquierdo a la ingle derecha

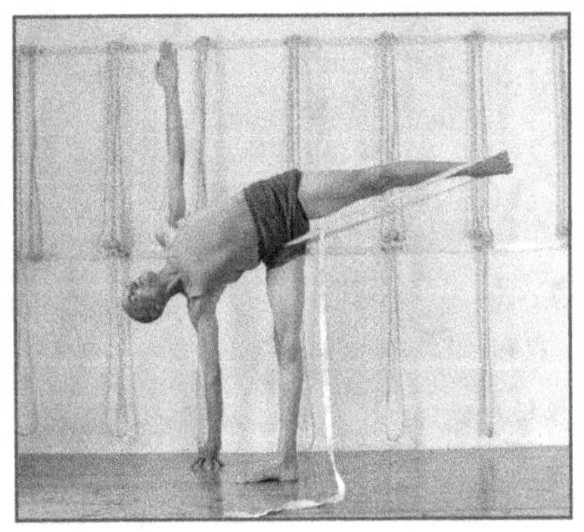

1 min.

Continúe directamente a Ardha Chandrasana. Si el cinturón no está tirante, levante ligeramente la pierna para estirarlo.

Nota: Haga todas las posturas desde la etapa 5-8 sobre la pierna derecha y retorne a Tadasana. Luego mueva el cinturón a la pierna izquierda y repita en el lado izquierdo.

7. Virabhadrāsana III Cinturón largo desde el pie izquierdo a la ingle derecha

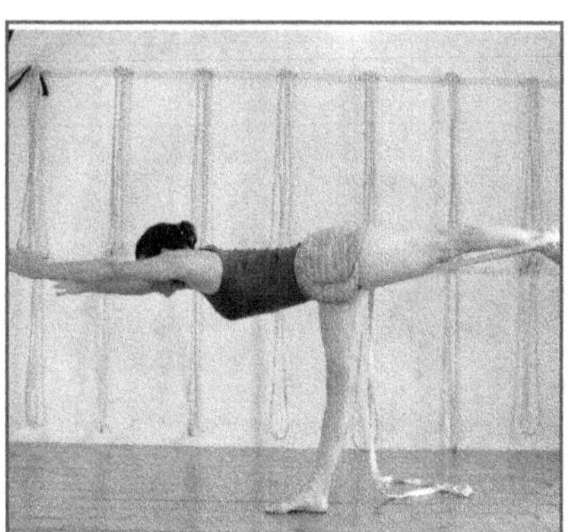

40 seg.

Desde allí gire el cuerpo a enfrentar el piso.

8. Parivrtta Ardha Chandrāsana - Cinturón largo desde el pie izquierdo a la ingle derecha

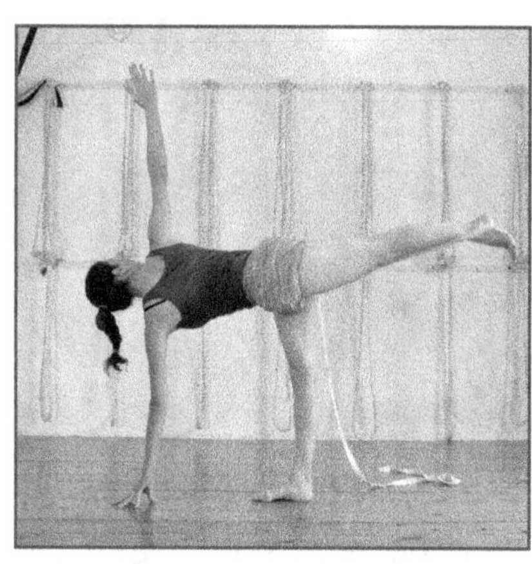

1 min.

Gire más a Parivrtta Ardha Chandrāsana

9. Dandāsana – Cinturón largo alrededor de los talones y la pelvis

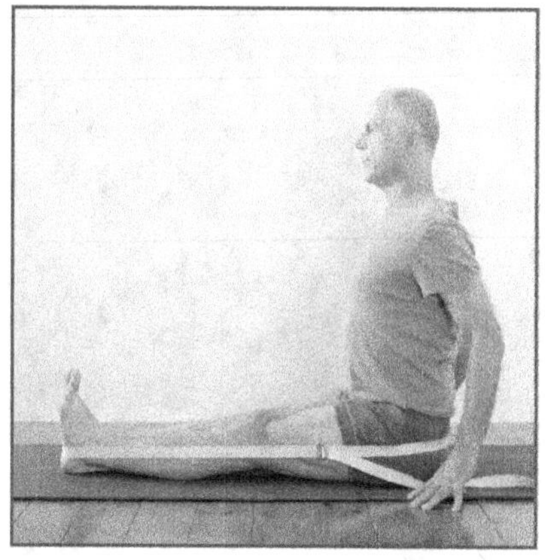

1 min.

Ver Vol II, pag. 7

10. Ūrdhva Hasta Dandāsana – Cinturón largo alrededor de los talones y la espalda baja

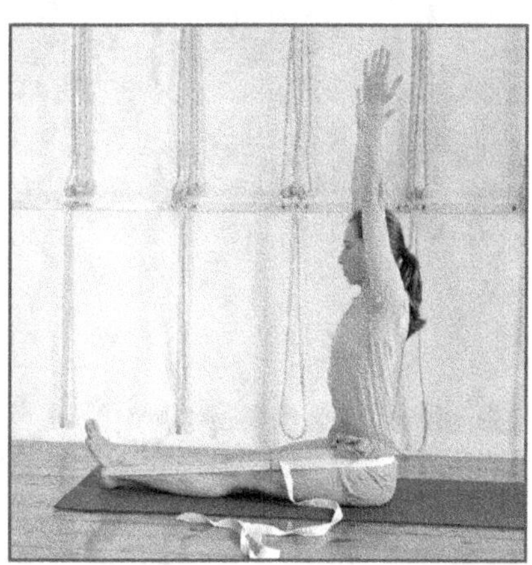

45 seg.

Ver Vol II, pag. 7

11. Paschimottānāsana – Cinturón largo alrededor de los talones y la espalda baja

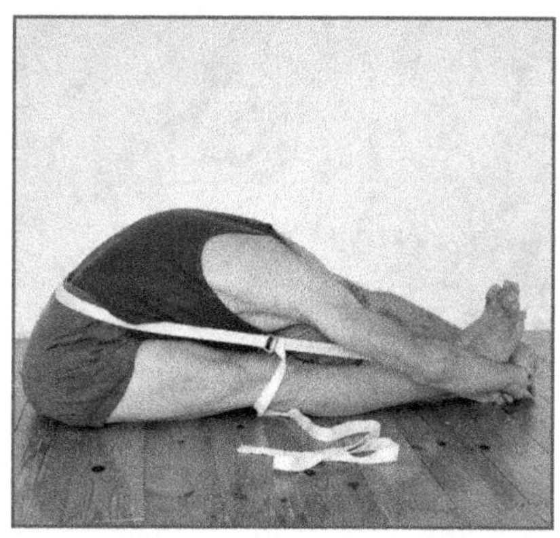

2 min.

Ver Vol II, pag. 108

12. Jānu Śīrṣāsana –Cinturón largo alrededor del talón y espalda baja

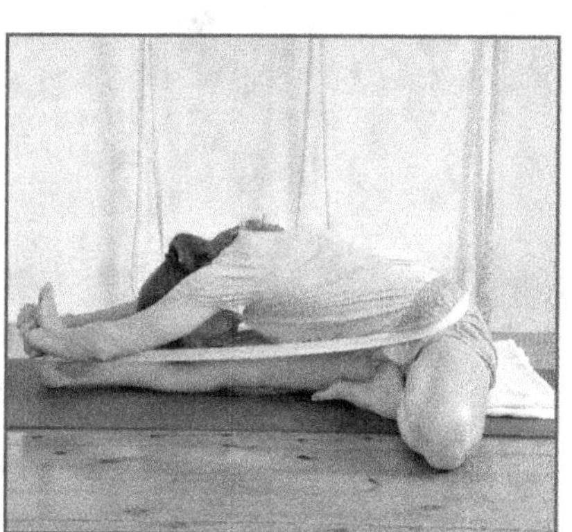

1 min. de cada lado

13. Paschimottānāsana – Cinturón largo alrededor de los talones y la espalda baja

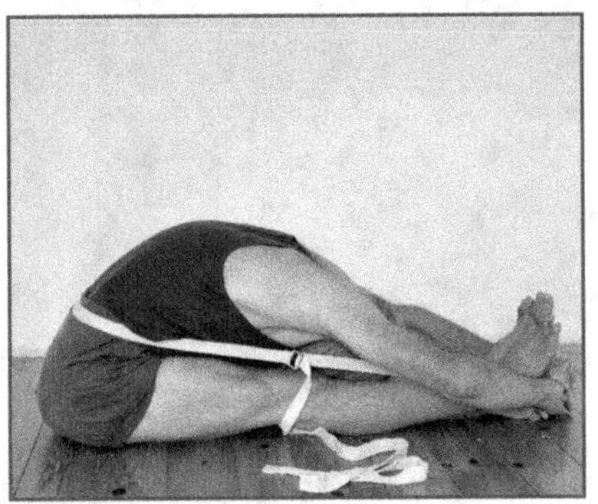

3 min.

Ver Vol II, pag. 108

14. Bhardvājāsana I – con 2 cinturones

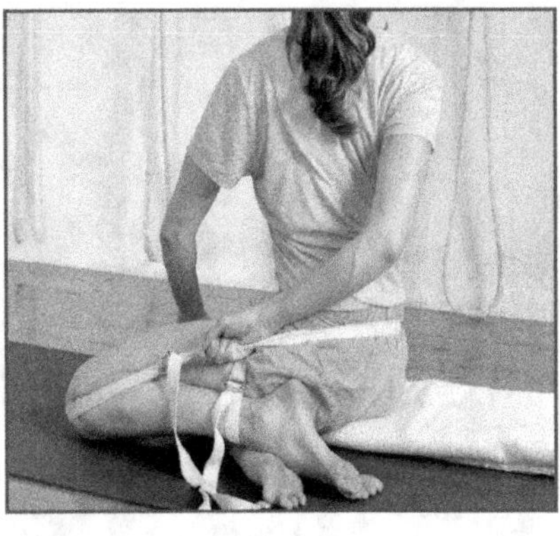

1 min. de cada lado

Ajuste un cinturón alrededor de ingle y tobillo de las piernas de Virasana. Luego ajuste otro cinturón alrededor de la pelvis y rodilla de la misma pierna

15. Setu Bandha Sarvāngāsana - Con soporte para la pelvis & pecho

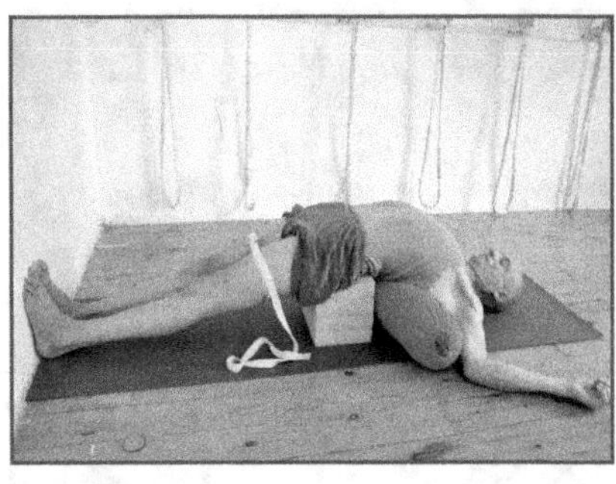

5 min.

Apoye el sacro en un bloque de madera o varios bloques de espuma. Ajuste un cinturón alrededor de los muslos altos. Apoye el pecho en un almohadón. Coloque los pies contra la pared.

16. Sālamba Sarvāngāsana – Sobre mantas apiladas

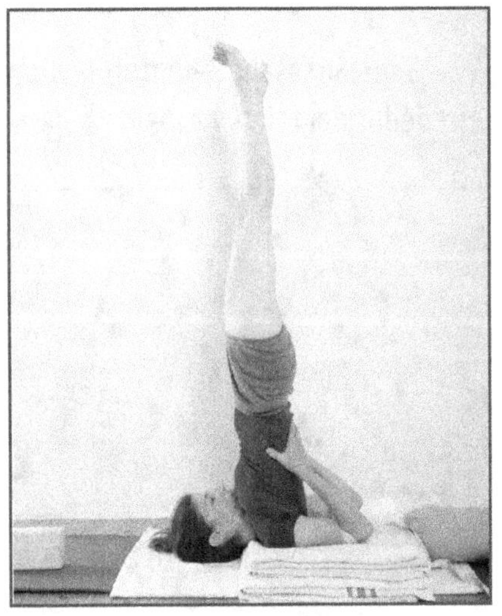

7 min.

Para el ciclo de Sarvangasana prepare los props de la siguiente manera:

- Extienda una manta sobre la mat (para acolchonar la cabeza) y apile cinco mantas dobladas sobre ésta creando una plataforma
- Coloque un bloque en el medio de la mat, donde deberían ir los pies en Halasana; y un almohadón en el otro lado de la plataforma

17. Halāsana – Dedos de los pies sobre el bloque

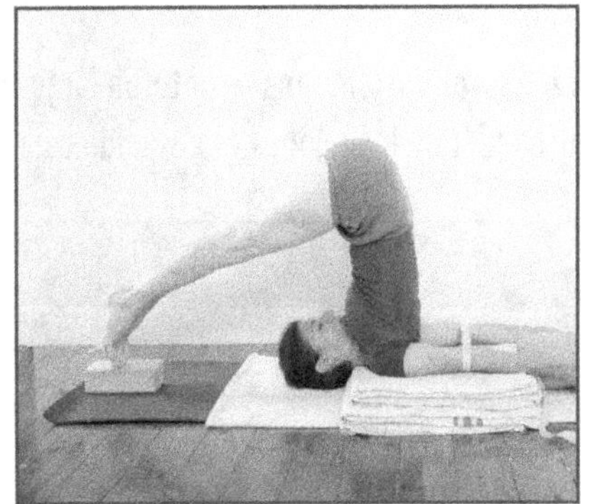

3 min.

Apoye los dedos sobre el bloque y tome el almohadón en la parte posterior. Asegúrese de que sus brazos y piernas estén alineados correctamente

18. Śavāsana

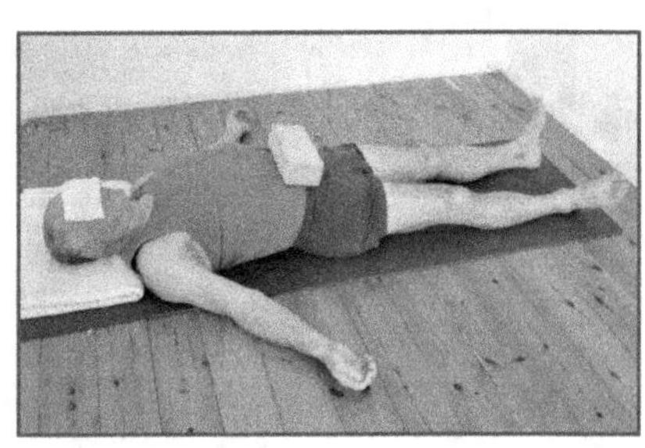

7 min.

3. Larga permanencia en posiciones sentadas & extensiones hacia adelante

> **Duración:** 60 min

> **Nivel:** Intermedio a avanzado

> **Tipo: :** relajante, enfriante.Puede practicarse durante la menstruación

> **Tipos de Asanas incluidos:** extensiones hacia adelante, extensiones hacia atrás restaurativas

Props

2-3 bloques de madera

Almohadón

2 cinturones

4 bloques de espuma

2-3 mantas

Pared

1. Adho Mukha Vīrāsana - Con almohadón para apoyar la frente y los codos

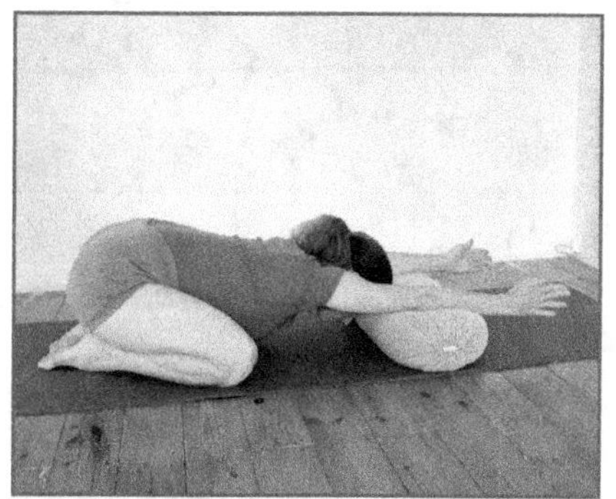

3 min.

Ver Vol II, pag 79

2. Supta Pādāṅguṣṭhāsana II - - En una esquina, ambos pies contra la pared

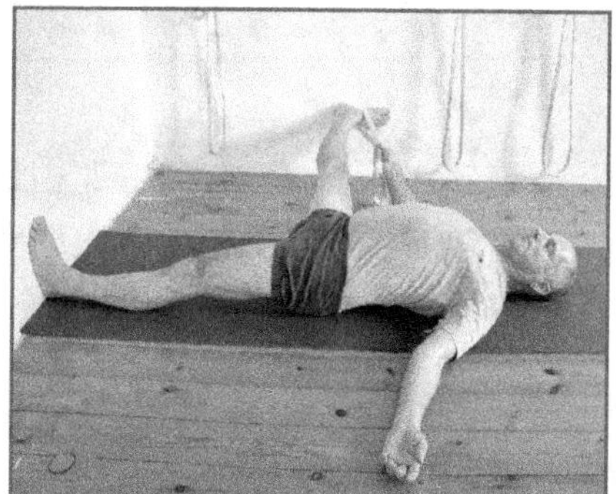

1 min. cada lado

Ver Vol II, pag. 9

3. Baddha Koṇāsana – Palmas sobre bloques

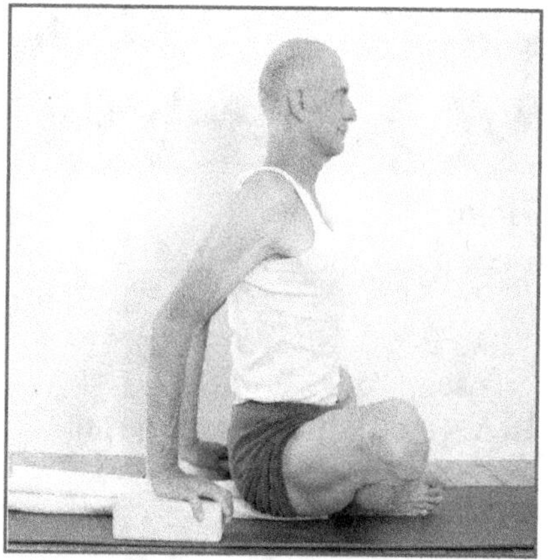

3 min.

Ver Vol II, pag. 15

4. Jānu Śīrṣāsana - - Con apoyo

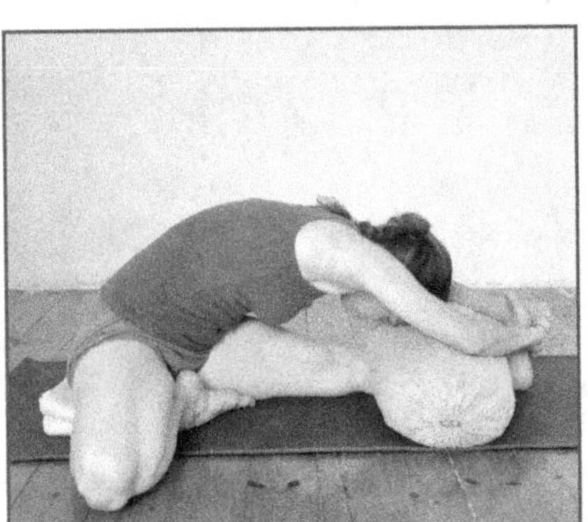

3 min. cada lado

5. Triaŋga Mukhaikapāda
Paschimottānāsana - Con apoyo

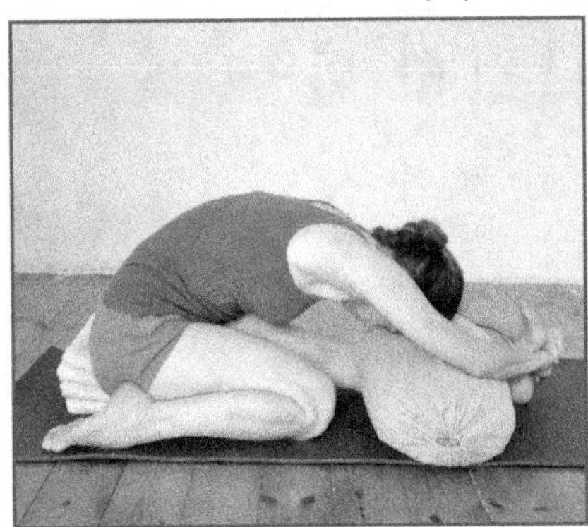

3 min. cada lado

Repita las acciones descriptas para Jānu
Śīrṣāsana.

6. Ardha Padma Paschimottānāsana -
Con apoyo

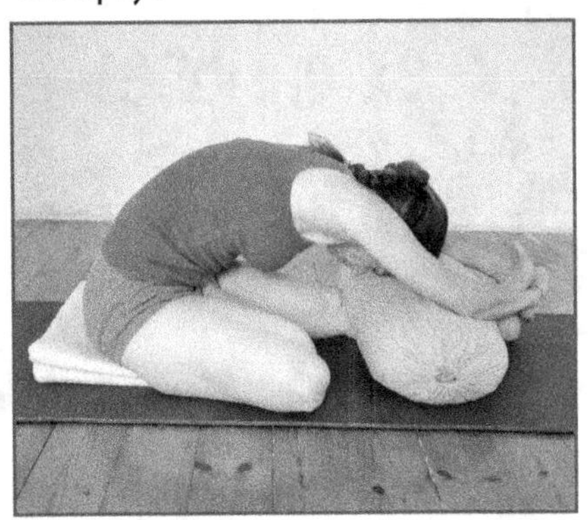

3 min. cada lado

Si no es posible repita Jānu Śīrṣāsana
(paso 4).

7. Paschimottānāsana -
Con apoyo

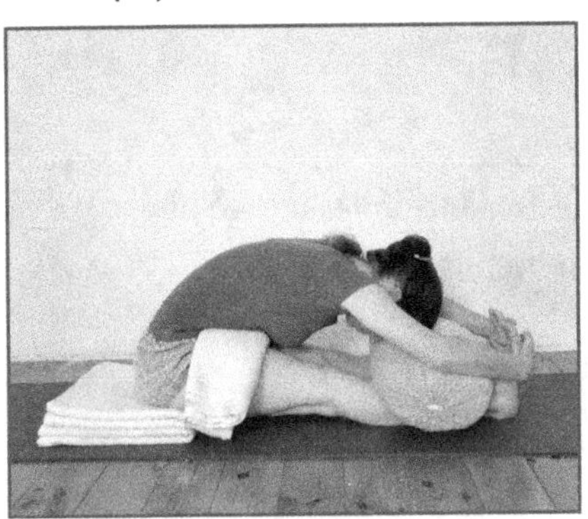

5 min.

Ver Vol II, pag. 114

8. Bhardvājāsana I – Con dos
cinturones

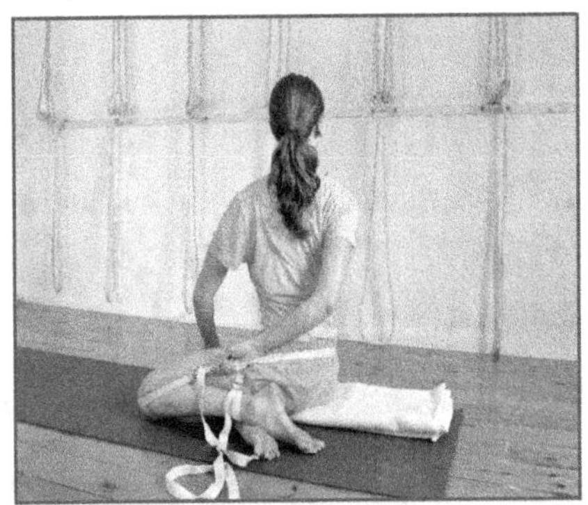

45 seg. cada lado. Repita dos veces

Ver paso 14 de la Secuencia 2

5. Viparita Dandāsana - Sobre
silla

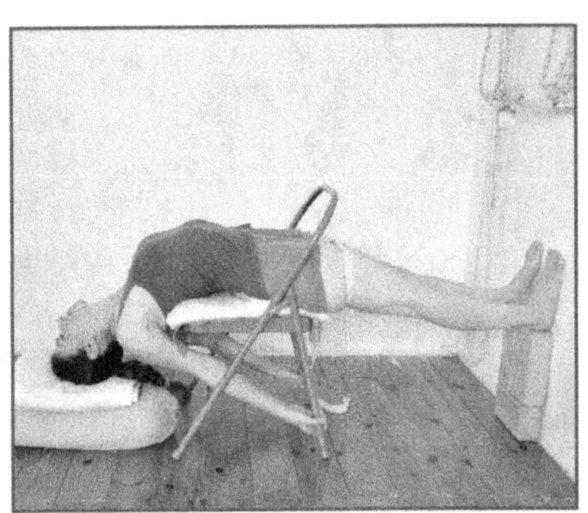

5 min.

La parte alta de la cabeza apoyada; talones
sobre bloques, muslos atados con cinturón

10. Setu Bandha Sarvāngāsana -
Con bloque y almohadón

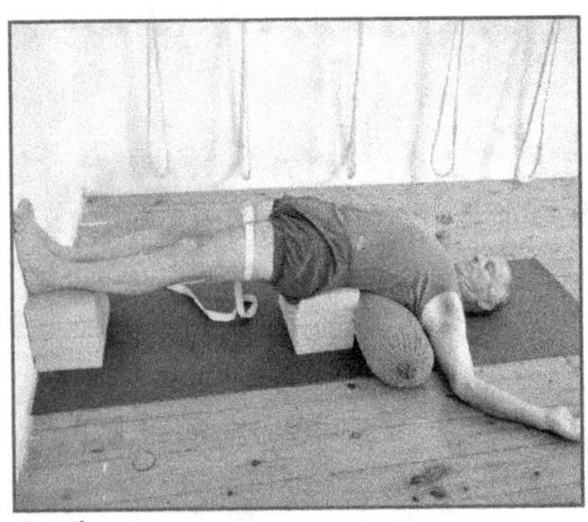

5 min.

Ver paso 15 de la Secuencia 2

11. Śavāsana - Con los ojos
cubiertos y bloque en el abdomen

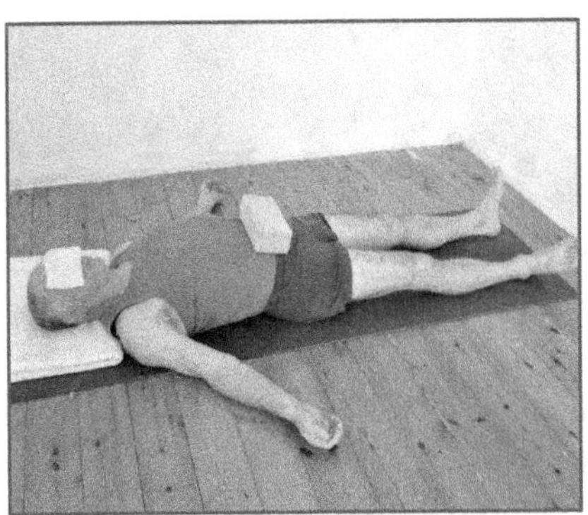

10 min.

4. Extensiones hacia adelante para principiantes

**Las características
de esta secuencia son:**

> **Duración:** 40 min

> **Nivel:** Principiantes a intermedio

> **Tipo: :** relajante, enfriante

> **Tipos de asanas incluidos:** Posturas
de pie, extensiones hacia adelante, ciclo
de Sarvangasana

Props

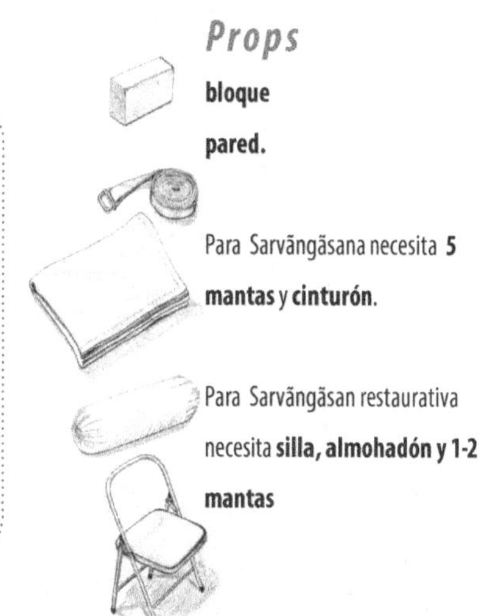

bloque

pared.

Para Sarvāngāsana necesita **5
mantas** y **cinturón**.

Para Sarvāngāsan restaurativa
necesita **silla, almohadón y 1-2
mantas**

---

1. Adho Mukha Śvānāsana –
Manos sobre una silla invertida

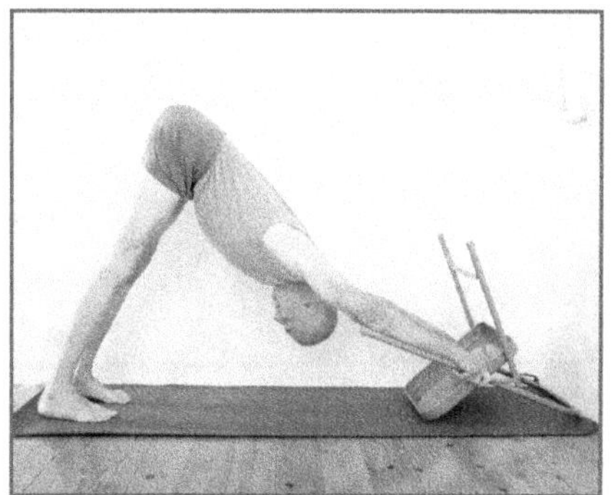

1 min.

Ver Vol I, pag. 32

2. Pārśvōttānāsana –
Parsvottanasana- Manos en la pared

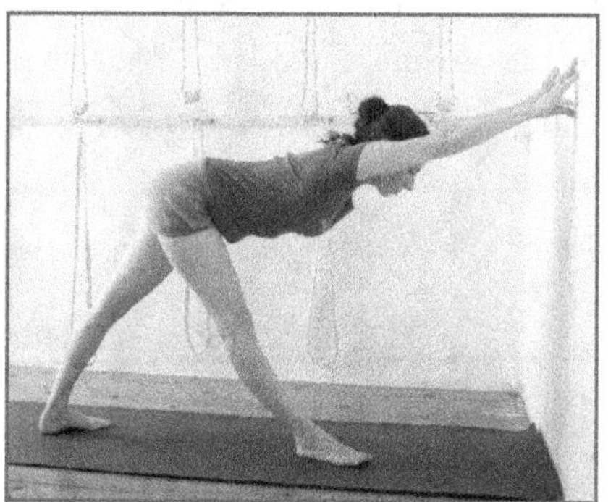

45 seg. Cada lado

Ver Vol. I pag. 129

3. Adho Mukha Śvānāsana – Pies
sobre una silla invertida

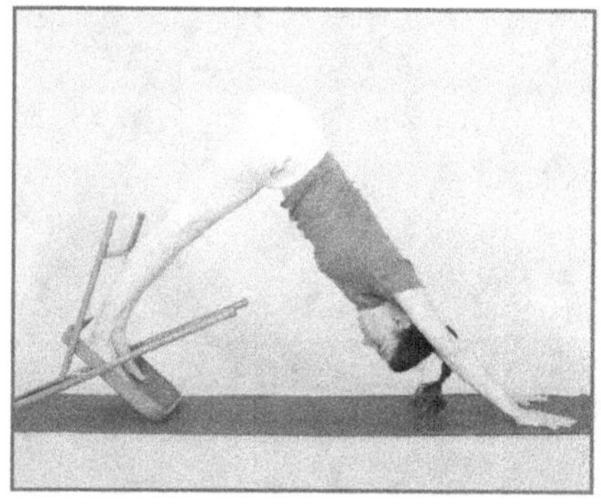

1 min.

Ver Vol. I pag. 39

---

4. Paschimottānāsana -
Sentado sobre silla

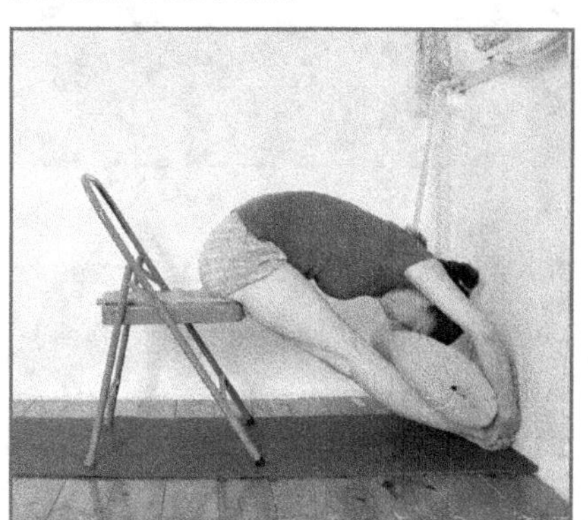

2 min.

Ver Vol. II pag. 115

5. Jānu Śīrṣāsana –

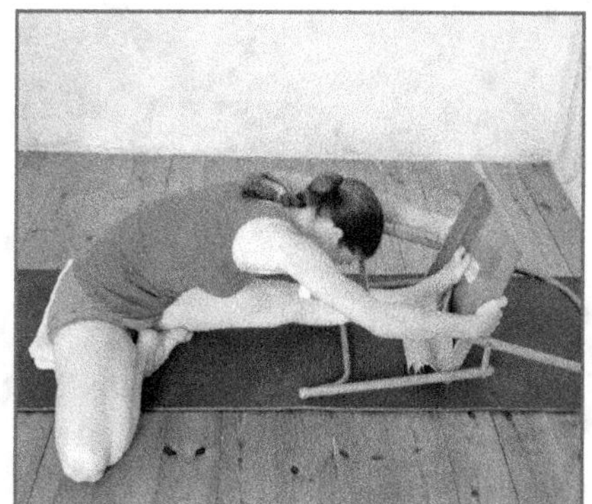

1 min. cada lado

6. Triaŋga Mukhaikapāda
Paschimottānāsana –

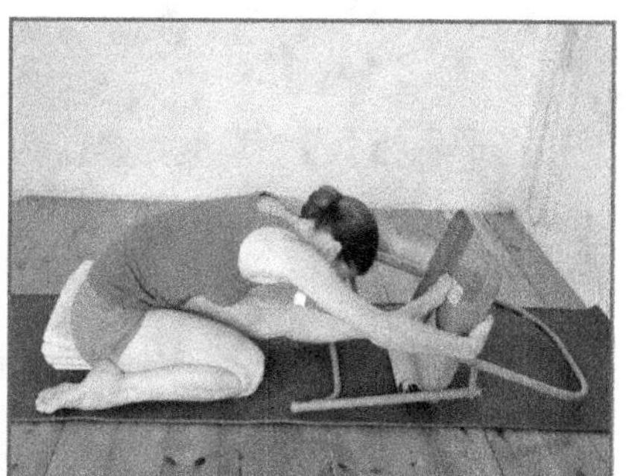

1 min. cada lado

7. Paschimottānāsana – Cabeza sobre silla

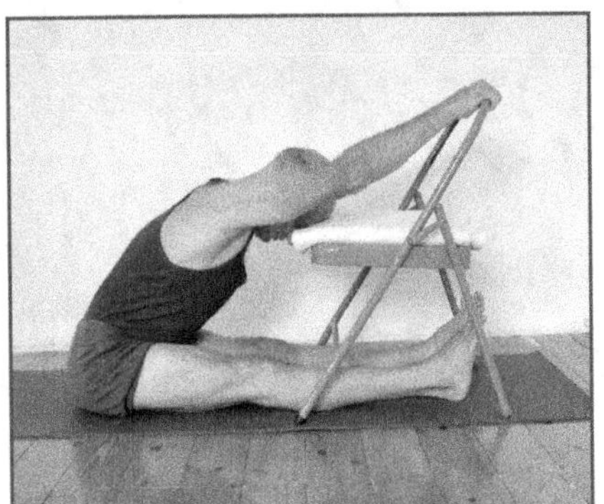

2 min.

Ver Vol. 2 pag. 113

8. Bharadvājāsana I – Sentado sobre silla

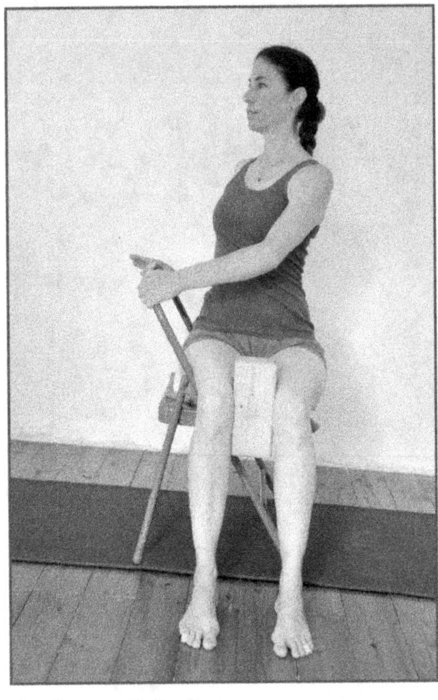

1 min. cada lado

Coloque una mat sobre la silla. Sostenga un bloque entre las rodillas. Si el asiento es más bajo que sus rodillas, elévelo con 1-3 mantas dobladas; si es más alto, coloque bloques debajo de sus pies.

9. Sālamba Sarvāngāsana – Sobre plataforma

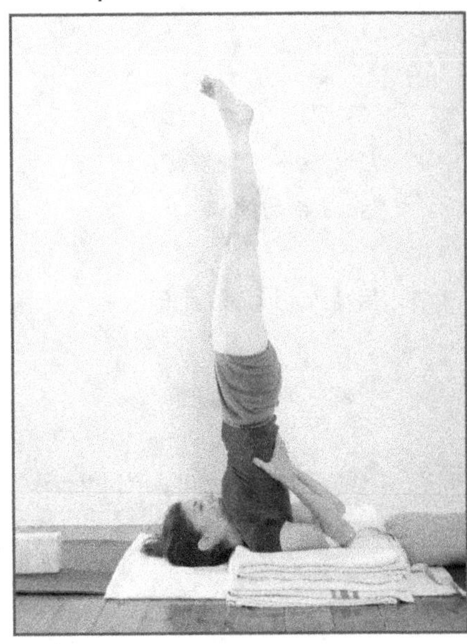

5 min.

Ver paso 16 de la Secuencia 2 (Si está cansado use una silla).

10. Halāsana - Pies sobre silla

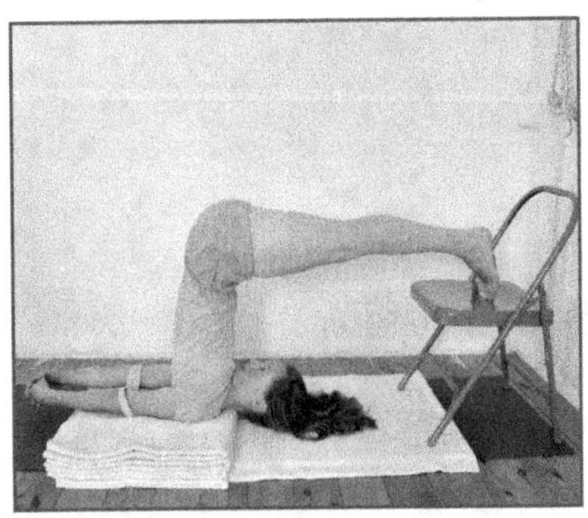

3 min.

Coloque la punta de los dedos de los pies sobre el asiento y empuje hacia abajo para elevar y extender el tronco.

11. Karna Pidāsana – Pies sobre la silla

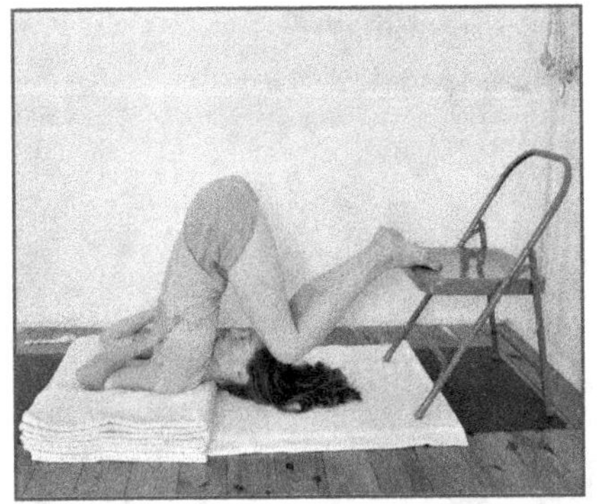

1 min.

Flexione las rodillas y apoye los metatarsos sobre el asiento.

12. Śavāsana - Tibias sobre la silla

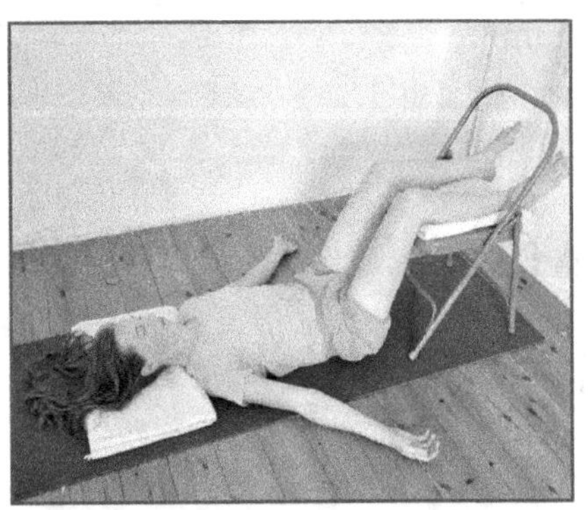

5 min.

Mueva la carne de los glúteos lejos de la columna lumbar para alargar y soltar la espalda baja.

5. Flexiones hacia adelante & Torsiones- una secuencia avanzada

Props

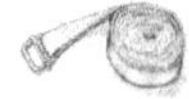

silla,

2 cinturones largos

bloque

pared

banda (opcional)

3. Adho Mukha Vṛkṣāsana - En la pared

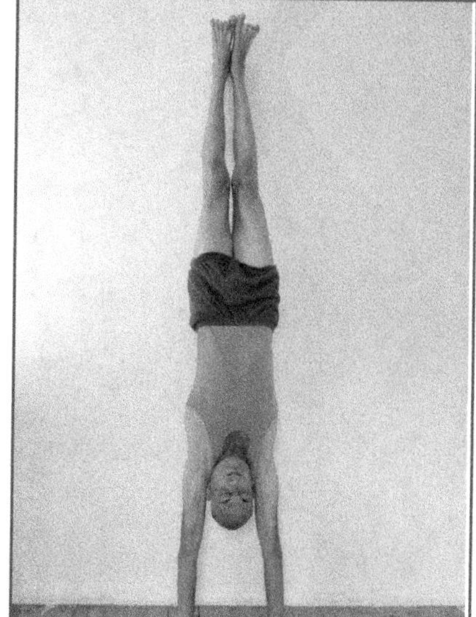

40 seg.

Repita 3 veces con Uttānāsana entre medio

1. Adho Mukha Śvānāsana – Manos sobre una silla invertida

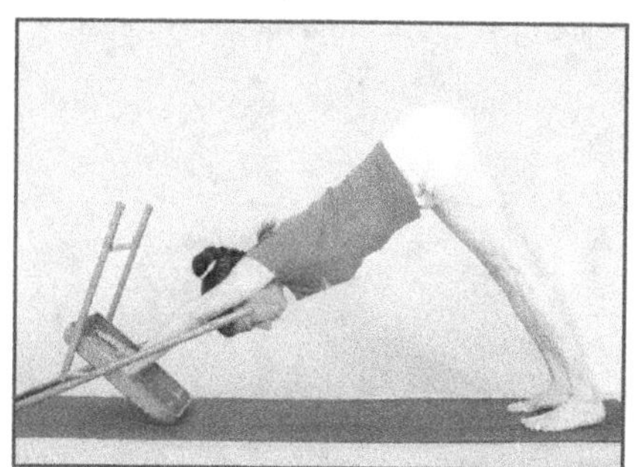

1 min.

Ver Vol. 1, pag. 49

2. Adho Mukha Śvānāsana – pies sobre una silla invertida

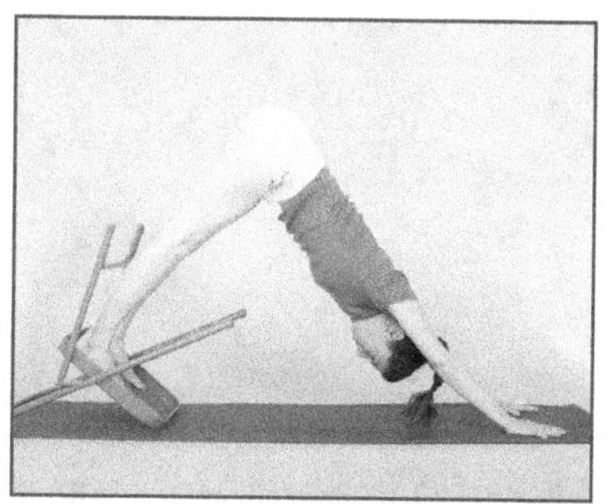

1 min.

Ver Vol. 1, pag. 39

4. Utthita Trikonāsana –De espalda a la silla

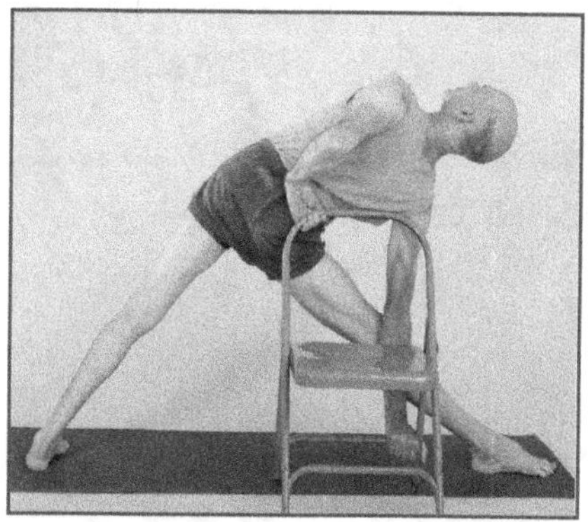

1 min. cada lado

Ver Vol. 1. Pag. 91

5. Parivrtta Trikonāsana - De espalda a la silla

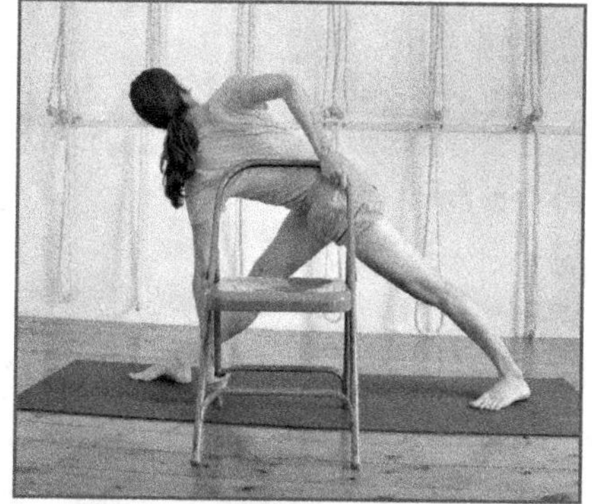

1 min. cada lado

Comience mirando la silla, gire a la derecha y rote el tronco hasta que la espalda quede mirando a la silla

6. Virabhadrāsana II – Apoyo sobre silla

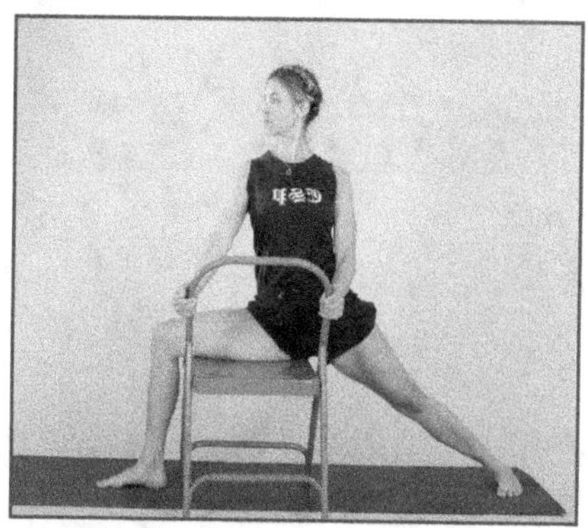

1 min. cada lado

Ver Vol. 1, pag. 39

7. Parivrtta Pārśvakoṇāsana –
Apoyo sobre silla

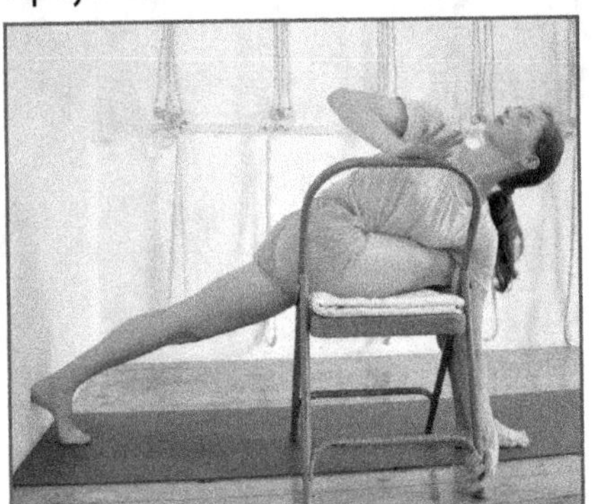

1 min. cada lado

8. Adho Mukha Śvānāsana –
cabeza sobre bloque

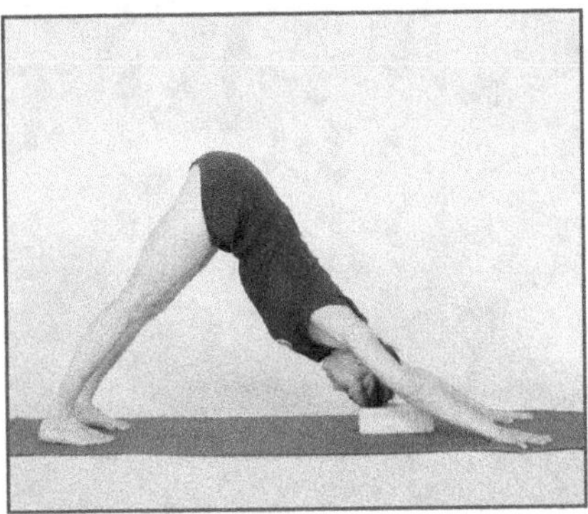

1 min.

Ver Vol. 1, pag. 52

9. Śīrṣāsana –Bloque sosteniendo
la columna dorsal (torácica)

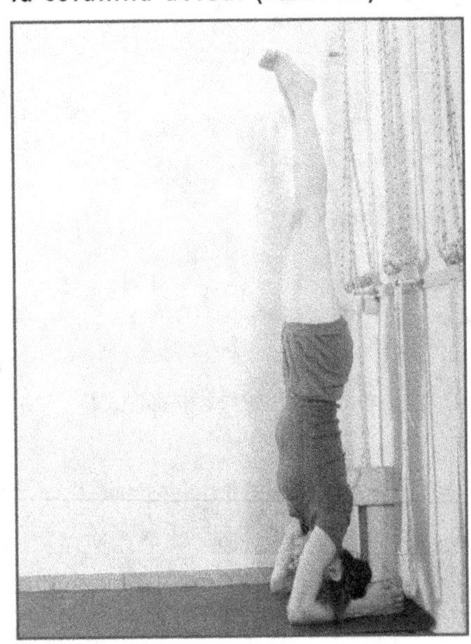

7-8 min.

Arregle 3 bloques de manera que
sostengan su columna torácica (dorsal).

10. Upaviṣṭha Koṇāsana
Sentado- Con dos cinturones

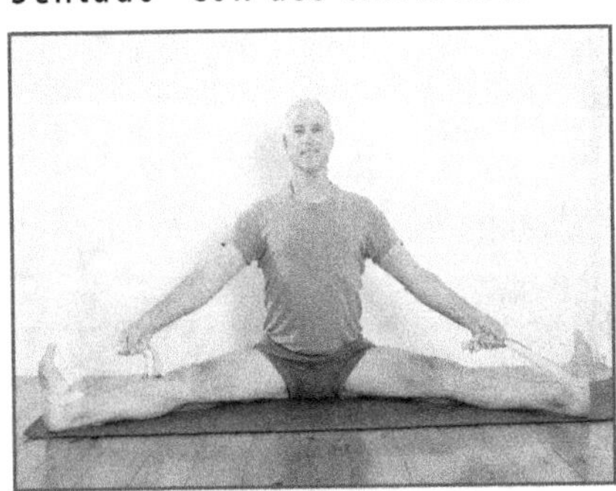

1 min.

Ver Vol. II, pag. 22

11. Pārśva Upaviṣṭha Koṇāsana
– Con dos cinturones

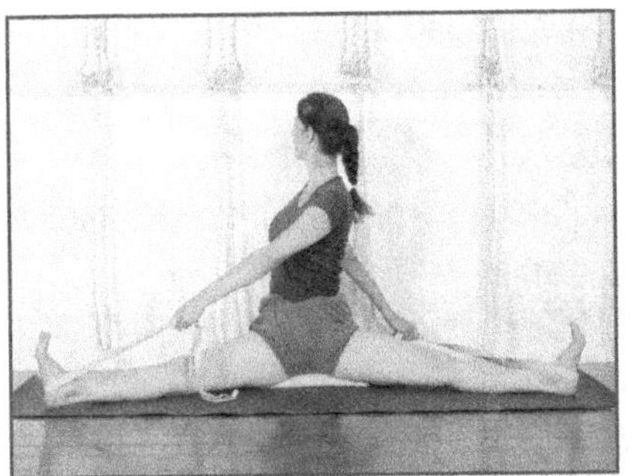

30 sec. cada lado

Ver Vol. 1, pag. 22

12. Pārśva Upaviṣṭha Koṇāsana -
Con cinturón largo

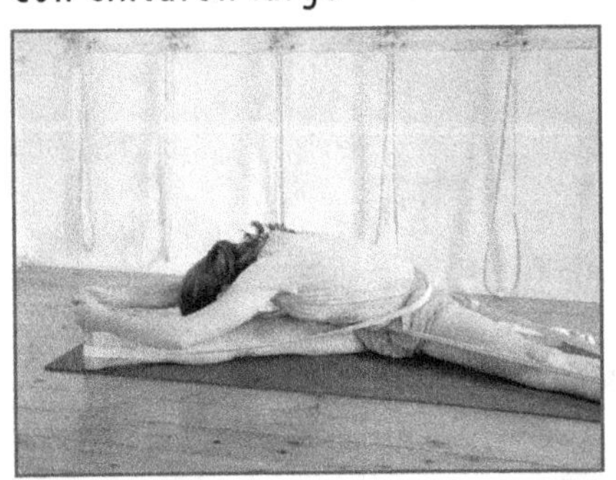

45 seg. cada lado

13. Parivrtta Upaviṣtha Koṇāsana –Con cinturón largo

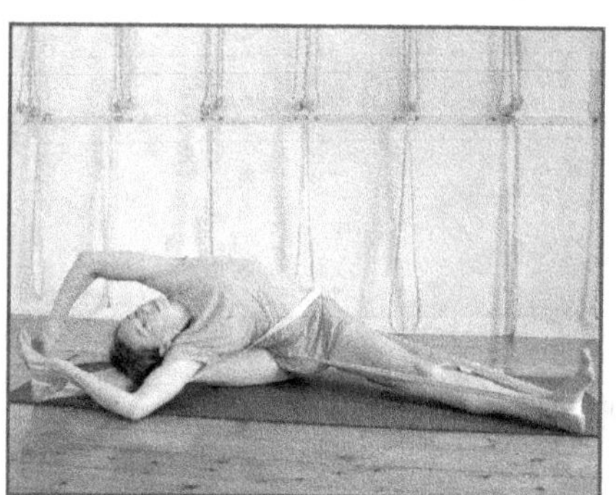

1 min. cada lado

14. Jānu Śīrṣāsana – Con cinturón largo

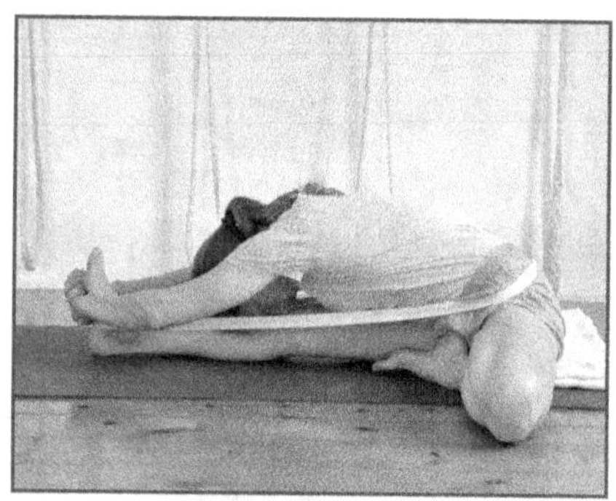

1 min. cada lado

15. Parivrtta Jānu Śīrṣāsana – Con cinturón largo

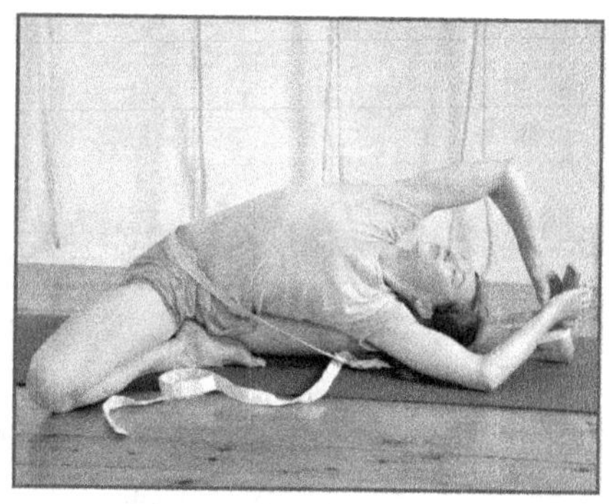

45 seg. cada lado

16. Paschimottānāsana –Con cinturón largo

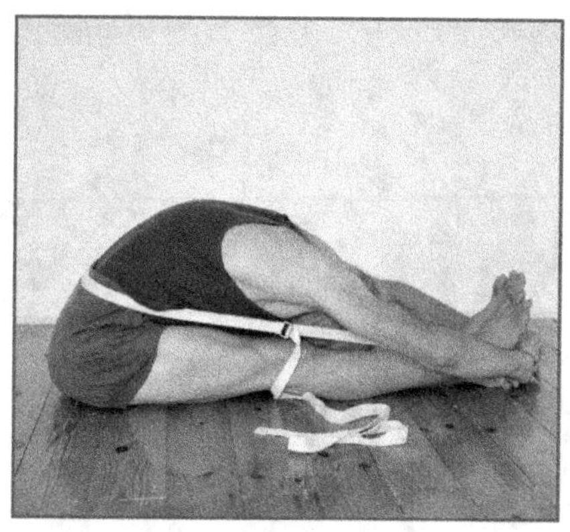

2 min.

Ver Vol. II, pag. 108

17. Parivrtta Paschimottānāsana – Con cinturón largo

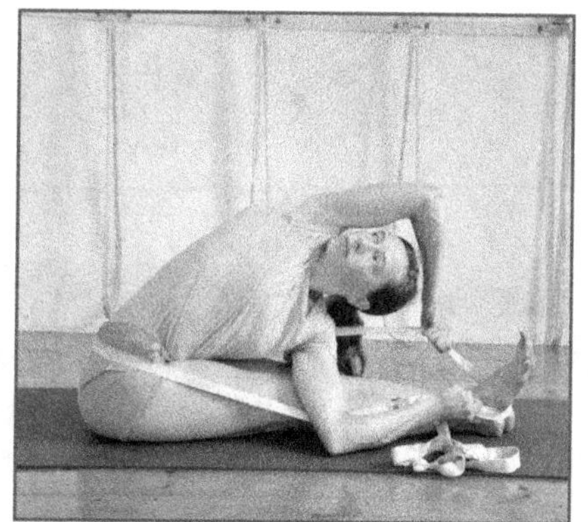

30 seg. cada lado

18. Pāśāsana –En la pared

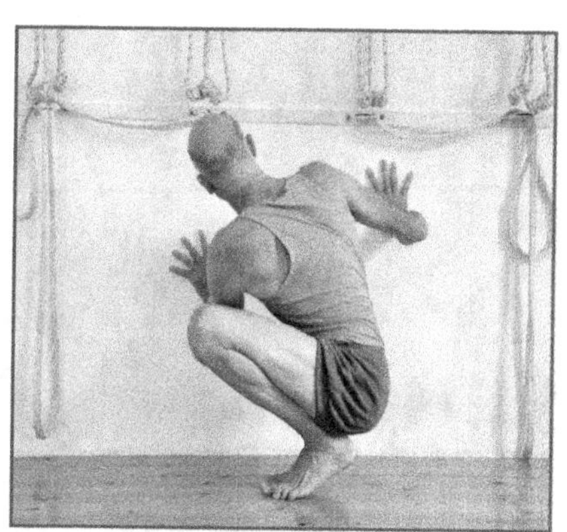

45 seg. cada lado

19. Adho Mukha Śvānāsana – Apoyo de la cabeza

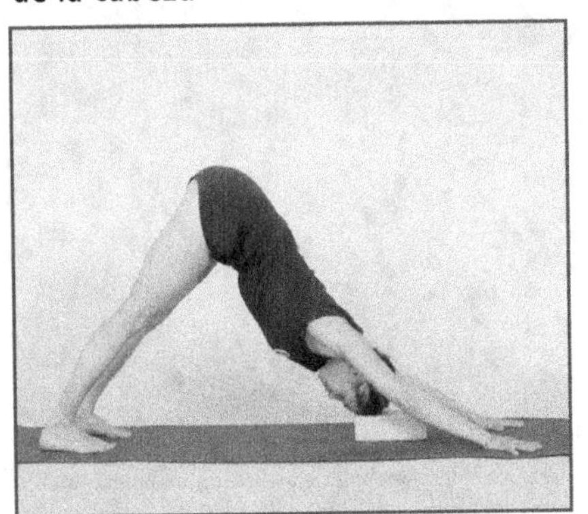

1 min.

Ver Vol. I, pag 52

....

20. Sālamba Sarvāngāsana – Sobre plataforma

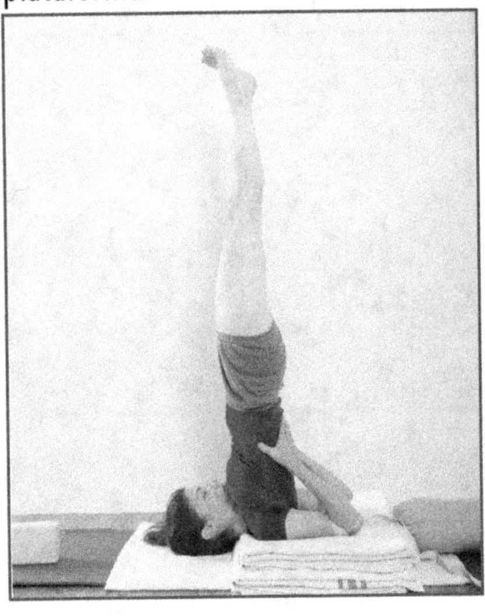

7 min.

Ver etapa 16 de la Secuencia 2

....

21. Halāsana – Dedos de los pies sobre bloque

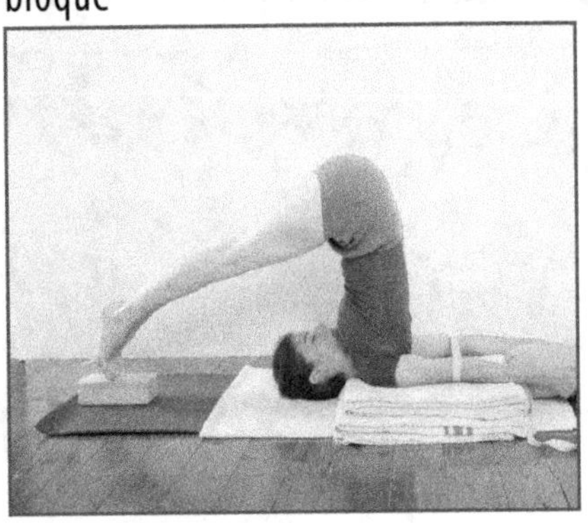

3 min.

Ver etapa 17 de la Secuencia 2

22. Setu Bandha Sarvāngāsana - Con bloque para el sacro y cinturón para los muslos.

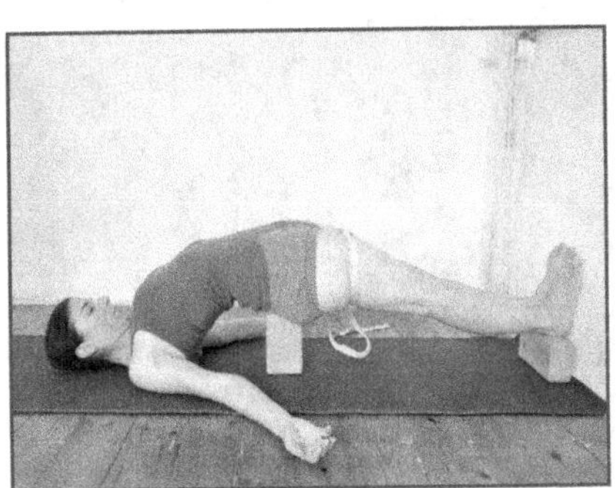

4 min.

....

23. Adho Mukha Swastikāsana - Con bloque para apoyar la frente.

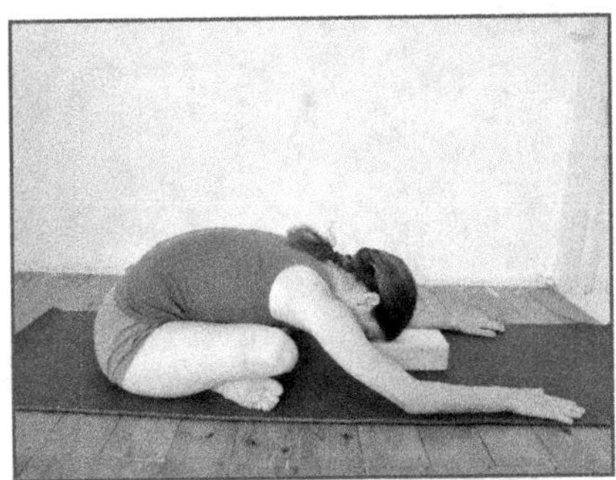

40 seg. cada lado

....

24. Śavāsana – Con una banda y bloque sobre la cabeza

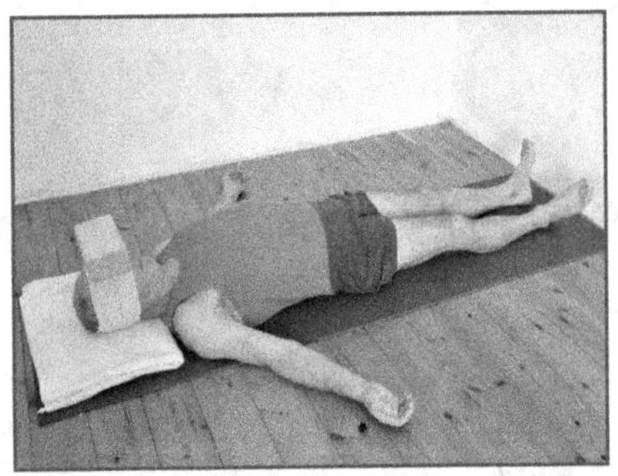

8 min.

Envolver la cabeza con una banda elástica (de algodón) y luego tenderse sobre el piso, colocar un bloque o un peso pequeño sobre la frente.

....

Índice:

A continuación, encuentre dos conjuntos de punteros al contenido del libro:

> Índice 1: Indicadores a variaciones específicas de asanas, fundadas por tipo de prop.

> Índice 2: Indicadores a la gama de páginas dedicadas a un āsana.

Índice 1: Listado por Tipo de Prop, Asana y Variación

Índice 2: Listado por Nombre de Asana